藥物과 健康生活

홍 기 태 · 정 용 자 공저

東 明 社

머 리 말

우리나라는 복지국가 건설을 위해 매진하고 있고, 복지국가 건설의 중심은 국민의 건강한 생활이 그 으뜸이 될 것이다. 이를 위해 건강한 생활의 기초가 되는 학문이 필요하고, 대학인과 나아가 사회인의 건강 생활을 위해 도움이 되는 약물과 건강유지방법을 알아야 하겠다.

인간이 건강하여야만 인간으로서의 존엄성과 가치를 인정받고, 보람있는 생활을 하며 인간다운 삶을 영위할 수 있다.

이 책은 대학에서 사용되는 강의록이기는 하나 단순히 의·약학도 뿐만 아니라 영양학, 식품학, 보건학에 관심있는 모든 분에게 함께 참고가 되어 사회생활을 하는데 도움이 되기 바란다.

이 책에서는 건강의 개념, 질병, 전염병, 각 질환별 약물 투여시 유의 사항, 그리고 향정신성 의약품, 마약의 오·남용 등을 다루었으며 성인병과 특히 최근 심각한 암에 대해 기술하였고, 현대인이 꼭 숙지해야 할 흡연과 알코올의 기능에 대해서도 기술하였다. 또한 우리 사회의 올바른 성문화를 위해, 특히 젊은이의 성교육을 위해 남·여 생식기의 기능을 과학적·합리적으로 기술하여 전문가에게도 도움이 되도록 기록했다. 그러나 막상 원고를 정리하고 나니 독자의 의도한 기대에 어긋나리라 생각되나 추후 개정판에는 이 책으로 강의하시는 여러 교수님의 의견을 집약하여 개정과 증보가 있을 것이다. 약과 건강생활에 보탬이 되기를 희망하며 강의록으로서의 역할을 다할 수 있기를 기대한다.

CONSTITUTION OF THE WORLD HEALTH ORGANIZATION

The States Parties to Constitution declare, in conformity with Charter of the United Nations, that the following principles are basic to the happiness, harmonious relations and security of all people : Health is the state of complete physical, mental and scoal well-being and not merely the absence of disease or infirmity.

The enjoyment of the highest attainable standard of health is one of the fundamental rights of every human being without distinction of race, religion, economic or scocial condition.

The health of all peoples is fundancntal to the attainment of peace and security and is dependent upon the fullest co-operation of individuals and states.

The achievement of any State in promotion and protection of health is of value to all.

Unequal development in different countries in the promotion of health and control of disease, especially communicable disease, is a common danger.

Health development of the child is of basic important ; the ability to harmoniously in a changing total environment is essential to such development.

The extension to all peoples of the benefits of medical, psychological and related knowledge is essential to ythe fullest attainme3nt of health.

Informed opinion and active co-operation on the part of the public are of the utmost importance in the improvement of the health of the opeple.

Governments have a respnsibility for the health their peoples which can be fulfilled only by the provision of adequate health and social measures.

Accepting these principles, and for the purpose of co-operation among themselves and with others to promote and protect the health of all peoples, the Contracting Parties agree to the present Constitution and hereby establish the World Health Organization as a specialized agency within the terms of Article 57 of the Charter of the United Nation.

세계보건기구 헌장(전문)

이 헌장에 서명한 국가들은 유엔 헌장에 따라 다음의 원칙들이 모든 인류의 행복, 조화된 인간관계, 그리고 안전을 위하여 가장 기본적인 것임을 선언한다.

건강은 단지 질병이 없거나 육체적으로 허약하지 않을 뿐 아니라 육체적, 정신적, 사회적 안녕이 완전한 상태이다.

얻을 수 있는 최상의 건강을 향유하는 것은 인종, 종교, 정치적 신념, 경제적 혹은 사회적 조건 등에 관계없이 모든 인간의 기본적인 권리중 하나이다.

모든 인류의 건강은 평화와 안전을 획득하는데 기본적인 것이며, 그것은 개인과 국가가 충분히 협조하는데 달려있다.

어떤 국가에서든지 건강을 증진하고 보호하는 것은 모든 사람에게 가치있는 일이다.

여러 국가들에서 건강의 증진과 질병관리 특히 전염병관리가 균형있게 발전되지 못하면 이것은 바로 인류의 공동위험이 된다.

어린이들이 건강하게 자라는 것은 근본적으로 중요한 것이다. 변화하는 모든 환경속에서 조화를 이루며 살아나가는 능력은 어린이의 성장에 필수적이다.

모든 인류에게 의학적, 심리학적 그리고 이와 관련된 지식을 알려주는 것은 최상의 건강을 유지하는데 필수불가결한 것이다.

충분한 의견 제시와 사회 각 부문간의 적극적인 협력은 국민의 건강을 증진시키는데 대단히 중요하다.

정부는 국민의 건강에 대해 책임을 져야 하며, 이 책임의 완수는 적절한 보건 또는 사회적 방안의 개발을 통해서만 가능하다.

이러한 원칙들을 받아들이며 모든 국민들의 건강을 증진시키고 보호하기 위하여 나라 사이에 그리고 다른 나라의 국민들과 서로 협력할 것을 목적으로 이 서명에 참여한 국가는 위의 헌장과 국제연합헌장 57조의 특정 의무를 갖는 기관으로서 세계보건기구의 설립에 찬성한다.

목　차

제5장 성의 본질과 기능

제6장 면 역

제7장 흡연과 알코올

제8장 향정신성 의약품

제9장 마 약

제1장
건 강

1. 건강의 개념

병리학적인 측면에서는 "질병이 없고 허약하지 않는 상태"를 건강이라 하지만, 오늘날은 건강을 환경과 대응한 생태학적 개념인 건강과 질병을 연속선상에서 파악하려는 개념으로 변천되어 생태학적 견지에서의 인식으로서 우리 건강은 변천하는 생활 환경에서 오는 작용에 대하여 적응하거나 혹은 저항하여 생리적 항상성(homeostasis)을 유지하려고 하므로 때로는 어느 시점에서 건강으로 판단되었던 것도 다른 시점에서는 이상으로 인정되는 수가 있어 건강과 불건강, 질병, 사망에 이르는 것은 변화의 연속이다.

이러한 건강과 질병을 그림으로 표시하면 다음과 같다(그림 1·1).

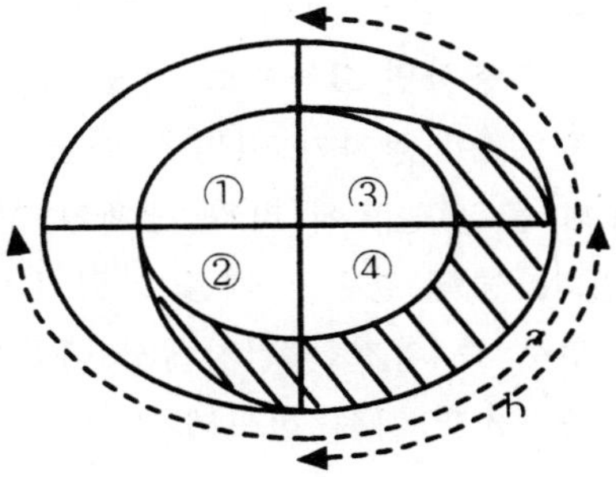

그림 1·1 건강의 연속성

①범위는 의학적으로 완전한 건강 상태로서 사회에 적응하는 단계이고, ②범위는 질병의 준비 단계로서 전염병인 경우 잠복기에, 만성병인 경우 자각 증상이 없는 시기에 해당되며, ③는 완전한 질병 상태로서 노동력이 상실되어 사회생활에서 탈락된 상태이고, ④는 질병에서 회복되는 단계로서 이 4단계는 완전히 연속적 상태라 할 수 있다. 그리고 이들 각 단계 상호간에 이동이 가능하다. 또한 보건 의식이 향상된 계층에서는 ②, ③, ④ 범위를 병적으로 인식하는데 비하여 보건 의식이 빈약한 계층에서는 ④만을 병적으로 인식하기 쉽다.

오늘날 건강을 이상적(理想的)인 수준에서 규정한다면 이에 해당할 사람은 아주 소수일 것이며, 그 이유는 의학(특히 병리학, 방사선학, 생리학 등)이 발전함에 따라 이상(異常)이 더욱 많이 발견될 것이기 때문이다. 또한 건강에 대한 인식은 사회계층에 따라 차이가 있어서 상류 계층에서는 정서적인 인자까지도 작용하여 기분이 다소 불쾌하다거나 작업의 능률이 안 오르는 것까지도 불건강의 표시로 받아들이는데 반하여 일반 계층에서는 수족이 움직이지 못하거나 동통 등 구체적인 증상이 나타나야 비로소 건강을 부정하게 된다.

2. 건강의 성립 조건

F.G. Clark는 역학적인 견지에서 건강의 성립조건으로 삼원론(三元論)을 제시했다.

즉 건강은 병인, 숙주 및 환경의 상호 작용에 의해서 성립됨을 시사하여 다음과 같이 표시하였다. 병인 요인을 (A), 숙주 요인을 (B), 환경 요인을 (C)라 하였을 때, 그림 1·2에 있어서 A쪽이 우세하거나 C가 A쪽에 유리하게 작용하면 A쪽으로 기울어져서 평형이 파괴되어 건강이 저해되고 질병이 되며, 반대로 B쪽이 우세하거나 C가 B쪽에 유리하게 작용하면 B쪽으로 기울어져서 건강에 유리하게 되어 건강이 더욱 증진함을 의미하고 이 삼자가 평형을 이룰때는 건강을 유지하게 된다.

T.F. Hatch는 외부 유해 물질 농도에 따라 생체의 항상성 유지의 파탄으로 발생하는 실조 상태(失調狀態)와 능력 결손 상태를 그림 1·3과 같이 도시하였다.

Hatch는 사람의 건강 수준 즉 완전한 건강에서 죽음에 이르는 과정을 환경에 대한 생체 조절계의 파탄 즉, 건강 저해 척도(健康沮害尺度, impairment scale)에 대한 활동 능력 장해도(活動能力障害度, disability scale)로 표시하였다. 즉 사람은 일상 생활을 하는 동안 외부 환경으로부터 받는 자극에 대하여 어느 정도까지는 항상성을 유지하지만 그 자극이 커지면 신체의 생리적 대상기능에 의해서 정상 기능

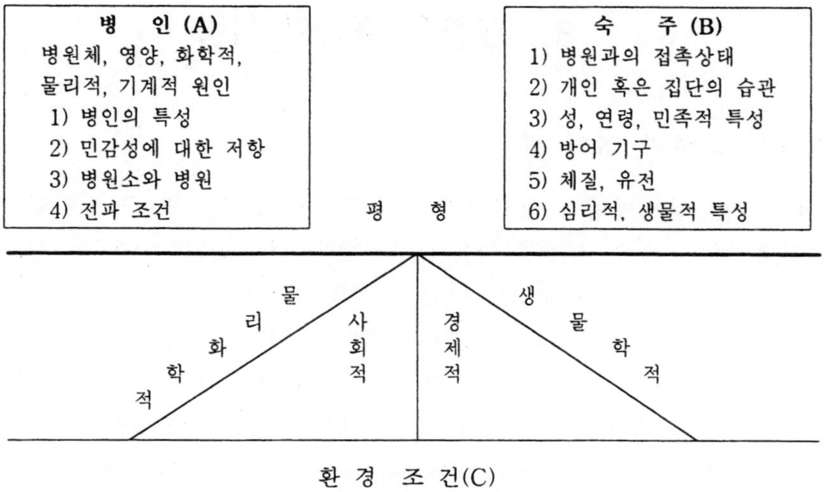

그림 1·2 Clark leavell의 건강 성립의 모형도

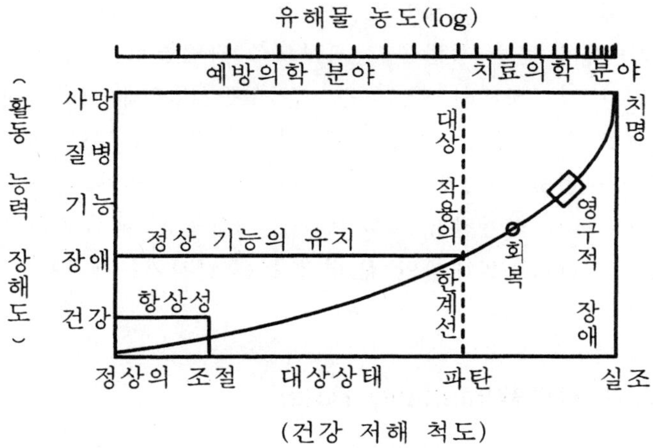

그림 1·3 환경에 대한 인체의 적응과 파탄 (T.F. Hatch)

을 유지하게 된다. 가령 더위에 대한 발한 작용, 산소 부족하에서의 적혈구·혈색소의 증가 등이 그 좋은 예이다. 이러한 상태에서는 심신의 활동능력에 아무런 변화가 없고 아주 건강하게 보인다. 그러나 대상 조절 기능에 파탄이 생겨 기능실조가 초래되면 기능 장해와 질병이 발생하고 마침내 생명을 잃게 된다. Hatch는 대상 작용의 한계선을 경계로 하여 예방의학과 임상의학의 영역을 구분하였다.

3. 운동의 효과와 처방

1) 기능적 능력과 삶의 질

신체적 운동은 운동방법에 상관없이 건강증진에 도움을 줄 수 있지만 유산소 형태의 운동을 하는 것이 건강증진과 질병예방에 더 효과적이다. 유-산소운동이란 신체의 큰 근육군들이 운동에 참여하고 산소를 이용한 대사율(산소이용률)이 안정적으로 증가하면서 지속저으로 유지되는 리드미컬한 운동을 의미한다. 속보, 자전거 타기, 조깅, 달리기, 수영, 에어로빅 등이 대표적인 유-산소운동들이며 이러한 운동을 함으로써 심폐기능과 신체적 작업능력(physical equivalents)의 개념으로서 표시한다. 일반적으로 앉아 일하는 사람보다 신체활동이 많은 집단에서 신체적 작업 능력은 높게 나타난다. 신체활동과 신체적 작업능력은 건강과 밀접한 관련이 있으며 특히, 현대인의 삶의 질과 직접적으로 연관성이 있다.

신체적으로 작업능력은 일상생활을 영위하는데 있어 기능적 능력으로서 결정된다. 즉, 기능적 능력이 높은 사람은 신체적으로 작업능력이 높다. 이러한 사람들은 직장에서의 일이나 가정에서의 일, 또는 레저활동시 크게 피로하지 않고 원활하게 일상생활을 영위할 수가 있다. 이에 반해, 기능적 능력이 낮은 사람은 의학적인 문제가 없음에도 불구하고 일상생활을 수행하는데 있어 쉽게 피로를 느끼며 지치게 되므로 삶의 질이 크게 떨어진다. 그러므로 신체활동은 질병예방 및 치료에서 중요한 역할을 할뿐만 아니라 현대인의 삶의 질을 증진시키는데 매우 중요하게 작용한다.

2) 신체활동과 사망률(Mortality Rate)

규칙적인 신체활동은 사망률(All-cause mortality rates)을 낮추는 것과 관련성이 있다. 보고에 따르면, 신체 활동적인 사람들은 신체활동이 부족한 사람들에 비해 2년 정도 더 산다는 보고가 있다. 또한 일생동안 지속적으로 운동을 한 경우에는 사망률이 낮아지지만 성인이 된 후 운동을 하지 않은 경우에는 사망률이 낮아지지 않았다고 제시하고 있다.

3) 의학과 운동치료

운동은 장애나 만성 질병을 예방하고 치료하는 하나의 의학(medicine)적인 요소이다. 우리가 "medicine"이라고 하면 환제(정제등)이나 주사약을 먼저 떠올리게 된다. 운동치료는 병원에서 약을 처방하듯이 운동의 형태(excise mode), 운동빈도

표 1·1 운동치료와 약물치료의 비교

Parameter	Exercise	Drugs
Type	Aerobic, anaerobic, stretch, relaxation, flexibility, coordination, toning	Antibiotics, analgesic, antiinflamm atories, sedatives, antidepressants
Frequency	1~3 times/day, 7 days/week	1~3 times/day, 7 days/week
Duration	Lifetime	Lifetime
Time of day	Various	Various
Contraindications	Illness, pain	Allergy, rash, polypharmacy, other disease
Side effects	Overuse injuries to muscle, tendons, or ligaments, joint injury, fatigue	Organ damage, anemia, gastrointestinal symptoms, drowsiness, ets
Patient eduction	Required	Required
Complain	Various	Various

(freuency), 운동강도(intensity), 운동시간(duration)을 고려해서 개인의 수준에 맞게 처방할 필요가 있다. 운동이 신체적 장애나 만성 질환을 예방하고 치료하는데 있어 중요한 역할을 한다는 사실은 많은 임상적, 역학적 연구를 통해서 잘 입증되어 있다(표 1·1).

4) 만성질병과 운동의 효과

(1) 고혈압(hypertension)

고혈압 환자들에게 신체활동을 늘리거나, 저지방 및 저염분식이와 같이 생활습관을 변화시키는 것은 효과적인 치료 방법이다.

혈압을 낮추고 심혈관계 질환을 예방하기 위해서는 철저한 생활습관의 변화가 필요로 된다. 경도 또는 중등도(mild or moderate)의 고혈압 환자들은 약물치료를 시작하기 전에 보통 3~6 개월 정도 생활습관의 변화를 통한 치료를 시도한다. 규칙적인 운동은 경도 또는 중등도의 고혈압을 가진환자들의 치료에서도, 약물치료와 함께 보조적인 치료수단으로서도 제시된다. 신체활동이 많거나 체력수준이 높은 집단들은 신체활동이 부족하고 체력이 낮은 집단들에 비해 혈압이 낮다고 하는 보고들이 있다. 보편적으로 혈압의 강압정도는 수축기 혈압 10㎜Hg, 확장기 혈압 5㎜Hg 정도된다. 이러한 강압정도는 비만, 음고량, 고혈압, 가족력과 나이 등을 보정

(adjust)한 수치이다.

운동을 통해 혈압이 낮아지는 기전은 명확하게 밝혀지지는 않았지만 운동에 따른 교감신경계의 활성도가 줄어들고 말초혈관의 저항이 감소되기 때문이라고 추측된다. 또한 최근의 연구결과에서는 혈관내피세포의 기능이 개선되다는 보고도 있다. 규칙적인 유산소 운동을 통해 효과적으로 혈압을 강하시키면 약물의 치료 없이 고혈압을 조절할 수도 있다. 그렇게 되면 장기적 복용에 의한 약물치료의 부작용을 줄일 수도 있다. 그러나 고혈압 환자가 운동을 중단하면 2주내에 혈압의 강압효과가 사라지게 된다.

(2) 뇌졸중(Stroke)

최근에 뇌혈관 질환의 병력을 가진 사람들은 대부분 체력이 저하되어 있으며 뇌혈관 질환이 없는 비슷한 연령대의 다른 사람들에 비해 심폐기능이 크게 떨어져 있다. 심폐기능과 운동기능이 떨어져 있는 뇌혈관 환자에게 규칙적으로 고정식 자전거 운동을 실시한 결과 심폐기능이 66% 정도 증가되었고, 또한 8주 동안 유산소 운동에 참여한 후에는 걷기 속도(selfselected walking speed)가 100~150% 정도 증가되었다. 뇌졸중 회복단계에 있는 환자들에게 운동치료를 실시하면 그 치료효과가 상승되어 손상된 운동기능을 충분히 빠르게 회복시킬 수가 있다.

(3) 관절염(Arthitis)

규칙적인 운동은 류마티스나 퇴행성 관절염에서 유연성과 관절의 가동 범위를 증진시키고, 지구력과 근력을 증진시킬 수 있다. 대퇴사두근을 강하시키는 운동과 유산소 형태의 운동을 복합적으로 실시한 결과 관절의 부종(swelling)과 통증을 줄이수 있다는 연구결과가 많다. 규칙적인 운동의 효과는 통증이 감소되고 관절염으로 인해 줄어든 신체적 활동을 회복할 수 있도록 하는 것이다.

(4) 당뇨병(Diabetes)

운동은 식이요법, 약물요법과 더불어 당뇨병으 3대 치료요소로서 오래 전부터 제시되어 왔다. 규칙적인 운동은 말초조직의 혈류량을 증가시키고 심폐기능을 증진시켜 혈당조절을 원할하게 한다. 운동을 통해 인슐린 민감도(insulin sensitivity)가 증가되고 약물관계 질환의 위험인자를 감소 시킬수 있다. 운동은 심한 당뇨 합병증을 예방하거나 지연시켜 주는 역할을 한다. 최근의 역학적인 연구에서 규칙적인 신체활동의 참여가 제2형 당뇨병을 예방한다는 결과가 밝혀졌다. 내당능장애(IGT)나 임신성 당뇨(GDM), 그리고 제2형 당뇨병의 가족력이 있는 사람들은 규칙적인 운동을 통해 당뇨병 발병의 위험요소를 줄일 수 있다. 그러나 규칙적인 운동이 모든 당뇨병 환자들에게 효과가 있는 것 만은 아니다. 당뇨 합병증이 심하거나 혈당조절이 불안전항 상태에서는 운동보다 의학적 처치가 선행되어야 한다.

(5) 암(Cancer)

역학적 연구결과를 살펴보면, 직업적으로 신체활동을 많이 하거나 신체를 많이 움직이는 여가활동에 참여하는 사람들은 신체활동이 적은 사람들에 비해 직장암이나 대장선종이 생길 위험도가 낮다고 제시하고 있다.

규칙적인 운동이 어떻게 소화기계통의 암 발생을 억제하는지에 대해서는 아직 정확한 기전이 밝혀져있지 않지만 운동이 대장의 운동을 촉진시켜 소화기에서 대변이 머물러 있는 시간을 줄여주기 때문이라고 제시한다. 신체활동이 유방암이나 전립선암의 발생을 억제할 수 있다는 측면의 연구결과들이 제시되기도 하지만 일치되는 연구결과는 없다. 일반적으로 규칙적인 운동이 일부 암 발생을 억제한다고 명확하게 제시할 수는 없지만, 암 치료과정에서 보조적인 치료수단으로서 유용하게 적용할 수 있다. 적어도, 수술이나 장기적인 항암치료로 인해 체력이 저하되어 있는 환자들에게 규칙적인 운동참여는 치료에 대한 순응도를 높여줄 수 있으며 치료에 지쳐있는 환자들의 삶의 질을 증진시켜 줄 수가 있을 것이다.

(6) 관상동맥질환(CAD)

신체활동 부족은 심혈관계 질환의 위험인자로 잘 알려져 있다. 육체적으로 활동적인 사람은 심장병에 걸릴 위험도가 낮다(비활동적인 사람에 비해 2배 이상). 규칙적인 운동은 심장병의 위험인자를 줄이는 역할을 하므로 심혈관계 질환의 일차적인 예방에 효과적으로 작용한다.

심장재활(Cardiac Rehabitation)프로그램은 심장병 환자가 육체적, 정서적, 사회적으로 건강하고 생산적인 생활로 조기에 복귀할 수 있도록 해주는 다면적인 의학적 프로그램이다. 여기에서 운동 프로그램은 가장 중요한 구성요소이다. 규칙적인 운동을 통해 관상동맥의 위험인자를 감소시킴으로써 이차적인 삼장 발작의 위험도도 크게 줄일 수가 있다.

(7) 골다공증(Osteoporosis)

골다공증의 유발위험 요인으로는 연령증가, 지체증, 흡연, 칼슘과 비타민D 부족, 조기 폐경에 따른 에스트로겐 부족, 그리고 신체활동 부족 등을 들 수 있다. 이 중 육체적인 운동은 골량(bone mass)을 유지하기 위해서는 필수이다.

뼈에 가해지는 물리적인 부하는 근육수축에 의한 자극을 증가시키고 이로 인해 골 소실이 방지되고 골형성이 촉진된다. 물리적인 부하는 골을 생성하는 조골세포의 성장과 활성증가, 골 표면 전하의 변화, 골 성장을 자극하는 인자의 국소적인 생성, 골 혈류량의 변화등의 기전으로 골량에 영향을 준다. 이에반해, 물리적인 자극이 없으면 골 흡수를 자극하는 물질들이 국소적으로 증가한다고 알려져 있다.

육체적인 운동은 뼈에 물리적인 자극을 주어 뼈대사를 활성화하게 할 뿐만 아니라, 근력을 증가시키고 유연성과 평행감각을 증진시킴으로써 낙상에 의한 골절을 예방할 수가 있다.

(8) 우울증(Depression)

운동 프로그램은 정신장애(Psychiatric disablilty)를 가진 환자들을 치료하는데 있어 안전하고 성공적으로 적용할 수가 있다. 규칙적인 운동은 카테콜라민, 도파민, 세로토닌 등의 대사산물의 분비를 증가시켜 우울증을 예방할 뿐만 아니라 우울증 치료에도 상당히 중요한 치료수단으로서 제시되고 있다.

5) 운동처방(Exercise Prescription)

운동처방의 목적은 운동에 참가하고자 하는 사람들의 관심도, 운동의 필요성, 또는 주위환경에 따라 다양하지만 대부분의 경우 운동처방은 체력증진과 질병 예방 및 치료를 목적으로 하고 있다. 과거의 운동처방은 운동참가자의 심폐기능이나 근력 및 근 지구력을 증진시키는데 체력증진에 주안점을 두고 실시했다. 그러나 최근에는 운동처방을 질병의 치료나 예방차원의 측면에서 더 많이 적용하고 있다. 따라서 특별한 질환을 가지고 있는 환자들을 위한 운동처방은 중요하다. 많은 연구결과들을 토대로 건강증진을 위한 적정 운동처방 지침이 제시되었다. 운동처방은 개개인의 임상적인 상태나 체력상태를 고려하여 실시하여야 한다(표 1·2).

(1) 운동형태

운동형태는 개인의 운동참여 목표에 따라 달라질수 있다. 지속적이며 리드미컬

표 1·2 건강증진을 위한 운동처방

종 류	운 동 처 방
운동형태	신체의 큰 근육이 사용되는 유산소 형태의 운동(예: 속보, 자전거, 수영, 조깅등)
운동강도	최대 심박수(HRmax)의 60~80% 또는 최대 산소 섭취량이나 보유 심박수(HR reserve)의 50~85% 목표심박수= [(최대심박수 - 안정시 심박수) X운동강도 + 안정시 심박수]
운동시간	20분~60분/일 정도 지속되는 유산소 운동(적정)
운동빈도	3~5일/주

하고 대근육군(large muscle group)을 사용할 수 있는 운동인 속보, 조깅, 자전거타기, 하이킹, 에어로빅, 수영등과 같은 유산소 운동은 심혈관계 기능을 증가시키고 체중조절, 관상동맥질환의 위험인자들을 줄이고, 심리적인 긴장감을 완하시키는데 효과적이다.

(2) 운동빈도

운동빈도는 운동을 얼마나 자주 하느냐를 의미한다. 건강과 체력증진을 위해서는 일반적으로 일주일에 3~5일 정도 운동에 참여해야 한다. 일주일에 6~7일 운동한다고 해서 추가적인 효과를 얻지 못한다는 것이 아니라, 일주일에 3~5일 정도면 건강증진을 위해 충분하다는 것이다. 운동이 즐거고 신체적으로 적응이 된다면 5일 이상해도 좋다. 운동을 너무 자주하게 되면 피로나 상행의 위험성이 높을 뿐만 아니라 하게되면 피로나 상해의 위험성이 높을 뿐만 아니라 운동초기단계에 동기유발이 감소되어 운동을 그만두게 될 가능성이 높다.

체중감량을 목적으로 운동할 경우에는 매일 운동을 실시하는 것이 체중감량에 바람직하다. 그러나 이러한 빈도는 운동에 완전히 적응되고 상해를 방지할 수 있는 상태가 된 후 실시하는 것이 좋다.

(3) 운동시간

일반적으로 하루에 20~60분 정도 운동하는 것이 적절하다. 운동시간은 운동강도를 고려하여 설정되어야 한다. 체력이 약하거나 노약자들은 이러한 운동시간을 하루 중 2~3차례 나누어 실시하여도 효과가 있다. 최근의 연구결과들을 토대로 살펴보면, 건강증진을 위한 적정 운동 프로그램보다 긴 시간-높은 강도의 운동 프로그램보다 긴 시간-낮은 강도의 운동 프로그램으로 구성되는 것이 바람직하다고 제시하고 있다.

(4) 운동강도

운동강도는 운동처방에 있어 가장 중요한 요소이다. 운동강도는 심박수(HR), 최대 산소섭취량(VO2max), METs, 그리고 자각적 운동강도(RPE)를 이용할 수 있다. 건강한 일반인들의 경우 최대 산소섭취량 또는 METs의 50~85% 정도 추천된다. 체력이 약하거나 초심자의 경우에는 운동강도 범위의 낮은 부분에서 시작하며 어느 정도 체력이 향상된 경우에는 70% 정도 이상 하도록 한다.

운동에 대한 산소섭취량과 심박수 반응을 직선적인 관계가 있기 때문에 심박수를 측정함으로써 운동강도를 결정할 수 있다. 보통 최대 심박수의 60~90%는 최대 산소섭취량의 50~85%와 거의 일치한다. 미국심장학회(AHA)에서 추천한 운동강도

표 1·3 자각적 운동강도표(Borg's scale)

지 수	증 상	지 수	증 상
6		14	
7	전혀 힘들지 않다.	15	힘들다.
8		16	
9	힘들지 않다.	17	매우 힘들다.
10		18	
11	보통이다.	19	매우 매우 힘들다.
12		20	
13	약간 힘들다.		

는 최대 심박수의 50~75%이다(표 1·3).

(5) 근 력

근력은 일상생활에서 피로감이나 무리 없이 들고, 옮기고, 밀고 당기는 등의 일을 수행하는데 필요한 체력요소이다. 특히, 허리와 복부의 근력은 좋은 자세를 유지하는데 중요하며 요통을 치료하거나 예방하는데 효과적으로 영향을 미친다. 근수축 형태는 등척성(isometric), 등장성(isotonic), 그리고 등속성(isokinetic)으로 구분할 수 있다.

등척성 운동은 관절의 각도가 변화되지 않고 발휘되는 운동 형태이다. 이러한 운동은 재활운동의 초기단계에서 침상안정으로 인한 근력감소(atrophy)를 방지하는데 적용할 수 있다.등속성 근력은 속도를 조절할 수 있는 특수한 장비를 이용하여 관절의 움직임범위 내에서 모든 근력을 측정할 수 있다. 이런한 동속성 근력의 효과는 다른 두 근수축 형태에 비해 운동의 효과가 뛰어나고 안전하므로 수술 후 재활이나 운동선수의 근력향상의 목적으로 이용된다.

(6) 유연성

유연성은 자연스럽게 운동의 모든 범위를 관절이 충분히 움직일 수 있는 능력으로 표시한다. 골격계가 정상적인 기능을 발휘하고 상해를 예방하기 위해서는 모든 관절이 적정한 가동범위를 유지해야 한다. 유연성을 강화시키기 위해서는 스트레칭 운동이 매우 효과적이다.

(7) 준비운동/정리운동

운동을 시작하는 단계와 끝내는 단계는 중요하다. 준비운동은 근육 온도를 높여주고, 심박수와 호흡량을 서서히 증가시키며 운동근에 혈액순환을 촉진하는 역할을 한다. 스트레칭체조나 가벼운 걷기와 같은 준비운동은 전신을 움직여 심박수를 천천히 증가시키므로 본 운동에 대한 적응력을 향상시키고 근육상해의 위험도를 낮춘다.

심박수나 혈압이 운동전의 상태로 돌아올 때가지 천천히 걷거나 가볍게 고정식 자전거를 타는 것은 정리운동에 효과이다. 운동 후 가볍게 계속 움직이면 정맥회귀(Venous return)를 증가시켜 운동에 따른 저혈압을 예방할 수가 있다. 정리운동시 유연성 운동을 실시하는 것은 좋다. 준비운동과 정리운동은 5~10분 정도 실시한다.

제2장

질 병

1. 질병의 정의

Hatch의 "삼원론에 의하면개체가 받은 자극과 stress에 대한 적응기전에 문제가 생겨서 생체의 기능이나 구조에 장해가 초래된 상태를 질병이라 하며, 질병은 어느 한 가지 요인에 의해서 발생한다기보다 여러 원인들이 서로 겹쳐서 생긴다고 볼 수 있다. 이러한 관점에서 볼 때 보다 현실적으로 이루어질 수 있을 뿐 아니라 질병발생에 관여하는 여러 요인을 정확히 찾아낼 수 있게 된다.

건강과 질병을 대비하여 논한다면, 정상과 이상은 동일 연속선상의 양극단에 존재하나 대부분의 경우 완전하게 건강한 사람은 없으므로 건강한 사람을 도시하면 정규 분포를 이룬다. 마찬가지로 이상자도 완전한 이상자가 존재하지 않으므로 그 분포 역시 정규 분포를 이룬다. 이런 경우 이 두 개의 분포가 중첩되는 부분이 생기며 이 중첩부분이 클수록 정상과 이상은 구별하기가 어렵다. 중첩이 커졌다가 작아졌다가 함에 따라 병자로 판정되었다가 건강인으로 판정되기도 한다. 그래서 정상과 이상, 즉 건강과 질병은 양극단의 대립양상이 되나 본래 동일 선상에서 연속적인 것이기 때문에 상대적으로 표현함이 타당하다.

2. 질병 발생과 예방

질병의 발생 과정은 인간 숙주에 질병인자가 침입(또는 발생)함으로서 일어나는 것으로, 병원성이전시기에서 출발하여 병원성기를 거쳐서 회복, 불구 또는 사망 중 어느 하나의 귀결로 끝나는 하나의 과정이다.

Leavell 교수는 질병의 발생에서 자연사까지를 5단계로 나누어, 각 단계에서의 숙주와 병인과의 상호작용정도 및 예방 조치에 대해 언급하였다. 첫 단계는 숙주의 저항력이나 환경 요인이 숙주에게 유리한 상태로서 병인 자극에 대하여 이를 극복하여 건강을 유지하는 상태이며, 이때에 예방 의학적 조치로서는 건강을 더욱 증진시켜야 한다. 제2단계는 숙주의 면역 강화로써 특수 질병에 대한 저항력을 증강시켜 역시 건강을 유지하는 단계로서 만일 면역을 소홀히 하면 해당 질병 발생의 위험이 야기된다. 제3단계는 숙주에서의 증상 발현 전기에 해당하며 병인의 작용에 대하여 숙주가 어느 정도 반응을 일으키는 상태로서 전염병인 경우는 잠복기이고, 만성 질환의 경우 초기 단계로서 전혀 자각 증상이 없는 시기이며 이 시기에 예방 의학적으로는 각종 검사를 통한 조기 진단 또는 집단 검진으로 질병을 미리 파악하여 이에 대한 대책을 세우는 시기이다. 제4단계는 임상 질환기로서 해부학적 또는 기능적으로 변화가 생겨서 뚜렷한 임상 증상이 나타나는 시기이다. 따라서 이 시기의 최선의 치료법은 질환의 악화를 막고 불구화를 최대한 방지하는 것이다. 질병발생과 예방대책 단계는 표 2·1과 같다.

표 2·1 질병 발생과 예방 대책 단계

구 분	병원성이전기		병 원 성 기		
질병의과정	병인 숙주 상호작용(1) → 환경	병 인 → 자극의 형성 (2)	병인자극에 대한 숙주의 반응(3) 조기의 병적변화	→질병(4)→	회복또는 사망 (5)
예비적조치	건 강 증 진	특 수 예 방	조 기 발 견 조 기 치 료	악화방지 장해의 제한 을 위한치료	재 활
예 방 차 원	1 차 적 예 방		2차적 예방	3 차 적 예 방	

마지막은 재활의 단계로서 회복기에 있는 환자에게 질병으로 인한 정신적·신체적 후유증(불구)을 최소화하고, 잔여 기능을 최대한으로 재생시켜 활용할 수 있도록 도와주는 단계이다. 이와 같이 질병의 전과정(건강을 포함해서)동안의 예방, 치료, 재활을 전부 포함하는 포괄적 의료(comprehensive health care)가 현대적 개념의 예방 대책이라 하겠다.

종래의 건강 개념은 질병이 없는 상태로 규정하고 있었기 때문에 건강관리는 질병관리를 의미했으며 이에 따라 건강관리요원도 전통적인 의사와 간호사만을 요구했으나, 건강개념이 생태학적으로 해석되고 건강과 질병을 연속선상에 두고 건강을 인식함에 따라 이에 대한 건강관리에 있어서도 질병의 발생과정에 따른 각 단계인 건강한 상태, 불건강, 질병, 회복의 모든 단계에 대하여 대처하는 소위 포괄적인 보건 의료가 요망된다. 따라서 종래의 의료만으로는 이를 해결할 수 없으며 또한 국민들의 보건의식 향상에 따른 보건의료 욕구의 증폭과 다양화로 이를 충족시킬 수 있는 여러 형태의 보건요원이 필요하다. 이에 따라 이들 상호간의 team approach가 요구된다. 또한 국민 각자는 자기 자신·가족·지역사회 보건 향상을 위하여 적극적으로 보건 활동을 실천하고 참여함으로써 원만한 건강 관리가 성취될 수 있게 된다.

20세기 후반부터 WHO를 비롯한 전세계보건계의 일차 보건의료(primary health care)야말로 이 모든 기본적인 보건 욕구를 해결하는 첩경이라 하겠다. 일차 보건의료는 주민들의 기본적인 보건욕구 충족을 위한 포괄적인 보건활동이며, 주민들의 주체적인 참여로 이루어져야 한다. 또한 일차 보건 의료는 지역사회 자원활용을 극대화하고 체계적인 단체활동을 통하여 지역주민 전체의 건강향상을 도모하는 보건활동이며 동시에 지역개발에 있어서 절대로 필수적인 활동이다.

3. 예 방

협의의 예방은 질병의 발생을 사전에 억제하는 것이지만, 광의로 볼 때는 예방단계를 세 가지 차원으로 분류할 수 있다.

1) 1차적 예방

이 단계는 신체의 기능 장애나 질병에 대한 예방이라기보다는 생체의 조절 기능에 관심을 가지고, 조절기능이 완전히 파괴되기 이전에 예방조치를 취하여 건강한 사람이 병들지 않고, 그들의 건강 상태를 유지하도록 노력하는 것이다. 질병예방은 전염병이나 그 밖의 급성 또는 만성질환을 예방하는데 한정된 것이 아니고 상해방지도 포함된다.

1차적 예방대책은 크게 두 가지로 나눌 수 있는데, 그 하나는 예방접종과 환경·안정관리 등 특수 대책을 강구하는 것으로, 건강을 저해하는 인자를 없앤다는 뜻에서 중요한 예방법이 된다. 다른 하나는 가정, 직장 및 학교에서의 생활 조건을 개선하여 건강한 생활을 할 수 있도록 하고 한편으로는 생체의 환경순응성, 즉 환경에 대한 적응능력의 향상, 즉 체력을 단련하고 각 기관의 생리적 기능을 향상시키는 등 일반 건강 상태를 증진시키는 것이다. 여기에는 건강 생활에 필요한 보건지식을 익히고 이를 실천하도록 하는 보건교육도 기초가 된다.

과거 선진 여러 나라에서 보건사업에 성공한 것은 주로 환경관리와 예방접종을 성공적으로 실시하여 전염병에 대한 1차적 예방을 이루었기 때문이다. 그러나 선진국에 있어서도 아직 만성병만은 예방하지 못하고 있는 실정이다. 그 이유는 만성질환을 예방하기 위해서는 식생활 신체적 활동, 술, 담배, 약물복용 등 깊이 뿌리 박혀있는 생활 양식을 바꾸어야 하기 때문이다.

2) 2차적 예방

이 단계는 질병 초기 또는 임상 질환기에 해당되는 것으로, 질병 상태에 있는 사람 또는 어떤 질병에 걸릴 가능성이 있는 개인 또는 집단에 대하여 건강진단을 실시하여 될수록 빨리 질병을 찾아내고, 적절한 의료 혜택을 받도록 하여 질병의 진행과 합병증 및 후유증을 방지하여 빨리 건강 상태를 되찾도록 하는 것을 말한다.

전염성 질환에 걸린 사람을 조기에 치료하는 것은 환자 자신에 대하여는 2차적 예방단계가 되지만, 환자치료와 동시에 전염성이 없어지기 때문에 지역사회 입장에서 볼 때에는 접촉자에 대한 1차적 예방이 된다. 1차적 예방에서도 그러하지만 2차적 예방은 임상의사와 지역사회 보건요원들이 함께 협력하여 시행하여야 한다. 결핵검진, 암검진, 직업병검진, 기생충검진 등 질병의 조기발견 사업이 그 좋은 예이다.

2차적 예방의 성과를 위하여는 조기 발견된 환자에게 베풀 수 있는 효과적인 치료방법이 있어야 하며, 이들 환자는 이러한 치료를 적절하게 받아야 한다.

3) 3차적 예방

질병에 대한 치료를 하였음에도 불구하고 심신의 장해를 남긴 사람들에게 물리학적 치료를 실시하여 장해된 신체 기능을 회복시키거나, 기능장애를 최소한으로 경감시키고, 남아있는 기능을 최대한으로 활용케 하여 정상적인 사회생활을 할 수 있도록 직업훈련을 통하여 것을 재활(rehabilitation)시키는 과정이 3차적 예방에 해당한다. 전자를 의학적 재활(medical rehabilitation), 후자를 직업적 재활(occupa tional rehabilitation)이라고 한다.

재활은 신체 장해로 인한 열등 의식을 없앨 뿐 아니라 사회집단 생활에 적극 참여함으로써 신체 기능의 위축을 경감시키고 남아있는 다른 신체기능이 상대적으로 발달하게 된다. 재활이란 단지 의학적인 것에 국한하는 것이 아니고 정신적·사회적 및 직업적인 재활도 포함한다.

이상과 같이 예방대책은 건강상태에서 죽음에 이르는 과정 중 어느 단계에서나 적절하게 적용할 수 있는 것으로, 질병의 발생과 진행을 막고 장해를 덜어주게 된다. 특히 오늘날 만성퇴행성 질환인 심장병, 뇌졸중, 관절염, 당뇨병, 악성 종양 환자 등 특별한 의학적 처치가 계속 필요치 않는 재가환자(在家患者)에 대한 가정간호(home care)의 필요성이 증가될 것이 예상되는바 이에 대한 사회적 대책 마련이 요망되고 있다.

제3장

전 염 병

1. 전염병 생성과정

질병의 발생요인은 병인, 숙주 및 환경의 3요소가 관련되어 있고, 전염병의 경우 이를 6개 요소로 세분할 수 있다. 이 요소는 병원체와 병원소, 그리고 병원소로부터 병원체의 탈출, 전파, 새로운 숙주로의 침입, 숙주의 감수성(저항력)의 6부분으로 나뉘어진다. 이들이 연쇄적으로 작용하여 전염병이 발생한다. 즉 이 6개 요소 중 어느 한 가지가 결여되어도 전염병은 발생하지 못하게 된다. 표 3·1은 질병 발생의 3요소와 전염병생성 6요소와의 관계를 나타내고 있다.

표 3·1 질병 발생의 3요소와 전염병 생성 6요소와의 관계

질병발생 3요소	전염병 생성 6요소
병 인	① 병원체 ② 병원소
환 경	③ 병원소로부터 병원체의 탈출 ④ 전파 ⑤ 새로운 숙주로의 침입
숙 주	⑥ 숙주의 감수성 (저항력)

1) 병원체(infectious agent)

(1) 병원체의 종류

병원체는 병원미생물이 주종을 이루며 병원미생물의 종류에는 생물학적으로 세균, 바이러스, 진균, 원충으로 나누고, 세균에서도 세균, 리케치아와 클라미디아로 세분하기도 한다. 여기서는 질병의 종류 및 성격에 따라 세균을 세분하여 분류하고, 원충에 다세포 동물을 포함하여 기생충으로 분류한다.

① **세균**(bacteria) : 세균은 육안으로는 관찰할 수 없는 미세한 생물로서, 우리 환경의 어디에나 존재한다. 세균이 일으키는 질병으로는 콜레라, 장티푸스, 디프테리아, 결핵, 나병, 백일해 등이 있다.

② **바이러스**(virus) : 세균보다 더 미세한 생물로서 DNA나 RNA 중 어느 한쪽만 가지고 있으며, 숙주세포에 의존하여 증식한 바이러스가 일으키는 질병에는 홍역, 폴리오, 유행성 이하선염, 일본뇌염, 광견병, 후천성면역결핍증, 간염 등이 있다.

③ **기생충**(parasite) : 동물성 기생체로서 원충(protozoa)과 후생동물(metazoa)인 연충류가 있다. 기생충이 일으키는 질병은 말라리아, 사상충, 아메바성 이질, 회충증, 간·폐흡충증, 유구·무구조충증 등이 있다.

④ **진균**(fungi) : 광합성이나 운동성이 없는 생물로서 단단한 세포벽을 가진 것으로 백선, 칸디다증 등을 일으킨다.

⑤ **리케치아**(rickettia) : 세균보다 작고 살아있는 세포안에서만 기생하는 특성으로 세균과 구분된다. 리케치아가 일으키는 질병은 발진티푸스, 발진열, 쯔쯔가무시병(양충병), 록키산 홍반열 등이 있다.

⑥ **클라미디아**(chlamydia) : 진핵생물의 세포내에서만 증식하는 세포내 기생체이다. 이 병원체가 리케치아와 다른점은 절지동물이 필수 매개체가 아니고, 균체계내에 에너지생산계를 갖지 않는 점등을 들 수 있다. 클라미디아의 의해 발생되는 질병에는 트라코마, 앵무새병(Psittacosis) 등이 있다.

(2) 병원체의 병인성(pathogenesis), 병독성(virulence)과 전염력

병인성은 감염된 숙주로 하여금 발병케 하는 병원체의 능력으로 발병자수를 총감염자수로 나누어 준 것이다.

독성 또는 병독성은 중독한 질병을 일으키는 능력으로 중증환자 및 사망자수를 총 발병자수로 나누어 준 것이다. 이 병독성은 독력(toxigenicity), 침습성(invasiveness) 및 감염을 조장하는 물질에 의하여 영향을 받는다.

$$\text{병인성(병원성)} = \frac{\text{환자수}}{\text{총감염자수}} \qquad \text{병독성(독성)} = \frac{\text{중환자수} + \text{사망자수}}{\text{환자수}}$$

병인성과 병독성은 순상관계만은 아니다. 예로 결핵균은 병인성과 병독성이 다 낮고, 광견병 바이러스는 병인성과 병독성이 다 높은 반면에 홍역 바이러스는 병인성은 높으나 병독성이 낮다.

전염력(communicablity)은 병원체가 한 숙주에서 다른 숙주로 이행해 나가는 능력으로 ㉮ 병원체의 배출경로 ㉯ 침입구 ㉰ 숙주 체내에서의 생존기간 ㉱ 외계에서의 저항성 ㉲ 침임균의 양 등이 문제가 된다.

2) 병원소(reservoir)

병원소란 병원체가 생활하고 증식하면서 다른 숙주에 전파시킬 수 있는 상태로 저장되어 있는 장소로서, 전염될 때 궁극적인 전염원이 될 수 있다.

병원소의 종류에는 인간병원소, 동물병원소, 토양 등이 있다(그림 3 · 1).

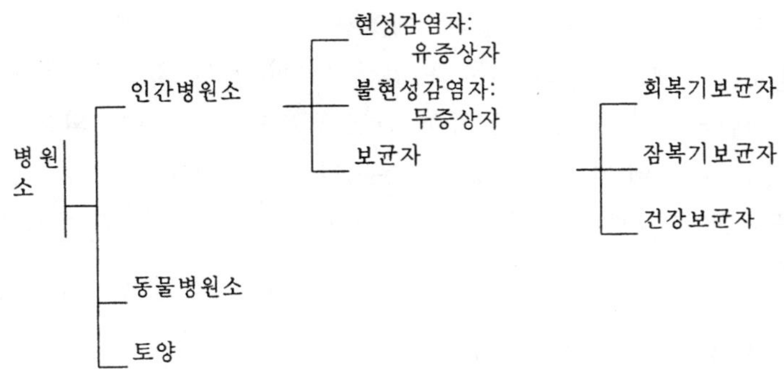

그림 3 · 1 병원소의 종류

(1) 인간병원소

① **현성감염**(apparent infection)**자** : **유증상자**(frank case) : 병원체에 감염되어 자각적 또는 타각적으로 임상증상이 있는 사람으로서 흔히 우리가 환자라고 한다. 역학적인 면에서는 환자 본인이나 타인이 질병에 이환되어 있는 것을 알고 있으므로 문제점 관리가 수월하다. 그러나 홍역 등과 같은 전염병은 현성감염자만이 전염원으로 작용하나 전염성이 아주 강한 특징이 있다.

② **불현성감염**(inapparent infection)**자** : **무증상자** : 무증상자(subclinlcal infection)란 병원체에 감염되었으나 임상증상이 아주 미약하여 본인이나 타인이 환자임을 모르기 쉬운 환자로서 행동이 자유롭고 행동영역도 제한이 없어 전염병 관리상 중요 관리대상이 된다. 보균자로 분류하기도 하나 임상증상이 어느 정도 있어 건강보균자와는 구분되어 보균자의 분류에서 독립하였다. 무증상 감염을 일으키는 질병으로는 장티푸스, 세균성 이질, 콜레라, 성홍열 등이 있다.

③ **보균자**(carrier) : 보균자란 자각적으로나 타각적으로 임상증상이 없는 병원체 보유자로서, 전염원으로 작용하는 감염자를 말한다. 보균자는 현성감염자 보다도

역학적으로 중요한 병원소가 되므로 무증상자와 함께 중요한 전염병 관리대상자이다. 보균자는 첫째 활동에 제한이 없어 전염시킬 수 있는 영역이 넓으며, 둘째 본인이나 타인이 경계하지 않으므로 전파의 기회가 많고, 셋째 역학상 보균자수는 현성 환자수보다 많으므로 전염병 관리에 있어 중요 관리대상이 된다.

보균자의 종류와 관련 전염병은 다음과 같다.

① 회복기 보균자(병후 보균자) : 전염병에 이환되어 그 임상증상이 완전히 소멸되었으나 병원체를 배출하는 보균자로서 세균성 이질, 디프테리아 감염자 등이 여기에 속한다.

② 잠복기 보균자 : 전염병이 발병하기전 잠복기간중에 병원체를 배출하는 감염자로서 관련 질병으로는 디프테리아, 홍역, 백일해 등이 있다.

③ 건강 보균자 : 병원체가 침입하였으나 임상증상이 전혀 없고 건강자와 다름이 없으나 병원체를 배출하는 보균자로서 특히 전염병 관리상 문제가 되고 있다. 이에 해당하는 질병으로는 디프테리아, 폴리오, 일본뇌염 등이 있다.

이와 다른 분류로는 병원체의 배출 지속 기간에 따라 일시적 보균자, 영구적 보균자, 만성적 보균자로 구분하기도 한다.

(2) 동물 병원소(animal reservoir)

사람에게 감염을 일으키는 전염병은 대부분이 인간병원소를 필요로 하는 것이나 원래는 척추동물간에 전파되는 질병이 우연히 사람에게 감염을 일으키게 된다. 이런 전염병을 인수(인축) 공통전염병(zoonosis)이라 하며, 이 경우 척추동물이 병원소의 역할을 하게 된다. 병원소 동물에 따른 전염병은 다음 표 3·2와 같다.

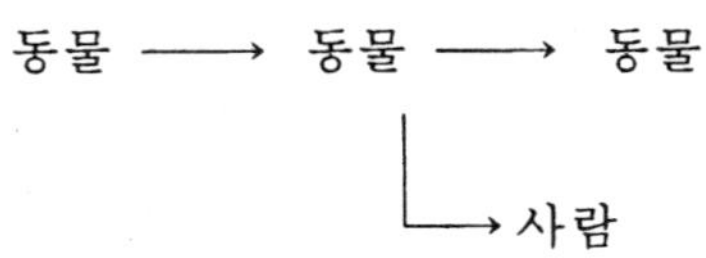

표 3·2 병원소동물과 인수공통전염병

동 물	인 수 공 통 전 염 병
소	결핵, 탄저, 파상열, 살모넬라증, 보툴리즘
돼지	일본뇌염, 탄저, 렙토스피라증, 살모넬라증
양	Q fever, 탄저, 보툴리즘
개	광견병, 톡소프라스마증
말	탄저, 유행성뇌염, 살모네라증
쥐	페스트, 발진열, 살모넬라증, 렙토스피라증, 쯔쯔가무시병(양충병)
고양이	살모넬라증, 독소프라스마증

(3) 토 양

토양을 병원소로 하는 것은 진균(fungi) 중에서 histoplasmosis, blatomycosis, sporo trichosis와 파상풍이 있다.

(4) 병원소의 감염 형태

병원소의 감염은 현성감염, 불현성감염, 중감염, 혼합감염, 자각감염이 있다. 임상증세 유무에 따라 현성감염과 불현성감염으로 나눈다. 중(重)감염이란 감염되어 있는 상태에서 동일 병원균의 침입에 의하여 다시 감염되는 것을 말하고, 혼합(混合)감염은 2종류 이상의 병원체에 의하여 감염된 경우를 말하며, 자가(自家)감염은 보균자가 보균되어 있는 병원균에 의하여 자기 자신이 다시 감염되는 경우를 말한다.

3) 병원소로부터 병원체의 탈출

병원소로부터 병원체의 탈출경로는 병원체의 종류 또는 숙주의 기생부위에 따라 다르며, 다음과 같이 분류할 수 있다.

① **호흡기 계통으로 탈출** : 호흡기 전염병이 주가 되는데 코, 비강, 기도, 기관지, 폐 등의 부분에서 증식한 병원체가 외호흡을 통해서 이루어지며, 주로 대화, 기침, 재채기를 통해 전파된다. 여기에 속하는 것은 폐결핵, 폐렴, 백일해, 홍역, 수두, 천연두 등의 전염병이 있다.

② **소화기 계통으로 탈출** : 위 장관을 통한 탈출로 소화기계 전염병이나 기생충 질환의 경우 분변이나 구토물에 의해서 체외로 배출되는 경우이다. 그러나 구토물은 병원체가 나가는데 중요한 역할을 하지는 않는다. 이질, 콜레라, 장티푸스, 파라티푸스, 폴리오 등이 여기에 해당된다.

③ **비뇨생식기 계통으로 탈출** : 주로 소변이나 성기 분비물에 의해서 탈출한다.

④ **개방병소에서의 직접 탈출** : 신체 표면의 농양, 피부병 등의 상처부위에서 병원체가 직접 탈출하는 것을 말한다. 나병 등이 여기에 속한다.

⑤ **기계적 탈출** : 흡혈성 곤충에 의한 탈출과 주사기 등에 의한 탈출을 말하며, 발진열, 발진티푸스, 말라리아 등이 있다.

4) 전파(transmission)

병원소로부터 탈출한 병원체는 다른 숙주에게 감염을 시켜야만 성장 및 증식이 가능하다. 탈출한 병원체가 새로운 숙주에게 옮겨지는 전파형태는 크게 직접전파와 간접전파로 나눈다. 병원체의 전파형태는 표 3·3과 같다.

표 3·3 병원체의 전파 형태

전파형태		매개물
직접전파	직접접촉감염 비말(droplet)	
간접 전파	비활성매개전파	식품·물 완구 등 매개물
	활성매개전파	절지동물 중간숙주
	공기전파	

(1) 직접 전파

직접 전파란 감염균이 감염된 숙주나 병원소로부터 새로운 숙주에게로 직접 전파되는 경우로서 나병, 성병 등과 같은 신체대 신체 접촉 및 신체의 일부가 직접 토양 등에 접촉하여서 생기는 파상풍, 탄저, 구충증 등 직접적인 피부접촉에 의한 직접 접촉 전염과 홍역, 인플루엔자, 급성회백수염과 같이 기침, 재채기, 대화시에 입에서 나오는 비말(droplet)에 의하여 전파되는 것을 말한다. 비말인 경우 그 옮겨 가는 거리가 아주 짧아서 (2m 이내) 직접 전파로 간주한다.

(2) 간접 접촉

간접 접촉에는 활성매개전파에 의한 것과 비활성전파에 의한 것 및 공기로 인한 전파를 들 수 있다.

① **비활성전파** : 식품, 물, 생활용구, 완구, 수술기구 등 무생물 전파를 말하는데 이들을 구분하면 식품이나 물과 같이 섭취를 하는 것과 매개체 자체는 숙주의 내부로 들어가지 않고 병원체를 운반하는 수단으로서만 작용하는 매개물(fomite)이 있다. 넓은 의미에서 공기도 비활성전파에 속하나 공기전파의 주요성 및 관리상의 특성으로 따로 분류한다.

식품은 이질, 장티푸스, 파라티푸스, 유행성 간염, 폴리오, 콜레라 등 소화기계 전염병의 전파체로서 식품의 관리는 전염성 관리에 있어서 매우 중요하며 기생충 질환도 식품을 매개로 하여 대부분이 전염되고 있다. 물은 수인성 전염병 관리에 대단히 중요하다.

매개물에 의한 전염병의 전파를 매개물 전염이라 하며, 완구의 수입 등으로 검역상의 문제가 발생하는 경우가 있다.

② **활성전파** : 활성전파란 생물에 의한 매개로 전파되는 것을 말하는데 절지동물(arth ropod)에 의한 것과 중간숙주에 의한 것이• 있다. 중간숙주에 의한 것은 흡충류에 있어 패류나 담수어, 그리고 스파르가눔(sparganum)의 경우 개구리나 뱀 등 극히 제한적이며, 절족(절지) 동물에 의한 전파가 전염병 관리상 많은 부분을 차지하는 중요한 문제이다. 이때 매개역할을 하는 절지동물을 매개곤충(vector)이라 한다.

절족동물에 의한 전파(vector born disease : 주로 매개곤충에 의한 전파)는 기계적 전파와 생물학적 전파가 있다.

기계적 전파는 매개곤충이 단순히 기계적으로 병원체를 운반하는 것으로서 매개곤충 내에서 병원체의 증식이 일어나지 않는다. 매개곤충의 장관을 통하여 배설물로 전파하더라도 병원체의 증식이 일어나지 않는데 이 경우를 장관비호전파라고 한다.

생물학적 전파는 병원체가 매개곤충내에서 성장이나 증식을 한 뒤에 전파되는 경우로서 매개곤충 자체가 전파과정에 생물학적으로 중요한 역할을 담당하게 된다. 병원체가 매개곤충에게도 피해를 입히는 경우를 장관감염전파라고 하며, 병원균이 전염력을 가지기까지 매개곤충내에서 소요되는 기간을 외잠복기(extrinsic incubation period)라 한다.

기계적 전파의 경우 반드시 그 매개곤충을 거치지 않더라도 옮겨가서 신숙주에 전파되면 되지만, 생물학적 전파의 경우에는 반드시 그 매개곤충을 거쳐야만 신숙주에게 감염력이 생기는 경우이다. 매개물이 전파하는 질병은 표 3 · 4와 같다.

생물학적 전파는 다음과 같이 구분할 수 있다.

① **증식형 전파**(propagative transmission) : 매개곤충내에서 병원체가 수적증식만 한 후 전파하는 것으로 페스트는 쥐벼룩, 뎅구열과 황열은 모기, 발진티푸스와 재귀열은 이, 발진열은 벼룩이 전파한다.

② **발육형 전파**(cyclo-developmental transmission) : 매개곤충내에서 수적 증식은 없지만 생활환의 일부를 경과하면서 발육하여 전파하는 형태로서 사상충증은 모기, Loa loa는 흡혈성 등애가 전파한다.

③ **발육 · 증식형 전파**(cyclo-propagative transmission) : 매개곤충 내에서 병원체가 생활환의 일부를 거치면서 발육과 증식을 하여 전파되는 형태로서 말라리아는 모기, sleeping sickness는 체체파리가 전파한다.

④ **배설형 전파**(fecal transmission) : 병원체가 매개곤충 내에서 증식한 후 장관을 거쳐 배설물로 배출된 것이 피부의 상처부위나 호흡기계 등으로 전파되는 형태로서 발진티푸스는 이, 발진열과 페스트는 벼룩이 전파한다.

표 3·4 매개곤충과 질병

곤 충	질 병 •명	병 원 체	감염경로
모기	말라리아	원생동물	흡혈
모기	사상충증	선충류	흡혈
모기	일본뇌염	바이러스	흡혈
모기	황열	바이러스	흡혈
모기	뎅구열	바이러스	흡혈
이	발진티푸스	리케치아	피부,외상
이	재귀열	스피로헤타	피부,외상
이	참호열	리켓치아	피부,외상
체체파리	수면병(아프리카형)	원생동물	흡혈
노린재	수면병(중남미형)	원생동물	피부,외상
벼룩	흑사병	세균	흡혈
벼룩	발진열	리케치아	피부,외상
공주진드기	재귀열	세균	흡혈
참진드기	럭키산홍반열	리케치아	흡혈
참진드기	록키산홍반열	리케치아	흡혈
참진드기	야토병	세균	흡혈
털진드기	쯔쯔가무시병(양충병)	리케치아	흡혈
나방파리	리슈마니아증	원생동물	흡혈
등애모기	로아사상충증(Loa loa)	선충류	흡혈

5) 숙주로의 침입

병원체가 새로운 숙주에 침입하는 양식은 병원체가 병원소로부터 탈출하는 경로와 대체로 같다. 병원소 탈출경로와 침입경로를 관찰해 보면, 소화기계 전염병은 경구적 침입을 하며, 호흡기계 전염병은 호흡기계로 침입하며, 그리고 매개곤충이나 주사기 등에 의한 기계적 침입이 있다. 그 밖에도 성병처럼 점막이나 상처부위 등의 경피 침입 등이 있다. 침입구별에 따른 전염병의 종류는 표 3·5와 같다.

표 3·5 침입구별 전염병의 종류

소 화 기	병 원 체	호 흡 기	병 원 체
콜레라	세균	결핵	세균
이질	세균, 아메바	나병	세균
장티푸스	세균	두창	바이러스
파라티푸스	세균	디프테리아	세균
폴리오	바이러스	성홍열	세균
전염성 간염	바이러스	수막구균성수막염	세균
파상열	세균	백일해	세균
		홍역	바이러스
		유행성이하선염	바이러스
		폐렴	세균

점 막 피 부	병 원 체	성기점막, 피부	병 원 체
트라코마	바이러스	매독	세균
파상풍	세균	임질	세균
Weil's병	세균	연성하감	세균
페스트	세균		
발진티푸스	리케치아		
일본뇌염	바이러스		

6) 숙주의 감수성

숙주내에 병원체가 침입하였다고 해서 모두가 감염이 되거나 발병하는 것은 아니다. 숙주의 저항력에 따라 감염이나 발병 여부가 결정된다. 저항력에는 특정 병원체에 국한되지 않고 전반적인 저항력을 의미하는 비특이적인 저항력과, 특정 병원체에 대한 저항력인 특이적 저항력이 있다. 저항력에 상대되는 용어로 감수성이 있는데 감수성은 저항력이 높으면 감수성이 낮고, 저항력이 낮으면 감수성이 높다. 즉 감수성이 높을수록 감염이 잘 이루어진다.

(1) 감수성(susceptiblity)

숙주에 침입한 병원체에 대하여 감염이나 발병을 막을 수 없는 상태를 감수성이라 한다.

Gottstein은 감수성에 대한 규정으로서 질병에 따라 발병률이 일정하다고 하였다. 예를 들어 급성 호흡기계 전염병의 경우에 그 질환에 폭로되었던 적이 없는 미감염자가 병원체에 접촉되어 발병하는 율은 대체로 일정하다 하였고, 이를 감수성지수라고 하였다. De Rudder는 이를 백분율로 나타냈고, 이 Rudder의 감수성지수는 두창 95%, 홍역 95%, 백일해 60~80%, 성홍열 40%, 디프테리아 10%, 폴리오 0.1%로서, 두창과 홍역이 가장 높고 폴리오가 가장 낮다.

(2) 면역(immunity)

특이적 저항력인 면역은 어떤 특정 감염균에 대하여 자기 몸을 방어하며, 임상적인 증상을 없애거나 가볍게 하는 능력을 말한다. 면역에는 크게 보면 선천적 면역과 후천적 면역으로 구분한다(그림 3・2).

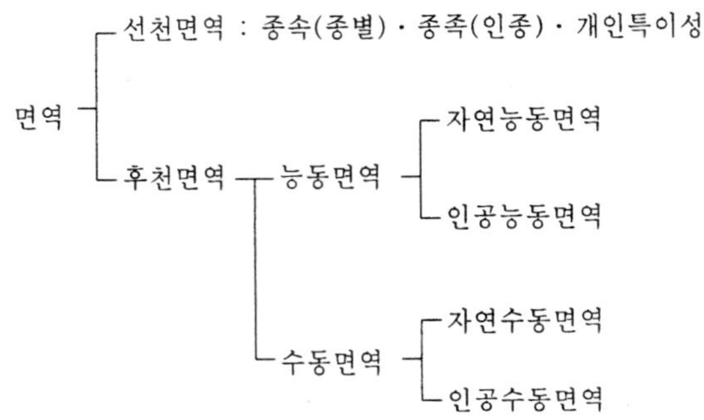

그림 3・2 면역의 종류

① **선천면역**(natural immunity) : 출생이전에 이미 형성되어있는 면역을 이르는 말로서, 선천적으로 동물종류에 따라 면역이 되는 종별면역이나, 종족(인종)간의 차이와 개인차에 따라 면역이 형성된다.

② **후천면역**(acquired immunity) : 후천면역은 어떤 질병에 이환된 후 또는 예방접종 등에 의해서 후천적으로 형성되는 면역을 말한다. 후천면역에는 능동면역과 수동면역으로 구분된다.

능동면역(active immunity)이란 숙주 스스로가 면역체를 형성하여 면역을 지니게 되는 것으로 어떤 항원(antigen)의 자극에 의해서 항체가 형성되는 것을 말한다. 항원이란 생체내에 들어가서 항체를 생산하게 하는 물질로서, vaccine의 생균(生菌)과 사균(死菌)은 둘 다 항원으로 작용할 수 있다. 능동면역에는 자연능동면역과 인공능동면역이 있다.

자연능동면역(natural active immunity)은 각종 질환에 이환된 후 형성되는 면역으로서 그 면역의 지속기간은 질환의 종류에 따라 다르다. 즉 영구면역이 되는 경우도 있으며, 지속 기간이 아주 짧은 경우도 있다. 영구면역질환이더라도 화학요법으로 치료한 경우에는 그 면역지속력이 길지 못하는 경우가 많다(표 3·6).

인공능동면역(artificial active immunity)은 인위적으로 항원을 체내에 투입하여 항체를 생성하도록 하는 방법으로, 생균 vaccine, 사균 vaccine, 순화독소(toxoid) 등을 사용함으로서 얻어지는 면역을 말한다(표 3·7).

표 3·6 자연능동면역되는 질병

면 역 기 간		질 병
영구면역형성이 잘 되는 것	질병이환 후	두창·홍역·수두·유행성 이하선염 백일해·성홍열 발진티푸스·콜레라·장티푸스·페스트
	불현성 감염 후	일본뇌염·폴리오
이환되어 약한 면역만 형성		디프테리아·폐렴·인플루엔자·수막구균성수막염·세균성이질
감염당시 면역만 형성		매독·임질·말라리아

표 3·7 인공능동면역 방법과 관련 질병

방 법 별	예 방 할 질 병
생균 vaccine	두창·탄저·광견병·결핵·황열·폴리오·홍역
사균 vaccine	장티푸스·파라티푸스·콜레라·백일해·일본뇌염·폴리오
순화독소(toxoid)	디프테리아·파상풍

수동면역(passive immunity)이란 다른 숙주에 의하여 형성된 면역체를 받아서 면역력을 지니게 되는 것을 말한다. 수동면역은 자연수동면역과 인공수동면역이 있는데 자연수동면역은 모체로부터 태반이나 수유를 통해서 얻는 면역을 말하며, 인공수동면역은 γ-globulin이나 anti-toxin 등 인공제제를 인체에 투입하여 잠정적으로 질병에 대한 방어를 할 수 있도록 하는 것을 말한다.

수동면역은 인공면역에 비하여 면역효력이 빨리 나타나는 반면에 효력 지속시간이 짧은 것이 특징이다.

2. 급성전염병(Acute communicable disease)

1) 콜레라(Cholera)

(1) 확인(identification)

괴질, 호열자(虎列剌), 쥐병 등으로 불리어졌으며, Vibrio cholera균에 의하여 발병된다. 국제검역병으로 감시기간은 5일이다. 심한 급성 위장장애를 주증으로 하며, 빠르면 24시간 내에 사망한다. 치명률은 10~80%인데, 조기에 발견하여 치료하면, 치명률을 5% 정도 감소시킬 수 있다. <후진국형 전염병>

(2) 발생(occurrence)

인도 간디스강 삼각주에 풍토병(endemic)으로 상재되어 있으며, 우리나라는 16세기 이후 30여회에 걸쳐 발생하였는데, 1976년 전국적으로 유행하여 370,977명의 사망자를 낸 것이 가장 큰 유행이었다.

해방이후로는 1946년 중국 광동으로 부터 귀환한 동포에 의하여 침입, 전국적으로 전파, 남한에서만 15,509명이 발생하여 이중 10,081명이 사망하였으며, 그 후 1963, 1964, 1969, 1970, 1980년에 약간 유행하였는데, 1963년부터는 그 대부분이 El-Tor형이 그 원인이었다.

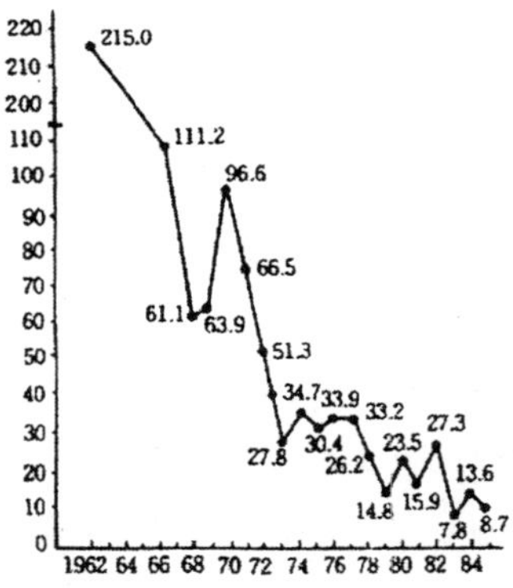

그림 3·3 법정전염병 발생추이

(보건사회부,1985, 단위:10만명당)

(3) 병원체(infectious agent)

이는 2가지형이 있는데, 재래형(classical type)의 원인균인 vibrio cholerae (=vibrio comma ; komma bacillus)와 용혈성형(El-Tor type)이 있다.

(4) 병원소 및 감염원(reservoir & source of infection)

병원소는 환자이며, 감염원은 환자의 분변 및 구토물 등이다.

(5) 전파방법(mode of transmission)

환자 및 보균자의 분변, 구토물에서 탈출하여 입을 통해서 위에 들어간다. 위산(HCl)에 의해서 거의 사멸하나 폭음이나 폭식에 의하여 무산상태, 또는 과냉한 식품으로서 급속히 위를 통과하거나, 균이 식품의 내부에 존재하므로서 위산의 접촉을 받지 못하였을 때 발생한다. 발병은 본균이 생산하는 choleragen이라는 독소(A, B)에 의한다.

(6) 잠복기(incubation period)

보통 2~3일, 최단 3~4시간, 최장 7~8일간이다.

(7) 임상증상(Clinical sign & Symptom)

전구증상이 없이 복명(borborygmus), 쌀뜨물양설사(rice watery diarrhea), 보통 발열은 없으나 탈수(dehydration)가 심하게 나타난다. 또한, 배장근통, 무뇨, 실성(失聲, aphony), 허탈(虛脫, collapse), 혼수(昏睡, coma) 등이 있다.

(8) 감수성 및 저항성(susceptibility & resistance)

감수성은 다양하며, 일반적으로 감수성이 있다. 연령은 20~40세, 즉 청장년층, 경제수준이 낮은 계층에 다발한다.

(9) 예방대책(methods of control)

환자의 신속한 보고, 격리가 요망되며 환자의 토물과 분뇨의 소독 등을 철저히 하고, 음용수나 식품은 위생적으로 관리하여야 한다.

2) 장티푸스(Typhoid fever)

(1) 확인(identification)

일종의 열병인데 장질부사, 염병 등의 속칭이 있다. 보통, 감염은 장의 임파조직(Peyer's patches), 담낭, 신장 등에 국한되나, 골, 연골, 뇌막 등에서도 나타난다. 치명률은 보통 10~15%이다.

(2) 발생(occurrence)

Heppocrates 시대에도 기록이 있으며 1880년 Eberth(獨)가 발견하였고 세계적으로 발생한다. 4계절을 통해서 발생하나 특히 하절에 다발한다.

(3) 병원체(infectious agent)

salmonella typhi(=salmonella typhosa;Eberthella typhi)이다.

(4) 병원소 및 감염원(reservoir & source of infection)

병원소는 환자 및 보균자이며, 감염원은 환자 및 보균자의 분변과 뇨이다.

(5) 전파 방법(mode of transmission)

환자 및 보균자와 접촉하거나, 음용수 및 식품 등 전파체에 의해서 전파된다.

(6) 잠복기(incubation period)

다양한데, 보통 1~3주, 평균 2주이다.

(7) 임상증상(clinical sign & symptom)

전신권태, 40℃의 고열, 장미진(roseola)이 피부에 생기며, 두통, 허탈, 지맥(slow puls), 비장종창, 백혈구 감소 등이 있다. 장티푸스의 진단은 혈액 및 분뇨로부터 본균의 증명과 Widal 반응에 의한다.

(8) 감수성 및 저항성(susceptibility & resistance)

감수성은 전반적이다. 15~25세에서 多發하며 성별로는 남성이 여성보다 많이 발생한다.

(9) 예방 대책(methods of control)

① 전염원대책 : 환자 및 보균자의 색출・관리를 철저히 한다.
② 전염경로대책 : 분뇨, 음용수, 식품, 파리등의 관리를 철저히 한다.

3) 파라티푸스(Paratyphoid fever)

파라티푸스균(Salmonella paratyphi)에 의하여 일어나며, A・B・C의 3형이 있다. 잠복기는 1~10일이며, type별 발생은 A:B=1:10~20이고, 계절별로는 여름철에 다발한다.
감염경로는 장티푸스의 경우와 같다.

4) 일본뇌염(Japanese encephalitis)

(1) 확인(identification)

유행성뇌염(epidemic encephalitis)이라고도 하며, 이는 뇌에 염증을 일으키는 질환이다.

치명률(fatality)은 평균 40% 정도이다.

(2) 발생(occurrence)

일본을 비롯해서 한국, 대만, 중국, 비율빈, 남인도 등 광범위한 지역에서 8, 9월에 다발한다.

우리 나라에서는 1932년경에 처음으로 발생하였다는 기록이 있으며, 1949년에 대유행이 있었고, 1984년과 1985년에는 환자발생이 없었다. 주로 전남·북, 경남·북 및 제주도에 국한된 경향을 보이고 있다.

(3) 병원체, 병원소 및 감염원(infectious agent, reservoir & source of infection)

병원체는 virus(group B)이며 돼지나 조류가 증폭숙주로 알려져 있고, 매개곤충은 주로 뇌염모기(종홍모기, Culex tritaeniorhynchus)인데, 돼지로부터 감염을 받은 모기가 사람에게 전파한다.

(4) 잠복기, 감수성 및 저항성(incubation period, susceptibility & resistance)

보통 5~15일이며 감수성은 유아(4~8세)와 노년층이 크고, 기타 연령층에는 불현성 또는 무증상감염이다.

Halstead가 군산지역에서 조사한 바에 의하면, 불현성감염 : 현성감염비는 25.1:1이다.

(5) 임상증상(clinical sign & symptom)

뇌전체에 병변이 생기며 증례에 따라서 침범부위나 병변의 정도가 다르므로 증상이 다양하다. 일반적으로, 뇌, 척수, 뇌막에 염증(inflammation)을 일으켜 고열, 의식장애, 혼수, 뇌성마비를 일으키며, 특히 영아에게는 정신이 흐려지고 혼수에 빠지며 추체로 증후(pyramidal sign)인 강직성 경련이 일어나고 간질과 비슷한 발작이 나타나기도 한다.

(6) 예방 대책 (methods of control)

① 모기의 구제, 모기장 또는 살충제를 살포하여 모기에 물리지 않도록 한다.
② 3~15세의 위험연령은 예방접종을 실시한다.
③ 특수치료제는 없으므로 대중요법에 의존하고 있다.

5) 페스트(흑사병, Pest;Plague)

병원체는 Pasteurella pestis로서 gram 음성균이며 북·중남미 대륙, 중앙·남부

아프리카, 중동지역 남부와 중앙아시아에 분포하고 우리나라는 유행기록이 없다. 페스트는 임파선종 또는 폐렴을 일으키는 전염병으로서 패혈증을 일으키는 선페스트와 폐페스트로 나누어진다.

(1) 병원소(reservoir)

야생설치류와 집쥐이다.

(2) 전파(transmission)

쥐벼룩에 의하여 쥐에서 쥐로 전파되며, 쥐벼룩이 흡혈시 위(胃)로부터 페스트균을 吐出하여 감염된다.

선페스트(임파선형)는 직접 사람에서 사람으로 전파되지 않으나, 폐페스트(폐렴형)는 사람에서 사람으로 직접 전파된다. 특히, 비말감염이 주요 원인이 된다.

(3) 잠복기, 감수성 및 저항성(incubation period, susceptibility & resistance)

선페스트는 2~6일, 폐페스트는 3~4일이다. 감수성은 전반적이며, 이완후에는 일이적인 면역이 인정된다.

(4) 임상증상(clinical sign & symptom)

고열, shock, 혈압강하, 빈맥, 보행곤란, 정신곤란, 섬망과 혼수를 일으키며 확인은 임파선염증의 분비물, 혈액, 담중에서 본균의 검출에 의한다.

(5) 예방대책(methods of control)

신속한 보고, 격리, 소독, 구충 및 구서 특히, 벼룩을 구제하여야 한다. 특수치료제로서 스트렙토마이신, 테트라싸이크린, 클로람페니콜 등이 유효하며 이는 예방목적으로도 사용한다.

6) 백일해(百日咳, Whooping cough;Pertussis)

(1) 확 인(identification)

우리나라의 유행기록은 명확치 않으며, 기침으로 시작되는 호흡기계의 전염병이다. 인종, 기후, 지역에 관계없이 세계적으로 분포한다. 16세기에 최초의 유행이 있었으며, 1578년 De Baillou에 의하여 기록되었다. 우리나라는 4~7월에 다발하며, 순환주파는 보통 3~4년이다.

(2) 병원체(infectious agent)

Bordetella pertussis인데, 운동성이 없는 작은 gram음성이며 아포나 편모는 없다.

(3) 병원소 및 감염원(reservoir & source of infection)

환자가 병원소이며, 건강보균자가 있다는 보고는 없다. 해수발작(咳嗽發作)이 없는 약한 기침만을 하는 경증환자가 많다.

(4) 전파방법(moe of transmission)

호흡접촉과 타액접촉에 의한다. 개달물이나 식품이 전파체가 된다는 보고는 없다.

(5) 잠복기 및 임상증상(incubation period, clinical sign & symptom)

잠복기는 7~16일, 보통 10일이며, 기관·기관지·소기관지에 염증이 생겨 자극성 기침으로 시작하여 흡기성 호흡을 동반한다. 우리나라의 치명율(fatality)은 2.4~21.5%, 평균 6.7%인데, 생후 1년 이내가 가장 높다.

(6) 감수성 및 저항성(susceptibility & resistance)

감수성이 높기 때문에 과거에 이환된 일이 없는 가족은 약 90%의 발병율(attack rate)을 나타낸다.

감수성은 전반적이며, 이환후에는 영구면역을 얻는다. 대체로 이환율은 7세 이하에 많고, 특히 1~4세가 많으며, 여자가 남자보다 높다.

(7) 예방대책(methods of control)

예방접종이 중요하다(DPT). 환자 및 접촉자의 격리와 소독을 실시한다. 그리고, 특수치료제로서 tetracycline, chloramphenicol 등이 있다.

7) 급성 회백수염(急性灰白髓炎, Poliomyelitis;Infantile Paralysis)

(1) 확 인(identification)

급성 회백수염(急性灰白髓炎)은 속칭 소아마비(小兒痲痺)라고도 하는데, 認知되는 형에 있어서는 중추신경계통의 손상으로 나타나며, 때로는 여러가지 마비를 초래하는 급성전신질환이다.

(2) 발 생(occurrence)

세계적으로 분포하며 6~9월에, 보통 늦은 여름과 초봄에 多發한다. 우리나라는 1938년 대구지방, 1940년과 1948년에 서울에서 유행하였다. 보건사회부 통계에 의하면 1956년에서 1962년을 경계로 하여 감소하기 시작하였으며, 1984년에는 환자발생이 없었다.

(3) 병원체(infectious agent)

Poliovirus 1, 2, 3 type이 있다.

(4) 병원소 및 감염원(reservoir & sourve of infection)

병원소는 환자이며, 감염원은 호흡기분비물 및 분변(pharyngeal secretions & feces)이다.

(5) 전파 방법(mode of transmission)

주로 환자와의 접촉에 의해서 이루어진다.

(6) 잠복기 및 임상증상(incubation period, clinical sign & symptom)

잠복기는 3~21일, 보통 7~12일이다. 발생연령은 5세 이하이며, 1~3세에 가장 많고 성별로는 남아가 여아보다 많다. 이는, 不全型(abortive), 마비전형 혹은 비마비형(pre- paralytic or non-paralytic), 마비형(paralytic)등 3형이 있다.

발열, 두통, 오심, 구토, 지각과민, 발한, 경부강직 등이 있고, 때로는 다리의 마비로 인하여 운동장애를 나타낸다.

(7) 예방대책(methods of control)

① 예방접종을 실시한다.

② 환자격리, 즉시 소독, 여행 제한 및 밀집장소의 삼가 등이다.

8) 천연두(天然痘, Smallpox;vasiola)

두창(痘瘡)이라고도 하며, 마마, 손님등의 속칭이 있다. 천연두는 열, 불쾌감, 전신발진 등이 나타나는 급성질환이다. 발진은 피부층에 나타나며, 丘疹(papule)에서 水痘疹(vesicle)과 小膿泡(pustule)의 단계로 진전된다. 보통 1~4월에 유행하며, 잠복기는 8~10일이다.

(1) 병원체(infectious agent)

Virus이다.

(2) 병원소 및 전파방법(reservoir & mode of transmission)

患者 또는 恢復期 患者가 병원소이며, 전파는 직접 접촉에 의한 비말감염(飛沫感染)에 의하여 이루어진다.

(3) 감수성 및 저항성(susceptibility & resistance)

천연두에 이환된 사람이나 면역된 사람 이외에는 감수성이 있다.

(4) 예방대책(methods of control)

예방접종을 실시하며, 환경위생관리를 철저히 하여야 한다.

9) 마진(麻疹, Measles;Rubeola)

홍역(紅疫), 홍진(紅疹)등의 속칭이 있다. 세계적으로 분포한다. 우리나라에서는 1668년(이조 현종 9년) 4월 전국 8도에 홍역이 대유행을 하여, 많은 사람이 죽었다는 기록이 있다. 계절별로는 3~6월에 가장 많이 발생하며, 치명률은 0.9%이다.

(1) 병원체(infectious agent)

Virus이다.

(2) 병원소 및 전파방법(reservoir & mode of infection)

병원소는 환자이며 환자의 객담, 비인후분비물의 비말감염에 의하여 전파된다.

(3) 감수성 및 저항성(susceptibility & resistance)

신생아는 모체로부터 받은 면역으로 일시적인 저항성을 갖지만 선천적인 면역은 없으며, 이환후에는 영구적인 면역을 얻는다.

(4) 잠복기 및 임상증상(incubation period, clinical sign & symptom)

잠복기는 8~21일, 보통 10~14일이며, 안면부에 피부발진이 나타나기 시작하여 아래 부위로 확산되며 사지에 생긴다. 심하면 전신경련, 혼수 등이 나타나며 사망한다.

(5) 예방대책(methods of control)

예방접종을 실시한다.

10) 유행성 이하선염(流行性耳下腺炎, Mumps; Epidemic parotitis)

우리나라에서는 1949년 6~7월 사이에 永平島에서 유행한 기록이 최초이며, 겨울과 봄철에 多發한다.

이는 發精期 이후에 때로는 고환염이 생긴다. 그러므로, 불임의 원인이 되기도 한다. 병원체는 virus이며, 병원소는 환자이고, 감염원은 환자의 타액이다. 잠복기는 12~26일이며, 보통 18일이다. 예방대책으로서는 예방접종의 실시이다.

11) 풍진(German measles, Rubella)

마진(measles), 유행성 이하선염(mumps)과 함께 3M중의 일종이다. 병원체는

virus이며, 비말감염을 일으킨다. 특히 임신초기에 이환되면, 태아가 불구가 된다. 잠복기는 14~21일이며, 보통 약 16일이다. 열과 발진이 있을 때에는 격리가 필요하다. 예방대책은 예방접종의 실시이다.

12) 수두(水痘, Chicken pox; Varicella)

우리나라는 옛날부터 발생하였던 것 같으나, 1733년 영조왕비가 이 질환에 이환되었다는 기록이 있다. 세계적으로 분포한다.

병원체는 Varicella-zoster virus이며, 잠복기는 14~21일, 보통 13~17일이다. 皮膚痂가 치료될 때까지 격리하는 것이 좋다. 膿泡은 즉시 치료하여야 한다.

13) 세균성 이질(Bacillary dysentery;Shigellosis)

(1) 확인(identification)

심할 때에는 대장점막에 위막성궤양성병변(僞膜性潰瘍性病變)을 일으켜서 발열 및 점액, 농, 혈액성설사변을 배설하는 급성전염성 질환이다.

(2) 발생(occurrence)

원시적, 비위생적 생활을 하는 지역 및 국가에서 다발한다. 우리나라는 6~9월에 다발하며 치명율은 1.9~19.4%이다.

(3) 병원체(infectious agent)

Kauffmann 분류법에 의하면 다음과 같다.

① group A(Shigella dysenteriae)
  Sh. shigae, Sh. schmitzii, Sh. sachsii(para-shiga), 10 serotypes

② group B(Shigella flexneri)
  Sh. paradysenteriae, the flexner sub-group, 6 serotypes

③ group C(Shigella boydii)
  Sh. paradysenteriae, the boyd sub-group, 15 serotypes

④ group D(Shigella sonnei)
  soune-duval bacillus, 1 serotype.

(4) 병원소, 감염원 및 전파방법(reservoir, source of infection & mode of transmission)

병원소는 환자이며 감염원은 환자의 분변이고 전파는 파리의 매개 및 불결한 손이나 식품등에 의하여 경구 침입한다.

(5) 감수성 및 저항성(susceptibility & resistance)

감수성은 전반적인데, 소아가 비교적 높다. 이환후에는 가벼운 면역이 있으나, 균주간의 교차면역은 없다.

(6) 잠복기 및 임상증상(incubation period, clinical sign & symptom)

잠복기는 2~7일이며 임상증상은 수양변이고, 심하면 점액 및 혈변이다.

(7) 예방대책(methods of control)

① 환자분변, 식품 및 음용수의 위생적인 관리 철저
② 보건교육 실시

14) 아메바성 이질(Amoebic dysentery;Amoebiasis)

아메바성 이질은 세균성이질에 비하여 만성적이다. 치명률은 병발증이 없는한 거의 없다. 잠복기는 보통 3~4주이다.

(1) 병원체(infectious agent)

병원체는 Entamoeba histolitica이며, 발육기에 따라서 다음과 같이 3형으로 나누어진다.

① 영양형(운동형, trophozoite; vegetative form)
② 포낭전기형(precystic form; minuta form)
③ 포낭형(낭자형, cystic form)

(2) 병원소, 전파 및 감수성(reservoir, transmission & susceptibility)

병원소는 환자이며, 분변으로 탈출하여 경구적으로 침입한다. 감수성은 전반적이다.

(3) 예방대책(methods of control)

위생적으로 식품과 급수를 관리하며, 소독을 철저히 하여야 한다.

15) 디프테리아(Diphtheria)

(1) 확인(identification)

디프테리아는 국소에 특유한 위막성염증(pseudomembranous inflammation)을 나타내며, 체외독소로 인한 독혈증(toxemia) 때문에 심근, 신경조직등에 장애를 일으키는 급성 질환이다.

국소적 염증은 언제나 扁桃腺(tonsils), 인두(pharynx), 후두(larynx) 또는 코

(nose)에 나타나는 것이 보통이며, 때로는 다른 점막이나 피부에 나타난다. 대개 부종(浮腫, edema)이 생기며, 후두에 나타날 때에는 호흡장애를 일으키는 점막형성이 있다. 보통 치명률은 5~7%이며 우리나라는 5~32.8%인데, 호흡장애와 심장마비가 사망원인이다.

(2) 발생(occurrence)

온대와 아열대지방에 분포한다. 아열대지방에서는 온대지방에서 보다 피부감염이 높다.

1883년 Krebs가 환자의 위막에서 본균을 처음으로 발견하였으며, 그 翌年 Loffler가 순수배양에 성공하였고, 1888년 Roux와 Yerson이 배양여과액 중에서 본균이 생산하는 독소를 발견하였다.

15세 이하에서 높은 발생률을 나타내며, 우리나라는 10세 이하 특히, 1~4세층이 전환자의 약 60%를 차지하고 있다. 성별차이는 현저하지 않다.

(3) 병원체(infectious agent)

Corynebacterium diphtheriae(Klebs-Loeffler bacillus)이다.

(4) 병원소 및 감염원(reservoir & source of infection)

병원소는 환자 및 보균자이다. 감염원은 환자 및 보균자의 코와 인후의 분비물이다.

(5) 잠복기(incubation period)

보통 2~7일이며 평균 3~5일이다.

(6) 감수성 및 저항성(susceptibility & resistance)

신생아는 감수성이 없다. 저항력은 생후 6~8개월부터 소실되나, 그후 잠복면역으로 인하여 서서히 상승한다.

(7) 예방대책(methods of control)

① 환자의 격리 및 소독 철저

② 예방접종 실시

3. 만성전염병(Chronic communicable disease)

1) 유행성감염(Infectious hepatitis)

(1) 확 인(identification)

염증성변화와 변성이 간세포에 나타나는 질병이다. 이러한 변화는 황달(jaundice)이 나타나기 전에 생기며, 황달이 치유된 후에도 계속된다. 이는, A형(serum hepatitis), B형(infectious hepatitis), non-A, non-B(C형)형 등이 있으며, 최근 delta형이 발견되었다. 각국의 감염률은 표 3·8와 같다.

표 3·8 각국의 유행성간염 감염률

국 가 명	감 염 률	국 가 명	감 염 률
한 국	9%(약400만명)	북부아프리카,소련	3~5%
미국, 구미제국	0.1%	싱가폴, 태국, 대만	7~9%
일 본	1~2%	솔로몬제도, 베트남	20%

(2) 발생(occurrence)

4계절을 통하여 발생하나, 초가을에서 겨울철에 걸쳐 多發하며 7~8월경에는 발생률이 낮다.

소아, 학동, 청년층에서 많이 발생되는데, 약 70%가 청소년층이다. 성별이나 인종별 차이는 없으나, 직업이나 빈부의 차이도 인정되지 않는다.

(3) 병원체(infectious agent)

유행성간염(전염성간염)은 B형 virus에 의한다.

(4) 병원소 및 전파방법(reservoir & mode of transmission)

병원소는 환자이다.

B형의 경우는 분변으로 탈출하여 식품·음용수등을 오염시켜 경구적 침입에 의하며, A형의 경우는 수혈에 의하여 전파된다.

(5) 잠복기 및 임상증상 (incubation period & clinical symptom)

잠복기는 15~50일, 보통 25일이다.

임상증상은 발열, 오한, 식욕감퇴, 오심, 피로, 황달(jaundice) 등인데, A형의 경우에는 이러한 증상이 보통 경미하다.

(6) 예방대책(methods of control)

① 예방접종의 실시

② 위생수칙의 준수 등이다.

2) 결핵(Tubercuiosis)

(1) 확인(identification)

인체의 거의 모든 부위를 침범할 수 있는데, 특히 폐에서 흔히 볼 수 있다. 이는 섬유 조직을 생성시켜 때로는 石灰化(calcification)를 일으킨다. TB의 역사는 장구하여, Aristotle이나 Hippocreates의 기록에서도 볼 수 있다.

(2) 병원체(infectious agent)

Mycobacterium tuberculosis(tubercle bacillus)인데, 4가지 균주(4 type strains)가 있다.

① 인형(human type)
② 우형(bovine type)
③ 조형(avian type)
④ 파충형(reptilian type) 등이 있다.

(3) 병원소 및 전파방법(reservoir & mode of transmission)

병원소는 주로 환자 및 환우(患牛)이며, 조류는 극히 드물다. 그리고, 파충형(爬蟲型)은 사람이나 온혈동물과는 무관하다. 탈출은 개방성 환자(open case)에서 일어나는데, 폐결핵은 객담이나 비말, 신장결핵은 소변, 장결핵은 분변으로 탈출하며, 소에 있어서는 우유, 담, 분 등이다.

TB는 비말(공기), 우유, 식품 등에 의하여 전파된다.

(4) 잠복기 및 임상증상 (incubation period & clinical symptom)

잠복기는 4~6일 임상증상은 식욕감퇴, 피로, 창백, 미열, 해소, 점액상토혈, 수척(체중감소) 등이다.

(5) 예방대책(methods of control)

① 예방접종(BCG)
② 집단검진(X-선촬영) 및 환자의 조기치료
③ 보건교육 등이다.

3) 나병(癩病, Leprosy;Lepra; Hansen's disease)

보통 열대 및 아열대지방에서 발생한다. 열대지방의 유형율(prevalence rate)는 약 0.5%이며, 우리나라는 1.2%이다. 보통 치명률은 4~10%이다.

(1) 병원체(infectious agent)

Mycobacterium leprae인데, 형태가 다양하다. gram 양성간균이고 길이 1~8μ인

항산균이며, 조직내에서는 독립 또는 뭉쳐있다. 아직, 인공적인 배양을 못하고 있다.

(2) 병원소 및 전파방법(reservoir & mode of transmission)

병원소는 환자이며, 나균이 사람에게 사람으로 직접 전파되거나 분비물, 배설물, 기물(器物) 등을 통해서 간접적으로 전파된다.

(3) 잠복기 및 임상증상 (incubation period & clinical symptom)

잠복기는 일정치 않으며, 1년~수개년이다. 증상은 皮膚疸와 말초신경의 손상을 특징으로 한다. 고유증상이 나타나기전에 권태, 미열, 관절통, 배통, 소화장애, 불면증 등이 있다.

증상을 중심으로 하여 班紋癩(lepra maculosa), 神經癩(lepra nervorum), 結節癩(lepra tuberosum)으로 나누어진다.

(4) 예방대책(methods of control)

① 개방저(開放疽, open lesion)의 분비물, 배설물, 오염물 등의 즉시 소독이다.

② 환자의 격리 및 치료이다. DDS(dapsone), diasone, sulphetrone 등의 항나체가 있다.

4) 성병(Venereal disease; Sexually transmitted disease)

대표적인 성병(V.D. ; S.T.D.)의 종류의 원인균은 다음과 같다.

① 매독(梅毒, syphilis) : Treponema pallidium

② 임질(淋疾, gonorrhea) : Neisseria gonorrhoea

③ 연성하감(軟性下疳) : Hemophilus ducreyi

④ 성병성 임파육아종(lymphogranuloma venereum) : Chlamydia

⑤ 서혜육아종(granuloma inguinale) : Donovaria granulomatis

⑥ 트라코마(trachoma) : Chlamydia 등이 있다.

보건사회부에 의하면, 우리나라의 주요 성병감염률(1983년)은 매독이 6,858명(8.9%), 임질 41,869(54.5%), 연성하감 561명(0.7%), 비임균성 요도염 24,254명(31.65), 기타 3,320(4.3%) 등이다.

매독은 중추신경계, 심장혈관계, 기타 거의 모든 장기나 조직을 침범하며, 유산, 사산 및 선천성매독을 일으킨다. 또한, 임질은 생식기를 침범하여 생식능력을 저하시키며 불임증의 주요한 원인이 되고, 실명이나 관절염등을 초래하기도 한다. 그리고, 트라코마는 시력장애, 안검손상, 심하면 실명한다.

4. 특수전염병(Specific communicable disease)

1) 유행성 출혈열(Epidemic hemorrhagic fever)

원래 蘇滿 국경지역에 분포되어 있었던 것으로 알려져 있다. 1934년 소련에서는 Churilov병이라고 하였다.

1936년~1942년 만주 동북부에 주둔하고 있었던 일본군이 이환되었는데, 1942년 일본 軍醫陣에 의하여 유행성 출혈열이라 명명되었다.

보통, 5~6월과 10~11월에 다발하며 치명률은 春夏에는 14.6%이고, 秋冬에는 5.7%이다. 전파는 야생설치류 및 진드기 특히, 들쥐의 糞沫이 호흡기도를 통하여 흡입되거나 오염된 식품을 섭취하면 감염된다. 잠복기는 9~35일, 보통 12~16일이며, 평균 2~3주일이다. 임상증상은 결막충혈, 식욕부진, 허탈, 구토, 출혈, 핍뇨, 단백뇨, 저혈압, 신장장애 등이다.

예방법은 야생설치류 및 진드기와의 접촉을 피하며, 이들의 구제이다.

2) 렙토스피라증(Leptospirosis)

세계적으로 매년 약 2,000명이 발생되는데, 주요 발생국가는 극동 및 동남아시아 등의 벼농사를 많이하는 지역이다.

미국이나 이태리 등에서도 발생되고 있다. 우리나라에서는 1975년 경기도 여주·이천 등지에서 21명이 발생하여 11명이 사망하였으며, 1984년 전남 광산군, 나주시, 강원도 원주시, 홍천, 횡성 등지에서 81명이 발생하여 11명이 사망하였다.

병원체는 leptospira인데, 1917년 일본 인노구티가 들쥐에게 분리하였고, 1922년 위즈워즈(미)는 사람에서 분리하였으며, 1984년 보사부에서는 사람과 들쥐에서 Leptospira ictero hemorrhagiae을 분리하였다.

전파방법은 사람에서 사람으로 전파되는 경우는 거의 없으며, 들쥐의 대소변, 타액등으로 배출된 후 습기가 많은 논에서 발육·증식하여 상처를 통하여 경피감염(skin infection)한다.

잠복기는 4~19일이며, 임상증상은 고열, 오한, 설사, 안충혈, 근육통, 황달, 출혈 및 괴사 등이다.

예방대책은 오염된 물에서 수영을 금하며, 논바닥을 건조시켜 원인균의 증식을 억제시키고, 논에서 작업을 할 때에는 장갑이나 장화 등을 착용하여 피부를 보호하여야 한다.

3) 비브리오 벌리피커스(Vibrio vulnificus gangrene)

비브리오 패혈증 또는 비브리오 벌니피커스 감염증 이라고도 한다. 속칭 괴저병이라고 한다.

이는 Brand(燭) 즉, 덴것 같은 겉모양을 띄운다고 하여 유래되었다. 1970년 미국 루리지애나 주립의대 롤랜드팀에 의하여 처음 보고되었으며, 1976년 미국 CDC (center for disease control)에서 분리하였고, 1979년 Farmer에 의해서 Vibrio vulnificus로 명명되었다.

1980년 일본에서도 분리하였으며, 우리나라에서는 1980년, 1981년, 1984년, 1985년, 1986년에 다수 발생하여 사회적인 물의를 일으켰다.

발생시기는 6~7월이며, 7월중에 가장 많이 발생한다. 원인균은 Vibrio vulnificus 인데, 호염균이며 산성용액에서 사멸하고, 알카리성에서 증식하며, 4℃ 이하에서는 활동이 정지되고, 60℃ 이상에서 사멸하며, 3~6% 염분에서 증식한다.

우리나라는 3면의 해안 갯벌에 분포되어 있다.

잠복기는 약 20시간이다. 이는 원발성(primary septicemia type)과 외상성(wound infection type)이 있다. 외상성의 경우, 본균에 오염된 생선이나 게등에 찔리거나 물리면, 그리고 피부의 상처를 통해서 감염될 수 있는데, 이 때에는 패혈증은 일어나지 않고 상처에 심한 염증만을 일으킨다.

원발성의 경우, 오염된 바지락, 고막, 꽃게, 낙지, 조개, 생물치, 서대, 홍어, 피조개 등을 섭취하면 패혈증을 일으킨다. 다리 부분에서부터 적갈색의 수포가 생겨, 둔부, 요부, 견부 등으로 옮겨지며, 피부발적 및 괴저(bule purple color & gangrene)가 나타나는 데 병변은 봉소직염 및 괴양(phlegmon & ulcer)이고 권태감, 미열, 오한, 두통 등이 반복되다가 괴사(necrosis)가 심하게 되면 2~3일내에 shock로 사망한다. 외국의 경우 치명률은 약 46%이다.

예방대책은 균이 침입하기 쉬운 신체부위는 피부화농증, 편도염, 담낭염, 신우염 등이 있을 때이며, 특히 감염, 간경화증등 간질환자, 알콜중독자, 당뇨병 환자등은 6~9월까지 어패류의 생식을 금하며, 본균은 열에 약하므로 충분히 가열후 섭취하여야 한다. 그리고, 피부에 외상이 있는 사람은 해수욕을 삼가하여야 한다.

4) 후천성 면역결핍증(Acquired immune deficiency syndrome)

후천성 면역결핍증 환자(AIDS)는 1981년 6월 미국 캘리포니아주에서 처음으로 확인되었다.

1986년말 현재 W.H.O에 의하면 세계 91개국에 40,714명의 AIDS 환자가 등록되어 있다고 밝혔다(표 3·9 참조).

AIDS 환자가 확인된 후 6년이 지난 현재 환자는 기하급수적으로 증가하였으며, 회복된 환자는 한명도 없었다. W.H.O.에 의하면, 이와 같은 속도로 증가한다면 1991년에는 1억을 돌파할 것으로 추산하고 있다.

1987년 4월 30일 현재 우리나라의 AIDS 양성 반응자수는 9명인데, 이중 캐냐에서 귀국한 남자 1명은 1984년 2월 사망하였다.

성별로는 남자 2명, 여자 6명이며, 지역별로는 의정부 3명, 부산·울산·서울·논산·전남 송정시가 각각 1명씩이다.

표 3·9 국가별 AIDS 환자

국 가	환자수 (명)	국 가	환자수 (명)
미 국	31,036	호 주	407
프 랑 스	1,221	잠 비 아	250
브 라 질	1,012	콩 고	250
서 독	959	멕 시 코	249
캐 나 다	873	스 페 인	242
아 이 티	785	네 덜 란 드	218
우 간 다	766	벨 기 에	207
탄 자 니 아	699	中央阿공화국	202
영 국	686	스 위 스	192
이 탈 리 아	460	계	40,714

(1) 병원체(infectious agent)

병원체는 HTLV-Ⅲ(human T-cell lymphotropic virus-Ⅲ)이다(그림 4- 참조). 이는 면역작용을 주도하는 T임파구를 파괴한다.

(2) 전파방법(mode of transmission)

처음에는 성행위에 의해서 전파되는 것으로 알려졌으나, 가장 문제가 되는 감염원은 환자의 혈액, 타액, 정액, 눈물, 모유, 뇨 등이다.

전파는 수혈, 성교 뿐만이 아니라 입에서 상처등을 통해서 이루어진다.

(3) 잠복기 및 임상증상 (incubation period & clinical symptom)

잠복기는 3~36개월이며, 전형적인 증상은 다음과 같다.

① 몸무게가 10% 이상 감소한다.
② 1개월 이상 만성적인 설사를 한다.
③ 1개월 이상 지속적 또는 간결적 발열이 있다.
④ 피부염, 수포 및 만성적인 대상포진이 생긴다.
⑤ 구강 및 식도염이 생긴다.
⑥ 임파선이 종창(목, 겨드랑, 서혜부)된다.
⑦ 폐렴 및 카포시 육종이 병발한다.

(4) 예방대책(methods of control)

① 환자의 격리를 철저히 한다.
② 환자 및 보균자의 접촉을 금지한다.
③ 수혈시 검사를 철저히 한다.
④ 불특정 이성간의 성접촉을 삼가한다.
⑤ 환자의 분비물 및 오염기구 등은 철저히 소독을 한다.

제4장

약물투여의 유의사항

1. 간염(肝炎)환자

1) 체내의 구조와 기능

간장의 위치는 횡격만 바로 아래의 상복부에서 우측으로 치우쳐서 자라잡고 있는데 대부분(3/4=우엽) 우측늑골부에 위치하며 일부(1/4=좌엽)가 좌측늑골부까지 접하여 있고 위상부와 접해 있어 숨을 내쉴 때 좌측늑골하복부로 내려오므로 만져 볼 수 있다. 간의 상면인 횡격면은 불룩하며 횡격막에 접해 있고, 하면인 장측면은 오목하며 위장관의 일부 및 신장 등과 접해 있다. 간은 우엽과 좌엽, 그리고 하면의 좌우엽 사이에서 앞쪽으로 위치한 방형엽과 뒤쪽에 위치한 미상엽 등 4엽으로 나누어져 있다. 좌·우엽은 앞에서 뒤쪽으로 겸상간막에 의해 분리 되어지며, 이 인대는 앞쪽 복벽과 횡격막에 간을 부착시키고 있다.

간세포막에는 소포체가 있는데, 이것은 물질대사에 중요한 역할을 한다. 소포체에는 조면소포체와 활면소포체가 있다. 이중 약물대사에 있어 중요한 역할을 하는 것은 활면소포체이며, 외부로부터 주어진 지방이 장관내에서 분해되어 활면소포체에서 트리글리세라이드와 재합성되도록 하는 지질대사 기능을 갖고 있다.

또한, 간은 글라이코겐 대사에 관여하는 당대사 기능 및 단백합성 기능을 비롯하여 비타민 A, B 및 헤파린의 저장, 담즙 피브리노겐의 생산, 혈장단백질의 분비, 해독작용 등 매우 다양한 기능을 갖고 있으며, 또 태아나 신생아 시절에는 조혈작용도 한다. 간질환을 이해하기 위해서는 간기능을 우선 알아야 하므로 이를 <표 4·1>에 간략히 요약하였다.

표 4 · 1 간기능과 간질환시 임상적 변화

기 능	간질환시 임상적 변화
Ⅰ. 대사	
A. 합성작용	
1) 혈당 조절	저혈당증
① 해당작용	
② 글라이코겐 생합성	
2) 단백 합성	
① 알부민 합성	혈장 교질삼투압 저하, 체중감소, 성장장애
② 혈액 응고 인자 (Ⅱ, Ⅴ, Ⅸ, Ⅹ) 합성	출혈경향
③ 헵토글로불린,피브리노겐, 세룰로플라스민 등 합성	
3) 지질 대사	
① 혈장 유리지방산 섭취 및 중성지방 합성	지방간
② 인지질 합성 및 중성 지방 합성	급성간염에서 콜레스테롤 에스터 감소, 폐쇄성 황달에서 고콜레스테롤혈증
③ 콜레스테롤합성,레시틴 콜레스테롤 아실 트랜스퍼라아제(LCAT) 생산	지방의 흡수장애 - 지방변(steatorrhea)
④ 담즙산 합성 및 장내 배출	가려움
B. 이화 작용	
1) 약물 포함, 용해, 탈아미노화	급성간염에서 약물작용지속이 길어짐,어떤 약물(예, 폐노바비탈)을 장기투여하면 효모유도 및 약물배설 촉진
2) 빌리루빈의 포함 및 배설	황달
3) 암모니아를 요소로 생합성	혈중 암모니아 상승→간성혼수
4) 스테로이드 대사	남성에서 여성형유방(gynecomastia), 고환위축
① 에스트로겐 분해촉진	고알도스테론증
② 알도스테론 분해촉진	술에 약해짐
5) 알코올 알데하이드나 아세테이트로 분해	
Ⅱ. 저장기능	
A. 지용성 비타민(A,D,E,K)	비타민A결핍→야맹증(night blindness)
	비타민D결핍→구루병(osteomalacia)
	비타민K결핍→혈액응고 지연
	비타민B12저장 저하
B. 비타민 B12	
C. 금속	
1. 철(Fe++)	혈색소증과 헤모시데린침착증에서 철 증가
2. 구리(Cu++)	간내 구리증가 → Wilson병
Ⅲ. 세망내피계기능	
식음작용(phagocytosis)	비정상적 간 스캔상(99Tc)
Ⅳ. 혈장체적 및 전해질농도의 유지	
A. 수분조절(homeostasis)	유리수(free water)배설 증가
B. 나트륨배설	나트륨 재흡수 증가
C. 혈장체적	만성간질환에서 문맥압항진으로 혈장체적증가

2) 간기능 검사와 판정

간기능 검사는 각 질환의 진단보다는 간질환의 범주(예 : 간세포성 혹은 담즙정체성, 담도폐쇄)를 결정하는데에 도움이 되며, 임상의에게 좀 더 특이적인 진단 검사를 할 수 있는 정보를 제공한다. 그러므로, 각 간질환의 정확한 진단을 위해서는 상세한 병력(예: 수혈, 약물, 가족력, 황달, 동통, 소양증, 체중감소)과 정확한 이학적 소견들(예 : 황달, 성망상혈관종, 복수, 간 혹은 비장증대, 수장홍반, 고정자세불능, 고환위축) 등을 함께 고려하여야 한다.

가족력과 기왕력을 조사하는 것은 중요한 정보 제공 수단이 되며, 가족력 조사와 더불어 시행되어야 하는 기왕력 조사에서는 간질환을 유발하는 원인 요소가 주위에 있었는가를 조사해 보는 것이다. 그 외 이학적 검사 및 임상병리검사가 시행되는데, 실험실적 평가는 대개 간기능의 몇 가지 감별검사를 포함한다. 생화학적 검사는 (1) 아미노트랜스퍼라아제, 알칼라인 포스타타아제, 5′-뉴클레오티다아제 등을 포함하는 혈청효소, (2) 빌리루빈, 담즙산, 암모니아와 같은 분비물질, (3) 알부민, 혈액응고인자, 콜레스테롤과 같은 생합성 물질등이 있다.

(1) 혈청효소

① 간세포의 손상을 나타내는 효소들

아미노트랜스퍼라아제(Aminotransferase) - AST(SGOT) & ALT(SGPT) : 이들 효소들은 정상적으로도 소량이 혈중에 존재하지만 간세포에 손상이 있는 경우에는 다량이 혈중으로 흘러들어가 혈중 농도가 증가하게 된다. 두드러지게 상승된 수치(>500 units/liter)는 전형적으로 급성간세포상해(예 : 바이러스성, 약인성, 허혈성 간염)에서 나타나는 반면, 적절한 상승(300units/liter)은 여러 상태(예 : 급성 혹은 만성 간세포손상, 침윤성 질환, 담도폐쇄)에서 보여질 수 있다. ALT는 일반적으로 바이러스성 간염에 대해 AST보다 더 예민하며, 알콜성 간질환에서는 AST가 ALT보다 과도하게 상승되는데, 전형적으로 AST/ALT의 비가 2 이상이다. 간조직검사상의 간세포 괴사 정도와 혈중농도 사이에는 비례관계가 희박하며, 급성 간질환에서의 상승된 절대치는 예후와 거의 무관하다. 급성간질환에서는 ALT가 AST보다 같거나 높게 상승되는 반면, 만성 간질환에서는 AST가 ALT보다 높아질 수 있다.

락테이트 디하이드로제나아제(Lactate Dehy drogenase) : 간질환시에 상승될 수 있으나, 특이도가 AST/ALT보다 훨씬 떨어져서 실제로 유용성은 없다.

② 담즙정체를 나타내는 효소들

알칼라인 포스파타아제(Alkaline Phosphatase, ALP) : ALP는 뼈, 장관, 간 및 태반을 포함한 여러 체조직에 존재하는 효소로 가열분별(Heat fractionation)이 혈청

ALP근원을 구별해내는데에 사용될 수 있다. 다른 간효소 수치상승은 ALP원인이 간에 있는지를 설립할 때 더욱 유용하며, 혈청 ALP 수치는 담도폐쇄 혹은 담즙울체, 간의 침윤성 질환 등에서 상승될 수 있따. 3배 이하의 상승은 비특이적이어서 어떠한 간질환에서도 나타날 수 있으나, 3배 이상 상승시에는 담즙정체성 간질환(예 : 원발성, 담도성 간경변), 침윤성 간질환(예 : 전이성 간암, 결핵), 뼈질환(예 : 전이성 골암) 등을 추정가능하다. 황달과 AST 혹은 ALT치가 상승하지 않고 ALP치만 상승할 수 있는 경우는 담즙울체초기, 암 혹은 결핵에 의한 침윤(간 혹은 뼈) 등이다.

*간과 뼈질환의 구별 - 이소엔자임, 5′-뉴클레오티다아제, 감마-글로타밀 트랜스펩티다아제

5′-뉴클레오티다아제(5′-Nucleotidase) : 알칼라인 포스파타아제와 감마-글루타밀 트랜스펩티다아제처럼 유사한 질환의 스펙트럼에서 상승되는 효소로서, 담도폐쇄, 담즙울체, 침윤성 간담도질환을 탐지할 때 알칼라인 포스파타아제와 함께 측정, 비교되어 간질환과 뼈질환을 감별 진단하는 데에 유용하다.

감마-글로타밀 트랜스펩티다아제(GammaGlutamyl Transpeptidase, GGT) : 담관세포막뿐만 아니라 간세포 소포체 내에도 존재하는 효소로서, GGT와 ALP 상승은 유사한 간질환에서 발생하는 경향이 있다. GGT의 유용성은 hepatic microsomal mixed-function oxidase system을 자극하는 것으로 알려진 약제(예 : 바비튜레이트, 페니토인, 알콜)를 섭취한 환자에서 상승할 수 있음을 예견가능하고, 높은 감도를 갖고 있으며, 뼈질환시에는 상승되는 경우가 거의 없어 간질환에 의한 ALP 상승을 확인하는데에 유용하다.

(2) 독소제거와 분비기능의 검사

빌리루빈(Bilirubin) : 빌리루빈은 헴(heme)의 분해물질로, 혈청 빌리루빈 농도는 빌리루빈 생성과 분비 사이의 평형으로 나타나며, 상승된 수치는 빌리루빈 생성증가나 손상된 간담도계 분비로부터 비롯된다. 빌리루빈 농도는 수용성인 포합형(conjugated, direct) 빌리루빈과 지용성인 비포합형(unconjugated, indirect) 빌리루빈으로 구성된다. 비포합형 빌리루빈은 과도한 빌리루빈 생성(용혈 혹은 비효율적 조혈)과 손상된 빌리루빈 포합(길버트 혹은 크리글러-나자르 증후군)이나 간의 빌리루빈 분비 감소(심부전, 문맥계 단락 형성)의 결과로 발생될 수 있으며, 포합형 빌리루빈 상승은 대개 간세포 기능부전이나 담도폐쇄로 야기된다.

혈청 담즙산(Bile acids) : 간에서 만들어져 담즙으로 배설되며, 정상 상태에서 간내 재순환을 거치며 경미한 간기능 장애에서 혈청 담즙산 증가가 야기된다.

혈청 암모니아(serum ammonia) : 우레아사이클 교란에 의한 간기능 장애로 상승되나, 절대적 수치는 임상적 결과와 직접적인 관련은 없다.

(3) 간의 생합성 기능의 검사

혈청 알부민(serum albumin) : 알부민의 반감기는 비교적 길기 때문에 급성 간질환보다는 만성 간질환에서 알부민 수치가 감소되며, 그 외 영양결핍이나 신질환도 저알부민혈증(hypoalbuminemia)과 관련이 있다.

혈청 글로불린(serum globulin) : 간경변증에서 감마글로불린의 생산이 증가되어 혈중 면역 글로불린이 상승되는데, IgG는 만성활동성 간염과 잠원성 간경변증에서 증가하고, IgM은 원발적 담즙성 간경변증과 바이러스성 간염의 급성시기에 현저히 증가되며 알콜성 간경변증에서는 IgA가 매우 상승된다.

혈청 콜레스테롤(serum cholesterol) : 콜레스테롤과 그 유도 호르몬은 간에서 합성되므로, 진전된 간질환 환자는 매우 낮은 콜레스테롤과 감소된 몇몇 호르몬(예 : 테스토스테론)의 수치를 보인다. 간질환 외에 영양실조나 알파, 베타 지질 단백 결핍시에도 감소하는 경우가 있다.

프로트롬빈 시간(Prothrombin time) : 거의 모든 혈액 응고인자(Ⅰ,Ⅱ,Ⅴ,Ⅶ,,Ⅸ,Ⅹ)가 간에 의해 합성되며, 간의 합성 기능은 프로트롬빈 시간에 의해 평가된다.

3) 기타 특수 검사

초음파검사, CT 스캔, MRI, 간-비장 스캐닝, 혈관조영술, 복강경검사, 간생검 등

〈간 질 환〉

간질환은 병태생리학적으로 순환계 장애, 담도폐쇄에 의한 2차 간질환 및 간실질 세포질환 등으로 분류된다. 그러나, 병리학적으로는 간실질조직의 염증이나 괴사 형태, 그 위치로서 분류된다.

〈간질환의 임상적 증상〉

간기능 장애에 대한 명시는 다양하나 여기에서는 주요한 임상적 특징만 기술하겠다. 몇몇 비정상 상태는 만성 질환에서만 나타나고 그 외의 것은 급성이나 만성 질환에서 보여진다.

(1) **황달**(Jaundice) : 과도한 빌리루빈 순환으로 피부, 공막, 기타 조직의 황색화로 대개 혈청 빌리루빈이 2-2.5mg/dl에 달해야 경미한 황달의 탐지가 가능하다. 흑색뇨가 없는 경미한 황돌은 간, 담도 질환보다는 용혈이나 길버트 증후군에 의한 비포합성 과빌리루빈혈증임을 제시하며, 심한 활달이나 흑색뇨는 간담도계 질환을 나타낸다. 황달전의 오심, 구토는 종종 급성 간염이나 결석에 의한 도관 폐쇄를 나타내며, 잠행성 식욕부진과 불쾌감은 무수한 조건에서 나타나나, 특히 알콜성 간질

환이나 만성간염에서 나타난다. 원발성 간질환보다는 전신 질환이 고려되어야 하는데(예 : 팽창된 경정맥은 간비대와 복수가 있는 환자에서의 수축성심막염이나 심부전에 중요한 단서이다.), 악액질과 딱딱하고 덩어리가 있는 간은 경변보다는 오히려 전이로부터 기인된다. 확산된 림프절장애는 만성 질환에서의 림프종이나 백혈병과 급성 황달 환자에서의 감염성 단핵세포 증가증을 제시한다. 만성 간질환에 대한 다른 증상이 없는 간비종대(hepatosplenomegaly)는, 비록 황달이 경미하거나 존재하지 않더라도 침윤성 질환(예 : 림프종 혹은 유전분증)으로부터 비롯된다.

(2) **담즙울체**(Cholestasis) : 담즙의 흐름이 손상받았을 때 나타나는 임상적, 생화학적 증상으로 물리적 폐쇄가 항상 존재하는 것이 아니므로 "폐쇄성 황달"로 더 잘 불리어진다. 황달, 흑색뇨, 빛깔이 희미한 변, 총체적 소양감이 임상적 증거이며, 만성 담즙울체는 진흙색의 피부색 소침착증, 소양증으로 인한 피부박리, 출혈성 소질, 뼈의 통증, 피부의 지질침사(안검황색종 혹은 황색종) 등을 일으킨다.

(3) **간비대**(Hepatomegaly) : 간비대는 원발성 혹은 이차적 간질환을 나타내지만, 간비대가 없다고 해서 질환의 심각성을 배제할 수 있는 것은 아니다.

(4) **문맥압항진**(Portal hypertension) : 본질적 간질환이나 간외성 문정맥 폐쇄 혹은 간정맥 유출관 폐쇄에 의해 문정맥압이 증가된 결과로 위장관 출혈이 있으면 입원치료되어야 한다.

(5) **복수**(Ascites) : 복강내에 수액이 찬 상태로, 복수조절의 첫 단계는 침상안정과 저염식이며, 혈중감소가 현저치 않을 경우 이뇨제를 사용하게 된다. 복수 환자의 10% 정도는 염분 제한만으로도 복수가 소실되나, 대부분 이뇨제를 사용하게 되며, 치료가 불충분하여 제탈장(umbilical hernia)의 궤양이나 파열, 세균성 복막염같은 합병증이 동반되면 사망률이 높아질 수 있으므로 적극적인 치료를 요한다.

(6) **간성뇌증상**(Portal-systemic encephalopathy : Hepatic encephalopathy) : 간성뇌 증상은 전격성 간염에서 볼 수 있는 급성 간성혼수에서 부터 간경변증 환자의 만성 간성뇌증상에 이르기까지 그 범위가 다양하며, 조기 발견이 안되면 수면장애같은 증상으로 수면제 등을 복용할 수 있어 치명적인 결과가 초래될 수 있다. 변비, 세균감염, 위장관 출혈 및 과도한 이뇨제 사용에 따른 전해질 이상 등의 유발인자를 찾아서 교정하도록 해야 하고, 신속히 관장을 실시해야 하며, 신경안정제나 이뇨제의 사용을 중지한다. 기타 식이요법으로 단백질 식이를 제한하고, 장내 세균에 의한 암모니아 형성 억제의 목적으로 항생제를 경구투여할 수 있다. 또한, 락툴로오즈를 경구투여하면 암모니아 흡수를 줄일수 있다. 그 외, 질소 균형 개선 목적으로 분지형 아미노산의 투여가 가능하며, Levodopa, Bromocriptine, Benzodi azepine 수용체 길항제 등이 간성뇌증상 치료에 사용될 수 있다.

(7) **소양증** : 항히스타민제인 Pheniramine을 경구투여하며, 호전되지 않을 경우엔 Phenobarbital이나 Cholestiramine을 투여한다. 비타민 K의 흡수장애로 인한 출혈성 경향이 생길 수 있으므로, 이때는 비타민 K를 근육 주사한다.

(8) **출혈성 경향** : 비타민 K를 투여하고 호전되지 않으면 신선냉동혈장을 투여한다.

(9) **저색소성 빈혈**(Hypochromic anemia) : 철분제제인 Ferrous sulfate를 투여하는데, 장기간 투여하면 간독으로 작용할 수 있으므로 주의를 요한다.

(10) **열** : 간경변증환자에서 특별한 원인없이 37.5~38도의 미열이 있으나 오한이 없는 경우는 간경변증의 활동기에 기인한 것이므로 항히스타민제인 Pheniramine을 경구투여하지만, 오한을 동반한 고열이 있는 경우엔 흉부X선 촬영과 더불어 혈액과 소변에서 세균배양을 시작한 후 즉시 항생제를 투여한다.

(11) **오심, 구토** : Metoclopromide를 경구투여한다. 그밖에, 비타민B의 보충이 바람직하며, 항히스타민제인 Pheniramine은 관절통을 호소하는 경우에도 도움이 된다.

〈간질환과 약제〉

(1) 바이러스성 간염(Viral Hepatitis)

① **급성** : 전형적인 급성 바이러스성 간염의 임상적 소견은 전구기와 황달기, 회복기로 분류될 수 있는데, 전구증상으로는 식욕부진, 권태감, 근육통, 관절통, 피로감을 느낀 후 오심, 구토, 설사나 변비 등이 나타나고, 미열 및 감기나 인플루엔자 같은 증세가 나타난다. 황달기의 지속기간은 일정치 않지만 6~8주 이내에 황달이 소실되는 것이 보통이며, 임상적 황달이 소실되면 환자는 즉시 평안해 하지만, 피로감이 주증상으로 남고 완전 회복되려면 3~4개월이 걸린다.

<치료> 급성바이러스성 간염의 치료는 만성 또는 심한 상태의 간염으로 진전되는 것을 방지하는 조치라고 할 수 있어, 중증의 간염으로 인한 간성혼수에 대한 대책이 필요하다. 급성바이러스성 간염은 안정, 식이요법이 근본이며, 필요에 따라 약물을 투여한다. 바이러스성 간염의 특효약은 없으므로 특히 간장해를 초래할 수 있는 약물이나, 간에서 주로 대사과정을 거치는 약물은 될 수 있는 한 피하고 간염으로 부족되기 쉬운 비타민이나 미량금속, 아미노산 등을 투여하며, 환자에게 맞는 대증요법을 위한 약물을 선택해야 한다.

간염환자에서는 특히 비타민B군이 대량으로 소모되어 부족하게 되므로 비타민B군을 투여해야 하고, 출혈경향이 있는 환자에게는 비타민K가 필요하다. 대개의 간장약이라고 시판되고 있는 담즙산, 실리마린 등은 담즙분비를 촉진시켜 소화 또는 해독 기능을 부여하는 약물들이라고 할 수 있는데, 바이러스성 간염환자가 극성기에 복용하면 오히려 간장에 해를 줄 수 있으므로 필요없는 간장제를 불필요하게 투여하면 좋지 못한 결과를 초래할 수도 있다. 간장은 신경분포가 없으므로 병변이 있어도 통증을 못느끼며, 단지 간염으로 비대된 간에 의해 피막이 늘어나기 때문에 약간의 통증이 유발된다. 통증을 진정시키는 약물로는 Phenobar-bital이나 생약제인 Chellidonium이 쓰인다. 그 외, 장관에서 흡수되지 않는 항생제 특히 Neomycin, Kanam-ycin, Streptomycin 등이 장내세균을 억제하기 위하여 주로 쓰이고 기타 담즙울체로 인한 가려움에는 Chole-styramine이 대증요법으로 투약될 수 있다.

② **만성** : 만성간염이란 간기능 검사와 복부간 질환 병증이 적어도 6개월동안 호전되지 않고 지속될 때를 말한다.

<치료> 만성지속성간염 - 급성 간염에 준하여 치료하지만 식사제한, 과량의 비타민 보급, 장기휴식 등은 필요치 않으며 특히 부신피질호르몬제나 면역억제투여는 금기이다.

만성활동성간염 - 급성 바이러스성 간염에 준하여 치료한다.

(2) **간경변증**(Liver Cirrhosis) : 어떤 원인에 의해 간실질세포가 변성되거나 괴사된 후 세포재생이 일어날 때 결합조직의 증식이 심해져 간의 경변이 심해질 때를 간경변증이라 부르며, 간 용적이 비대된 경우와 반대로, 비대된 후 위축되는 경우가 있다.

<치료> 간성혼수등의 증후가 없는 한 최저 1g/kg/day 단백질과 2,000~3,000칼로리를 섭취시켜야 하며, 환자에게 금주를 권하고 약물을 투여하며 종합 비타민의 투여도 시행한다. 복수와 간성혼수는 앞에서 언급된 각 증상에 준하여 치료한다. 간염의 종류에 따른 S-GOT와 S-GPT의 비교표와 간 기능 검사법은 표 4·2와 4·3과 같다. 그리고 간에 독 작용을 나타내는 중요한 약물들은 표 4·4에 표시하고 있다.

표 4·2 S-GOT와 S-GPT 비교

S-GOT, S-GPT(IU/L)	간염의 종류	S-GOT와 S-GPT 비교
40 이하	正常	
100 이하	지방간	S-GOT<S-GPT
	만성 간염(지속성)	S=GOT=S-GPT
	간경변, 간암	S-GOT=S-GPT
100~500	만성 간염(활동성)	S-GOT=S-GPT
	담석증,담도폐색성	S-GOT>S-GPT
500~800	급성 간염(無 황달시)	S-GOT<S-GPT
500~3,000	급성 간염(有 황달시)	
1,000이상	劇症 간염	S-GOT>S-GPT
1,000이하	약물중독성 간염	상황에 좌우

GOT(Glutamic Oxaloacetic Transaminase, GPT(Glutamic Pyruvic Transaminase)
γ-GPT(γ-Glutamyl Transpeptidase) 정상치 ♂:50IU 이하, ♀:30IU 이하,
상습음주자 100IU 이하 . 알콜성 간장시 상승

표 4·3 간 기능 검사

검사항목	정 상 치	해 설
GOT(AST)	8~32 IU/L 이하	아미노산(아스파라긴산) 분해 요소, Aspartate Transaminase 간세포 파괴시 상승, 타조직에도 함유
GAT(ALT)	4~30 IU/L 이하	아미노산(Alanie) 분해 효소, Alanine Transaminase 간세포 파괴시 상승, 주로 간에 존재
LDH	120~280 IU/L	糖을 에너지화시킬 때 이용되는 효소 젖산탈수소효소(Lactate dehydrogenase) 간세포 파괴시 상승, 탄조직에도 존재
LAP	30~80 IU/L (LPNA법)	Leucine 등 peptide 분해 효소 Leucine Aminopeptidase 간세포 파괴시 상승, 타조직에도 존재
γ-GTP(R-GT)	♂5~55 IU 이하 ♀2~20 IU 이하	감마 Glutamyl transpeptidase 아미노산인 글루타민산 분해 효소, 주로 알콜성 간장애시 상승
ChE	1100~1900 IU/L (벤조일콜린법)	콜린에스테라제, 콜린에스텔을 분해하는 효소 간장애시는 Cholinesterase 감소
ALP	남:62~176 IU/L 여:56~155 U/L	인산화합물을 분해하는 효소(Alkaline Phospha- tase) 간세포 파괴시 상승, 타조직에도 존재
Total Bilirubin	0.2~1.2mg/dl 이하	총빌리루빈:간접과 직접을 합하여 총빌리루빈치라 함
간접빌리루빈	0.8mg/dl 이하	적혈구가 분해된 빌리루빈중 간에서 포함되기 전을 간접빌리루빈이라 함. 용혈성 질환시 상승
직접빌리루빈	0.4mg/dl 이하	포합된 것을 직접빌리루빈이라 하며, 모든 간질환시 상승
Total Protein (혈청총단백)	6.5~8g/dl	혈청중의 100여종 단백질 총합 간질환시 알부민 등 단백저하
Albumin치	3.8~5.1g/dl	알부민은 간에서 합성, 간질환시 감소
A/G비	1.1~2.0	Albumin/Globulin비:간질환시 알부민은 감소하고 면역항체인 글로불린은 상승
AFP	20mg/ml 이하	α-fetoprotein,혈청단백으로서 간견병,간암 악화시 상승
TTT (티몰탁도시험)	0~5 이하	간질환시 혈청에 글로불린이 증가 티몰이나 황산아연을 가하면 침전이 증가하면서 혈청이 탁해짐 간이 좋아지면 글로불린은 감소하고 알부민이 증가하여 탄백질의 침전이 억제되고 혈청이 맑아짐
ZTT (황산아연탁도시험)	2~14 단위	
BSP (색소 배설시험)	30분후 5% 이하 45분후 2% 이하	Bromosulfophthalein이라는 색소를 주사하면 정상인의 간은 이를 해독하여 분해시킴. 간질환자는 BSP가 해독되지 않으므로 색소 그대로 배설됨
뇨 Urobilinogen	0.4mg/dl 이하	빌리루빈이 대변으로 배설되기 전에 균에 의해 우로빌로노겐으로 변하고 일부가 다시 재흡수되어 간으로 들어감. 간장애시는 재흡수된 것이 뇨로 배설.

표 4·4 임상에서 중요한 간독성 약품과 질환 형태

병 형		약 물
직접 간독성군		아세트아미노펜,알콜,중금속,사염화탄소,클로로포름,테트라사이클린,인제,스틸바미딘
바이러스간염형		클로람페니콜,클로르테트라사이클린,할로탄,이소니아자이드,메톡시플루란,페닐부타존,
		피라진아미이드,스트렙토마이신,설파메톡시피리다진,
만성활동성간염		아세트아미노펜,아스피린,클로르프로마진,할로탄,이소니아자이드,메틸도파, 니트로퓨란토인
담즙울혈형	비염증성	메틸테스토스테론,노에탄드롤론,메스트라놀,에스트로겐,17-치환스테로이드
	염증성	클로르치아자이드,클로르프로마진,크로르프로마이드,에리쓰로마이신,에스톨레이트, 프로클로르페라진
		프로마진,설파디아진,치오우라실,안티싸이로이드제제
기 타	지방간	알콜,테트라사이클린,코티코스테로이드,발프로익애시드,메토트렉세이트,아미오다론,살리실레이트, 고용량의 코티코스테로이드
육아종성		알로퓨리놀,페닐부타존,페니토인,에스트로겐,비닐 클로라이드

(3) **알콜성 간질환**(Alcoholic liver disease) : 에탄올의 대사에 의해 생성된 아세트알데하이드는 반응성이 강한 독성물질로 단백질과 결합하여 여러 형태의 효소를 저해하며, 지질과 산화의 증가로 미토콘드리아 손상을 주며, 글루타치온 결핍 초래 및 피리독신, 비타민A, 아연 및 셀레늄 등의 비타민과 미량 금속의 결핍을 초래하며, 투불린중합 저해에 의한 단백질 분비 및 이동 저해 등을 나타낸다. 이러한 결과로 간세포 내에서 단백질, 지방 그리고 물이 증가되어 간경화와 섬유화증 등으로 진행된다. 또한 에탄올은 페니토인등 다양한 CNS 약물들의 대사를 변화시키므로써 치료작용에 영향을 미친다. 그 외 경구저혈당제 및 아세트아미노펜, 메트로니다졸, 세팔로스포린 등과 에탄올이 동시 투여될 경우 부작용을 초래할 수 있다. 알콜에 의한 간질환은 지방간, 알콜성 간염 및 간경변으로 나누어지며, 이들에 대한 치료도 차이가 있다. 물론 가장 근본적인 치료는 반드시 술을 끊어야 하는 것이다. 알콜중독이 심한 경우, 금주로 인한 금단증상을 완화시키기 위해 Chlormethiazole이나 Chlordiazepoxide와 같은 약물이 사용될 수 있으며, 간손상이 있는 중독환자의 치료중 반드시 병행되어야 하는 것은 식이요법으로서, 충분한 비타민, 특히 B군과 C,K 등의 공급이 필요하며, 경우에 따라서는 주사로 투여하기도 한다.

① **지방간의 치료** : 원칙적으로는 원인을 제거하는 것으로 충분하며, 금주와 동

시에 동반되는 비만에 대한 체중조절로서 식이요법을 시행하고, 기타 지방대사를 조절하는 약물 및 간세포의 대사기능을 활성화시키는 약물을 투여하기도 한다.

② **급성알콜성간염** : 일반적으로 대증요법으로 치료를 하며, 환자의 영양상태 및 동반되는 합병증에 따라 치료한다. 가장 흔한 동반 질환으로는 감염과 위장출혈이다. 그 외 급성 금단증상에 대한 적절한 조처 및 적절한 식이요법 또는 영양공급을 시행하고, 복수나 간성혼수가 동반된 경우에는 여기에 따른 적절한 치료를 한다. 부신피질호르몬 투여에 대한 논란은 아직 많으나 사용되기도 하며, 위장관 출혈이나 동반된 위장 질환이 있을 때는 투여해선 안된다.

③ **간경변증** : 일단 간경변증에 달하면, 이로 인한 합병증의 치료에 주력한다. 간경변증의 합병증으로는 위장관 출혈(식도 및 위정맥류 또는 소화성 궤양), 복수 및 원발성 복막염, 간성혼수 등이 있는데 이에 대한 치료는 다른 원인에 의한 간경변증의 경우와 동일하다.

(4) **약물성 간장해**(Drug-induced liver disease) : 간세포 손상이 약제에 기인하는 것은 틀림없으나, 약품 자체보다는 주로 독성 대사산물에 기인한다. 약물 대사효소는 화학적으로 안정된 상태의 약물을 전자친화성이 높은 대사산물로 만들어 간세포내 거대분자와 결합손상을 초래하며, 경우에 따라 대사중 free radical이 형성되어 세포막 손상을 초래한다. 때로는 독성대사산물 자체가 또는 변화된 세포단백이 노출되어 항원으로 작용하므로써 과민반응을 초래하기도 한다. 우리나라는 거의 모든 종류의 약물을 쉽게 구입할 수 있고, 그릇된 약물선호자가 많아 약인성 간장해로 병원을 찾게 되는 환자가 더 많은 듯하다. 간손상의 원인이 약물이라는 진단은 쉽지 않으나, <표 2>에 정리된, 흔히 간장해를 초래할 수 있는 약제를 참고로, 여러 임상상과 함께 다른 원인에 의한 간손상을 배제할 수 있는 상태에서 그 진단이 시행될 수 있다.

2. 당뇨병(糖尿病)환자

〈원 인〉

(1) 우리 몸 속에서 인슐린을 분비하는 곳에 이상이 생겨 인슐린 분비가 전혀 일어나지 않거나 분비되더라도 극히 미량만이 생산되어 혈중의 포도당을 세포안으로 전달하지 못해 혈당이 높아지는 경우와,

(2) 인슐린 분비는 정상적으로 이루어지는데 분비된 인슐린이 혈액 속의 포도당을 세포안으로 전달하는 역할을 정상적으로 하지 못하는 경우가 있다.

〈종　류〉

제Ⅰ형 당뇨병은 인슐린 자체가 잘 분비되지 않아 당뇨병이 생기는 경우. 일명 인슐린 의존성 당뇨병이라고도 하며, 이 질환은 11세~13세(소아)에서 주로 발생한다. 그 특징으로는 병의 발생이 급성적이고, 비만증가는 관계가 없으며, 청소년기에 가장 흔히 발생한다.

제Ⅱ형 당뇨병은 인슐린은 분비되지만 인슐린 수용체의 활성이 저하되었거나 그 숫자가 감소되어 인슐린 작용이 저하된 상태를 의미하며, 인슐린 분비와는 무관하기 때문에 인슐린 비의존성 당뇨병이라고도 한다. 그리고 주로 중년기 이후에 발생한다. 그 특징은 체질(유전적 인자), 음식물의 과다 섭취, 운동 부족 및 이로 인한 비만증 스트레스의 증가 등을 들 수 있다.

〈당뇨병의 증상과 진단〉

(1) 증상

① 3多 증상

당뇨병은 다뇨(多尿), 다음(多飮), 다식(多食)이 그 주 증상이며, 다뇨는 소변으로 포도당이 빠져나갈 때 다량의 물을 함께 배설하기 때문에 나타나는 현상이다. 따라서 몸 속의 수분이 모자라게 되어 갈증이 생기고, 섭취한 음식물이 에너지로 이용되지 못하고 배설되므로 피로감과 더불어 음식을 많이 먹게된다.

② 당뇨병에 대한 검사가 필요한 대상

일반적인 당뇨검사를 요하는 대상자는 40세 이상으로 비만한 사람과 가까운 친척 중에 당뇨병이 있는 사람, 혈압강하제나 신경통약을 장기간 사용한 사람 그리고 현재 임신중이거나 이전의 분만시 4kg 이상의 큰 아이를 낳았던 사람을 주 검사대상으로 한다.

(2) 진단

① 요당검사 : 180mg/dl 이상인 경우에만 발견 가능

② 혈당검사

· 정상인 : 공복 혈당 - 115mg/dl 이하
　　식후 2시간째의 혈당 - 140mg/dl 이하

· 당　뇨 : 공복 혈당 - 140mg/dl 이상
　　식후 2시간째의 혈당 - 200mg/dl 이상

· 표준당부하 검사 : 하룻밤(12시간) 공복 후, 포도당 75g을 300cc의 물에 녹여 먹은 후, 30분 간격으로 채혈하여 정맥혈당을 측정

· 임산부 당뇨병(100g) : 공복 혈당 - 105mg/dl

1시간 - 190mg/dl
2시간 - 165mg/dl
3시간 - 145mg/dl

정상과 당뇨병 사이의 혈당농도를 보이고, 수년내 당뇨병으로 진행할 가능성을 가진 내당력 장애(IGT:Impaired Glucose Tolerance)의 경우에는 관상 동맥질환 등 동맥경화증 발생 위험이 2~3배 높다.

〈당뇨병의 합병증〉

당뇨병의 합병증에는 급성과 만성 합병증이 있는데, 급성합병증에는 고혈당성 혼수와 당뇨병성 산혈증 그리고 저혈당을 보인다. 그리고 만성합병증은 눈의 합병증으로 당뇨병성 망막증과 당뇨병성 백내장이 있고, 신장의 합병증인 당뇨병성 신증이 나타나고, 심혈관계 합병증으로 고혈압과 동맥경화증, 그리고 당뇨병의 족부병변으로 신경기능 장애와 혈관 질환을 들 수 있다. 그리고 당뇨병성 신경장애도 이에 포함된다.

〈경구혈당강하제〉

(1) Sulfonylurea계

Chlorpropamide,
Gliburide, Gliclzide
Gliquidone

(2) Biguanide계

Phenformin
Bufomin
Metformin

〈Insulin〉

(1) 작용시간에 따른 insuline 형태(표 4·5)

표 4·5 작용시간에 따른 insuline 형태

	구　분	지속시간	효과발효시간	최대효과발현시간
속효성	Regular insulin	6~8	0.5~1	2~ 3
중간형	NPH insulin	18~24	1~4	8~12

(2) 현재 사용중인 insulin

① **속효성** insulin
Velosulin(40IU, 100IU, 돼지),
Novolet R(100IU, 사람),
Humulin R(100IU, 사람)

② **중간형** insulin
Insulatard(40IU, 100IU, 돼지),
Novolet N(100IU, 사람),
Humulin N(100IU, 사람)

③ **속효성 + 중간형** insulin
Novolet 30/70 (100IU, 사람)
Humulin(90/10, 80/20, 70/30, 60/40)

〈당뇨병 환자가 지켜야 할 생활 습관〉

(1) 항상 규칙적인 생활을 해야 한다.
(2) 표준체중을 유지하기 위해 식사요법과 운동요법을 철저히 해야 한다.
(3) 규칙적으로 병원을 방문해야 한다.
(4) 의사의 처방을 받지 않은 약물을 함부로 복용하지 않는다.
(5) 여행시의 주의사항
① 처방된 인슐린과 당뇨인임을 나타내는 표시를 꼭 가지고 다닌다.
② 도보시 편안한 신을 신고 다닌다.
(6) 운전시 주의사항
① 저혈당 증세를 느낄때는 절대 운전을 금한다.
② 본인이 사용하는 인슐린 제재의 최고 효과시간을 알아둘 필요가 있다.

〈식사요법시 주의사항〉

(1) 편식을 하지 않고 가능한 모든 종류의 음식을 골고루 먹는다.
(2) 매일 일정한 시간에 칼로리양의 음식을 규칙적으로 먹는다.
(3) 설탕이나 과당, 꿀, 잼 등의 단순한 섭취를 피한다.
(4) 다이어트용 콜라 이외에는 시판하는 모든 종류의 청량음료는 제한하며 커피나 차는 설탕을 넣지 않는다.
(5) 술은 피하는 것이 좋다.
(6) 버터와 같은 지방군 음식은 섭취량이 너무 많지 않게 제한한다.
(7) 섬유소가 많이 포함된 채소를 적절히 섭취한다.
(8) 저울을 사용하여 눈대중을 익히고 외식시에는 한정식이나 비빔밥 등 여러종

류의 음식이 고루 들어갈 수 있는 식단을 선택한다.

〈비만형 당뇨병 환자〉

(1) 음식이 눈에 보이지 않도록 한다.

(2) 과자나 음료수를 집안에 사두지 않는다.

(3) 칼로리가 적은 채소나 오이를 냉장고 앞 칸에 두고 배가 고플때에는 마요네즈를 찍지 않고 날것으로 먹는다.

(4) TV를 보거나 책을 읽으면서 무엇을 먹지 않는다.

(5) 무슨 음식이든지 꼭 한자리에서만 먹도록 한다.

〈당뇨인의 발 관리〉

(1) 담배는 피우지 않는다.

(2) 매일 주의깊게 발을 관찰하여 상처가 있는지 확인해야 한다.

(3) 매일 발을 비누로 청결히 닦고 잘 건조시킨다.

(4) 맨발로 다니면 상처를 입기 쉬우므로 절대 맨발로 다니지 않도록 한다.

(5) 발이 건조하면 베이비 오일이나 니베아 크림같은 윤활제로 발을 맛사지하여 피부가 갈라지지 않도록 한다.

(6) 잘 안맞는 신은 절대로 신지 않도록 한다.

(7) 매일 신을 신기 전에 신발 안쪽을 확인하여 이물질의 유무를 확인한다.

(8) 발톱은 넉넉하게 한일자로 깎고 발톱이 파고드는 사람은 항상 조심스럽게 손질해야 한다.

(9) 티눈이나 굳은살이 심할 경우 혼자서 발에 칼을 대어 제거하지 말고 반드시 의사와 상의하도록 한다.

(10) 압박을 가하는 거들이나 콜렛, 벨트의 사용을 금하며 너무 꼭 조이는 양말은 혈액순환이 안되므로 피한다(다리를 꼬거나 책상다리자세, 너무 오래 서있는 체위도 금한다).

3. 신생아와 소아

1) 임산부에 대한 약 사용

대부분의 약들은 임산부가 먹게되면 태반을 통과하여 태아에게 영향을 미쳐서 약효를 나타내거나 기형아를 유발할 수 있다. 태반을 통과하는 양과 태아에 대한 약의 효과는 다음과 같은 인자에 의해서 영향을 받는다.

가) 약의 물리화학적 성질, 나) 약에 접하는 시간, 다) 태아의 조직에 분포하는 성질, 라) 약에 접하는 때의 태아의 시기, 마) 병용되는 약의 효과 등으로 볼 수 있다.

2) 지질에 대한 용해도

생리막에 대한 약의 투과는 지질에 대한 용해도와 이온화되는 정도에 영향을 받는다. 제왕절개 수술에 잘 사용되는 thiopental의 경우에는 지질에 작 녹으며 태반을 통과하여 태아에 전달되어 신생아에게 마취상태와 무호흡상태를 일으킨다. 반면에 Succiny-lcholine의 경우에는 거의 모두 이온화 되기 때문에 태반을 잘 통과하지 못하여 태아에게 영향이 적다. 그러나 어떤 이온화 약물의 경우에는 태반을 통과하여 영향을 주는 경우도 있다. 만약에 임산부의 피속에 다량의 이온화물질이 존재하는 경우에는 태반을 통과하여 영향을 미치게 된다.

3) 분자량의 크기

약의 분자량의 크기에 따라서 태반을 통과하는 정도가 달라진다. 즉, 큰(1000이상) 경우에는 잘 통과한다. 예로 heparin의 경우에는 분자량이 커서 임산부에게 사용해도 태아에게 전달되지 않으므로 사용해도 문제가 없다. 그러나 여기에도 예외는 있는데 엄마의 antibody globulin과 어떤 polypeptide의 경우에는 분자량이 상당히 큰데도 태반을 잘 통과한다.

4) 단백질과의 결합

약이 체내의 단백질과 결합하게 되면 태반을 통과하는데 영향을 받게된다. 그러나 마취용 가스의 경우에는 지질에 잘 녹기 때문에 단백결합에 영향을 별로 받지 않는다. 이런 약품의 경우에는 태반의 혈류량에 영향을 받게된다.

5) 태반과 태아의 대사

어머니의 피를 통해서 아기에게 들어오는 약은 두 가지의 방법을 통해서 차단되고 있다. 첫째, 태반자체는 반투막으로 작용하여 일차적으로 차단하며, 이곳을 통과하는 약품중 일부분이 대사가 일어난다. 에탄올과 Pentobarbital이 이 경로를 통해서 대사된다. 반대로 어떤 경우에는 이 대사물이 독성물질인 경우도 있다. 둘째, 태반을 통과한 약은 탯줄(Umbilical vein)을 통과하여 태아의 간에 전달되어 일부분이 대사되며, 나머지는 그대로 통과하여 태아의 혈액순환에 들어가게 된다. 태아의 간을 그대로 통과한 약은 다시 태반으로 돌아와서 또 다시 그 중의 일부가 umbilical vein을 통하여 태아의 간으로 들어가서 대사를 받게되는 것이다. 그러나 어떤 경우에는 대사물이 독성이 있는 경우가 있기 때문에 위험하다.

6) 약의 태아에 대한 효과

(1) 태아가 조산의 기미가 보이는 경우에는 임부에게 corticosteroids를 투여하여 태아의 폐의 성장을 유도한다. 다른 경우는 출산이 가까워지는 경우에 임부에게 Phenobarbital을 투여하여 태아의 간 enzyme을 유도하여 황달의 빈도를 줄인 경우도 있다.

(2) 임부가 몰핀을 상용한 경우에는 태아는 태어나면서 금단현상이 일어난다. 또 angio tensin converting enzyme inhibitor를 임신중에 투여한 경우에는 태아의 신장이 회복불가능하게 파괴된 경우가 있었다. 임신중 모르고 diethylstilbesterol을 투영한 경우에는 태아가 태어나서 사춘기 이후에 adenocarcinoma가 질내에 생길 확률이 증가할 가능성이 있다고 보고되었다.

(3) 잠시 어떤 약에 태아가 노출되는 경우에도 심각한 부작용을 일으킨다. 예로 Thalidomide의 경우 임신후 4주~7주 사이에 팔다리가 생기는데 이때 노출되는 경우에는 선천적 기형을 일으킨다. 어떤 약물의 경우에는 태반을 통과하는 산소와 영향을 차단하여 태아의 빨리 자라는 부분의 장애를 일으키게 된다. 여러 가지의 비타민 A유도체(isotretinoin, etretinate)등은 강한 선천성 기형을 유발하는 약물로서 상당히 위험한 약물이다. 예로 folic acid를 임신부에 투여하면 선천성 기형인 neural tube defect를 막을 수 있다.

산모가 지속적으로 술을 먹는 경우에는 (특히 임신 1~2주기) 아기에게 fetal alcohol syndrome이 일어난다. 즉 태아의 중추신경계와 성장속도, 얼굴의 형성에 문제가 생기게 된다.

〈유아와 어린이에 대한 약의 사용〉

경구로 투여되는 약에 대한 흡수를 보면 신생아의 경우에는 태어난 후 2~3일이 지나면 위장관 기능이 성인의 수준으로 되므로 흡수에 대한 문제는 며칠말 지나면 커다른 문제가 없다. 그러나 조산아의 위액의 분비는 서서히 일어나기 때문에 태어난지 4일 정도 지나야 성인의 분비량에 도달한다. 따라서 산에서 일부나 전부가 파괴되는 약은 경구로 투여하면 안된다.

위에서 음식물이 내려가는 시간도 6~8시간 정도 길어지므로 위에서 주로 흡수되는 약은 예상보다 많이 흡수된다. 이런 경우 소장에서 흡수되는 약물의 경우에는 치료 효과는 더디게 나타날 것이다. 신생아에서의 소장의 연동운동은 불규칙하고 느리므로 소장에서 흡수되는 약의 량을 예상하기가 어려운데 즉, 대개는 연동운동이 느려서 과량이 흡수되어 독성을 나타낼 수 있다. 표 4·6에서 보면 경구투여에 의한 신생아와 어린이의 약물 흡수량을 알아볼 수 있다.

설사에 의한 연동운동이 증가하면 소장과 접촉하는 시간이 짧아지므로 약의 흡수량이 적어 질 것이다. 신생아의 경우에는 bile acid와 lipase의 농도가 감소되어 지방에 녹는 약의 흡수량이 감소하게 된다. 조산아의 경우에는 정상분만 아이보다 체내의 지방의 축적율이 적으므로 지방에 축적이 되는 약의 경우에는 축척이 덜 일어난다.

표 4·6 경구투여 후 신생아의 약의 흡수율(어린이와 비교)

약 품 명	위 장 관 흡 수 율
Acetaminophen	Decreased
Ampicillin	Increased
Diazepam	Normal
Digoxin	Normal
Penicillin G	Increased
Phenobarbital	Decreased
Phenytoin	Decreased
Sulfonamide	Normal

표 4·7 신생아와 어른에 있어서의 몇가지 약에 대한 반감기

약 품 명	신생아의 나이	신생아 (반감기, hr)	성 인 (반감기, hr)
Acetaminophen		2.2~5	1.9~2.2
Diazepam		25~100	40~50
Digoxin		60~70	30~60
Phenobarbital	0~5 days	200	64~140
	5~15 days	100	
	1~30 months	50	
Phenytoin	0~2 days	80	12~18
	3~14 days	18	
	14~50 days	6	
Salicylate		4.5~11	10~15
Theophylline	Neonate	13~26	5~10
	Child	3~4	

신생아의 경우에는 알부민에 대한 결합율이 낮아져서 유리상태의 약물이 혈중에 많아지게 된다. 즉 국소마취제, diazepam, phenytoin, ampicillin과 phenobarbital의 경우에는 유리농도가 증가 하게 된다. 어떤 약의 경우에는 알부민에 결합되어 있는 담즙산과 경쟁하여 담즙을 유리 시켜서 이것이 뇌관문(Blood brain barrier)을 통과하여 뇌로 들어감으로서 황달을 일으킬 수 있다.

소아의 약에 대한 대사의 능력중 glucuronide 형성능력이 성인의 능력에 도달하려면 2~4년 이상이 지나야 한다(표 4·7).

신생아의 약의 대사능력은 성인에 비해서 상당히 떨어지며 이것은 태어난지 며칠이 지나야 회복될 수 있다. 즉 첫날에는 성인능력의 50% 정도밖에 되지 않으며 3주가 되어도 50~60% 밖에 되지 않으며 6~12개월이 지나야 성인의 사구체여과율에 도달하게 된다. 예로 ampicillin의 투여량을 보면 일주일 이내의 신생아의 경우에는 50~100mg/kg/day을 12시간마다 투여하며 일주일이 지나게 되면 사구체여과율이 증가하므로 투여량을 늘려서 100~200mg/kg/day를 8시간마다 투여하게 된다. Gentamycin의 경우 7일 이내의 신생아에 대한 투여량을 보면 5mg/kg/day를 12시간마다 투여하며, 일주일이 지나게 되면 7.6mg/kg/day로 투여량을 늘리게 된다.

7) 어린이들을 위한 약의 제형

소아들을 위한 약들의 제형을 보면 대개는 혼탁액이거나 알콜에 녹인 용액제가 많이 있다. 엘릭실제는 알콜에 약을 완전히 녹였으므로 투여하기 전에 흔들을 필요가 없으나, 용제가 날아가서 적어지는 경우에는 약의 농도가 올라갈 수가 있기 때문에 주의하여야 한다. 즉 처음에 취한 약의 농도와 최종으로 취한 약의 농도가 같아야 한다는 것이다. 현탁액인 경우에는 먹일 때마다 충분히 흔들어주지 않으면 처음에 취하는 약의 농도는 낮게되며 나중에 취하는 약은 농도가 높아질 가능성이 커지는 것이다. 즉 처음에는 효과가 적을 것이고 나중에는 독성이 나타날 수 있다. 특히 Phenytoin suspension인 경우에는 충분히 흔들지 않으면 상당히 커다란 문제가 생길 가능성이 있다.

약의 복약에 관한 문제도 성인의 경우와 상당히 다르다. 즉 소아는 직접 자기가 약을 먹을 수가 없기 때문에 부모의 도움을 받아야 하며 부모의 양심적인 노력이 없으면 약의 충분한 효과를 얻기가 어려워진다. 그리고 약의 량을 정확히 먹이기 위해서 용기를 약국에서 구입을 해서 사용을 해야 한다. 중이염이 있는 소아에게 약을 투여하는 경우 복약불이행(Noncompliance)이 자주 일어나는데 즉, 약투여를 시작한지 3~4일이 지나면 증상이 없어지므로 약을 중단하는 경우가 많이 있는데 이런 경우에도 10~14일 정도의 지시 기일을 끝까지 지켜야 소아의 중이염은 확실하게 치료가 되므로 약사들은 이런 점을 약을 주면서 부모에게 확실하게 일러 주어야 한다.

언제든지 약의 효과가 충분히 나타나지 않는 경우에는 약이 제대로 투여되었는지를 알아보아야 한다. 불규칙적으로 혈중의 약의 농도를 측정하거나 정제의 숫자를 세어봄으로서 약을 제때에 먹고 있는지를 알 수 있다.

8) 모유를 먹이는 아기 엄마에 대한 것

대부분의 약들은 모유로 이행되어간다. 표 3에는 수유중에 주의해야 하는 약에 대해서 나와있으며 의사들은 어떤 약이 소아에게 위험한지를 잘 알고 있어야 한다. 다행히도 젖 중의 약의 농도가 대부분 낮게 나타난다.

만약 아기에게 젖을 먹이는 엄마가 비교적 안전한 약을 먹어야 하는 경우에는 아기에게 젖을 먹인 후 30~60분 있다가 약을 복용하든가, 다음 젖을 먹이는 시간보다 3~4시간전에 약을 먹는 것이 좋을 것같다. 이렇게 함으로서 젖내의 약이 배설되어 농도가 상당히 낮아질 수 있기 때문이다.

Tetracycline의 경우에는 엄마 핏속의 약물농도의 70%에 해당하는 양이 젖속에 나타나는데 이런 경우는 아기의 치아의 색깔을 영원히 변색시킬 수 있으므로 주의해야 한다.

Chlorampenicol의 경우에는 젖에 있는 약의 농도가 적으므로 치명적인 gray baby syndrome은 나타나지 않지만 골수를 억제시킬 수 있으므로 젖을 먹일 때는 복용해서는 안된다. 결핵약을 수유부가 복용하는 경우에는 젖속의 INAH의 농도가 높고 젖으로 많이 이행되므로 아기에게 Pyridoxine결핍을 일으킬 수 있다.

대부분의 안정제와 수면제의 경우에도 약의 효과를 나타낼 수 있는 것이 젖으로 이행되므로 주의하여야 한다. 즉, barbiturate를 수면효과를 얻을 만큼 투여하면 아기에게는 효가가 나타나서 젖을 잘 빨지 못하게 되며, 축 쳐지고, 수면이 유도될 수도 있다. Chloral hydrate의 경우도 투여한 후 젖으로 아기에게 가서 수면상태를 나타낼 수 있다. Diazepam의 경우에도 아기에게 안정제의 효과를 나타내는데 이 약의 경우에는 축적작용이 크므로 더욱 문제가 된다.

Heroin, morphine과 methadone 등을 임신부가 지속적으로 복용하는 경우에는 아기에게 마약에 의해서 일어나는 의존성을 일으킬 수 있다. 만약에 이런 일이 있는 경우에 갑자기 약을 끊게 되면 뱃속의 아기도 금단현상이 나타나므로 서시히 약을 끊어야 한다.

술을 조금 먹는 것은 아기에게 커다란 영향이 없는 것으로 나타났지만 과량으로 술을 먹는 경우에는 아기에게 영향을 나타낼 수 있다. 담배를 피우는 수유부의 경우 Nicotine이 아기에게 젖을 통해서 이동하는 농도는 적기 때문에 커다란 영향을 미치지 못하는 것으로 나타났다. 커피를 마시는 수유부의 경우에 Caffeine이 젖으로 이행하는 정도는 미약하므로 문제는 안된다.

Lithium을 투요하는 수유부의 경우에는 엄마의 핏속의 농도와 거의 같게 젖에 분포하고 신장으로 배설되므로 아기에게 상당히 많은 량의 Lithium이 전달될 수 있다.

Propylthiouracil과 tolbutamide의 경우에는 젖을 먹는 아기의 내분비기관에 영향을 미칠 정도로 약의 농도가 높으므로 수유를 중지하던가, 엄마가 약을 먹지 말아야 한다.

Radioiodine의 경우에는 아기의 갑상선기능을 억제할 수 있으며 갑상선암을 일으킬 확율이 10배 정도로 커질 수 있다. 많은 량을 투여한 경우에는 젖을 먹이면 안되며 적은 경우에는 며칠이나 몇주 정도의 휴약기간을 가져야 한다.

항암치료를 하는 수유부나 이식후의 수유부도 젖을 먹이는 것을 삼가해야 한다. 유즙에 분비되는 약물과 영아에 미치는 영향은 표 4·8과 같다.

표 4·8 수유중에 많이 사용되는 약물과 젖을 먹는 아이에 대한 부작용

약 품 명	영아에 대한 영 향	비 고
Ampicillin	약 간	부작용 심각하지 않음
Aspirin	약 간	상용량에서 비교적 안정. 고용량에서 유즙 중 다량분비유의 .
Caffeine	약 간	약간 복용시는 안정. 어머니 흡수총량의 1%가 유즙으로 분비됨.
Chloral hydrate	심 각	drowsiness 야기우려
Chlorampenicol	심 각	gray baby syndrome의 원인이 됨. 골수억제작용 가능성 있음 (수유 금지)
Chlorpromazine	약 간	약 간.
Codeine	약 간	부작용 보고된바 없음.
Diazepam	심 각	유즙으로 분비되어 sedation을 야기하며, 신생아에 축적작용 나타냄.
Djigoxin	약 간	소량 유즙으로 분비.
Ethanol	중 등 도	과량 음용시 신생아에 alcohol effects를 줄 수있다.
Isoniazid(INH)	약 간l	혈중농도와 유즙중의 농도 동일. 고로 유아에서 pyridoxine deficiency 가 나타날 수 있다.
Kanamycin	약 간	부작용 보고된바 없음.
Lithium	심 각	모유의 수유금지.
Oral contraceptives	약 간	고용량에서 유즙분비 억제
Penicillin	약 간	유즙중 아주 소량 분비.
Phenobarbital	중 등 도	유아에 sedation 의 원인이 됨.
Phenytoin	중 등 도	유즙분비량이 높아 유아에서 부작용을 야기할 우려.
Prednisone	중 등 도	저용량(5mg/d)에서 비교적 안정. 상용량인 (>15mg/d) 2회 이상/일복용시 수유중지
Propranolol	약 간	아주 소량 유즙으로 분비
Propylthiouracil	심 각	유아에 thyroid function억제야기 우려.

〈소아의 약용량 결정〉

영아와 어린이의 경우에 약의 용량을 결정하는 경우 이들의 흡수, 분포, 대사, 배설이 다르므로 어른 약용량을 비율적으로 적게만 해서는 안전하고 유효한 약용량을 결정할 수가 없다. 가장 유용한 소아에 대한 약용량의 정보는 제약회사에서 주는 약의 정보에 의해서 얻을 수 있다.

만약에 이런 정보가 없는 경우에는 나이, 체중 또는 체표면적에 의해서 대강의 소아의 약용량을 구할 수 있다(표 4·9). 그러나 제약회사에서 어떤 약에 대한 소아의 약용량 정보를 주는 경우에는 이런 방법을 쓰면 안된다. 소아의 약용량은 mg/kg 단위로 표시된다. 만약에 제약회사의 정보나 아니면 체중, 나이, 체표면적에 의해서 약용량을 계산하는 경우에는 최대용량이 절대로 성인량보다 많아서는 안된다

표 4·9 소아의 체표면적에 의한 약용량의 결정

체중 (kg)	나 이	체표면적(m2)	성인량에 대한 비율
3	신생아	0.2	12%
6	3달	0.3	18%
10	1년	0.45	28%
20	5.5년	0.8	48%
30	9년	1	60%
40	12년	1.3	78%
50	14년	1,5	90%
60	성인	1.7	102%
70	성인	1.76	103%

부표 : 질환별 중요증상과 예방 및 치료법

부 표 1. 호흡기계 질환(Respiratory System Diseases)

병 명	주 요 증 상	원 인	특 징	예방 및 치료법
유소아기 (Cold Syndrome)	발병부위에 따라 증상이 다소 다름 · 발열,기침,콧물, 목아픔,설사 · 호흡곤란 · 개가 짖는 듯한 소리(Croup의 경우)	· 병원미생물의 감염:99%는 바이러스 감염(감기를 일으키는 바이러스제 거약은 아직 없음) · 바이러스가 상해를 준 부위의 세균 이차 감염:대부분 연쇄상 구균류	· 가장 흔한 어린 이병 · 소아의 경우 1년 평균6~8회 감기를 앓음 · 방치하면 축농증, 중이염 등으로 악화	· 예방법-쾌적한 실내온도, 습도유지,찬바깥공기와 접촉 막음, 환경청결 · 해열-물수건이용,해열제 복용 ※ 바이러스성 질환에 아스피린 사용하면 뇌부작용-아세트아미노펜 사용 · 충분한 수분 공급,습도 조절(65%) · 세균 2차감염-항생제 복용
부비감염 (축농증, Sinusitis)	· 계속 누런 콧물이 흐름 · 콧물 10일이상 기침 지속 · 코막힘, 호흡곤란, 발열,두통,안면통	· 부비강(코 부근에 뼈로된 8개 동굴)에 콧물고임→세균증식→염증(부비강이 깊이 파인 아이들이 잘 걸림)	· 호흡기감염증의 합병증 · 방치시 코뼈에 골염을 일으키기도 함 · 수술해도 재발 빈번	· 코감기를 즉각 치료하면 예방 · 항생제 2~4주 복용 · 두통치료(진통제-아세트아미노펜) · 알러지성-항히스타민제복용
중이염 (Otitis Media)	· 기의 통증,염증 · 귀분비물(농,거품섞인 농) · 귀안이 빨갛게 부음 · 청각약화 · 주의 집중력 저하	· 급성중이염은 세균감염이 주원인-우유가 입속에서 귀로 흘러 들어가거나 감기 방치시 균이 이관을 타고 들어가 염증을 일으킴	· 우유영양아보다 모유영양아에게 적음 · 재발 많으므로 완전히 치료하고 계속 관찰 · 방치하면 청각상실 우려:집중력,학습능력 저하	· 예방-모유를 먹이듯 우유도 안아서 먹임, 감기에 걸리면 즉시 치료 · 항생체 10일 요법 · 심한통증-진통제 사용 · 항생제 치료로 안되면 수술
기관지염 (Bronchitis)	· 7~10일간 기침 계속 · 열이 있을 수도 있음 · 마른기침을 하다가 가래 기침으로 진행 · 가래 끓는 소리	· 일차적인 원인은 대부분 바이러스 감염 : 특별한 약이 없음 · 이차 세균감염	· 기관지염이 자주 반복되면 만성 축농증, 천식,기관지 확장증, 결핵 의심 · 악화시 중이염,축농증,폐렴 등 합병증 유발	· 예방-금연,쾌적한 습도, 온도 유지 · 따뜻한 설탕물,레몬쥬스공급 · 심한 마른기침-진해제 사용 · 항생제 치료로 안되면 수술
세기관지염 (Bronchi olitis)	· 1~2일 콧물,기침, 열 · 호흡이 가쁨(빈호흡) · 천식처럼 쌕쌕거림 · 호흡음이 약함	· 바이러스 침범-영아는 세기관지가 좁아 점막 부종,분비물(가래)로 인해 막히기 쉬움	· 2세미만 영아에 많음 · 일부는 기관지천식이 됨.(1세이전에 앓으면 10%, 3세 이후에 앓으면 30%)	· 2개월 미만 영아는 입원필요 · 약물치료는 별로 효과가 없음 · 충분한 산소공급과 수분 · 영양분 공급이 필요
폐 렴 (Pneumonia)	· 발열 · 기침,호흡곤란,호흡 빈번 · 호흡음 약함 · 가래 끓는 소리	· 감염성 폐렴:세균, 바이러스 감염 · 비감염성 폐렴:음식물 기관지 흡입,알러지	· 세균성은 발열,전신피로 등 전신증세 · 바이러스성은 기침, 가래 등 호습기 증세 · 비감염성은 기침,가래가 먼저 있다가 열이 남	· 예방-기관지감염증을 적절히 치료 · 통원치료가 가능한 경우도 있으나 대개 1주일~2주일 입원(산소공급,가래 배출,영양분,수분공급)-세균성인 경우 적절한 항생제 사용
기관지천식 (Bronchial Asthma)	· 호흡곤란 · 쌕쌕거리는 소리 · 잔기침	· 기관지 폐색:점막부종, 평활근 수축,분비물 과다	· 알러지반응-집먼지, 동물털,담배연기 등 :알러지원 제거 필요	· 알러지원 제거 · 기관지염증 제거약, 기관지 확장약 사용

부표 2. 정신·신경계 질환(Nervous System Diseases)

병 명	주요증상	원 인	특 징	예방 및 치료법
언어장애 (Speech Disorder)	· 언어지연-만2세까지 알아들을 만한 말을 못하거나 만3세까지 구절을 못씀 · 말더듬이-말이 중간에 끊어짐,같은음 반복	· 언어지연-지능장애, 청각장애,애정상실, 쌍둥이 · 말더듬이-정확한 원인 불명,환경적·심리적 요인	· 말더듬증-2~4세때 시작하는 경우가 많음 · 남아에게 호발(3~8배) · 초등학교 초기에 증가하다가 사춘기에 가까워지면 감소	· 예방 및 치료-아이가 마음 놓고 이야기 할 수 있는 분 위기 조성 · 심리적 갈등요인 제거 · 억지로 교정하면 심리적 압박감 때문에 악화
열성경련 (경풍,Febrile Seizure)	· 갑작스런 열의 상승(대개 38.8℃이상) · 전신성 경련(대칭적) · 5분내에 대체로 멎음	· 상기도 바이러스 감염,돌발성 발진,급성 중이염 등으로 인한 고열→뇌의 산소 부족→경련	· 대개 9개월~5세 사이에 발생(14~18개월에 빈번) · 재발-20~40% 정도	· 해열,기도 이물 유입 방지 · 경련이 15분 이상 계속되거나 재발하면 병원 방문(경련을 없애는 약물 투여)
분노경련 (Breath Holding Spells)	· 갑자기 울음을 그치고 숨을 쉬지 못하다가 얼굴이 하얗게 변하면서 의식 잃음 · 수초간 경련 지속	· 분노,놀람,아픔 등으로 심하게 울 때-우느라고 숨을 참음→일시적인 뇌허혈,산소부족(경련)	· 1~4세 소아에 호발 · 심할 때-손발을 떠는 간대성경련, 대소변 지림 · 1분 이내에 진정 · 빈혈아에 흔함(빈혈치료)	· 예방-아이가 심하게 울기 시작하면 안아주거나 방을 바꾸거나 움직이는 것(장난감)을 보여줘서 달램 · 응급처치는 필요없음
주의력 결핍 과잉운동장애 (Attention Deicit Hyperactivity Disorder	· 주의 산만 · 늘 말하거나 움직임 · 학습부진(1/3정도) · 정서불안(잘 울고 화도 잘내며 겁도 많음)	· 정확한 원인 불명 · 뇌신경계통의 미성숙과 관련있는 것으로 생각됨(흥분상태의 불균형설이 근래에 이야기 됨)	· 행동장애로 병원찾는 소아의 40% · 나이들면 저절로 낫는 경우가 많음.	· 약물요법과 행동교정 병용: 때로 약물요법이 더 효과적:뇌흥분약(Stimulant) 투여로 50~80% 치료 효과
야뇨증 (Nocturnal Enuresis)	· 오줌을 가릴 수 있는 연령이 지나서도 (4~5세) 수면중에 무의식적으로 오줌을 쌈	· 배변습과 교육 부족 · 심리적 불안감,환경변화 · 신장·방광의 미성숙 · 신경계 장애, 요로감염증	· 대부분 나이가 들면 나음 · 과거에 2일이상 오줌을 싸지 않는 적이 있다면 신체구조상 이상은 없음	· 4~5세 이전 어린이는 특별한 치료 필요 없음 ~대부분 신체적 이상 없음: 경과 양호
뇌성마비 (Cerebral Palsy)	· 제대로 움직이지 못함. · 정교환 동작을 못함 · 지능박약(50%) · 약시,굴절장애,사시 · 언어 및 학습장애(30%)	· 출생전후의 뇌혈관 손상,산소결핍,감염, 머리외상,선천적 뇌 이상 등 여러 가지 원인으로 뇌장애가 생긴 경우	· 조기발견, 조기훈련 :아이가 목을 못가누거나 물건을 잡거나 앉는 동작 이상시 즉시 전문인과 상담	· 전문가 지도하의 끈기있는 운동훈련-운동능력 약간 획득 · 재활용법-정상으로 발육한 기능을 최대한 살림 · 경련 억제 약물 복용 · 칭찬,꾸준한 관심 필요
간 질 (Epilepsy)	· 의식상실,전신경련 · 침을 뿜어 거품이 생김 · 발작전에 불안해하거나 무서워함, 환각증세 · 의미없는 행동이나 표정 반복	· 뇌기능 이상 · 출생시 뇌상해 · 뇌감염 · 머리 외상	· 신생아,소아기에 많이 발생(50% 자연치유) · 간질약 복용중지시 30% 정도 발작 재발 · 조기 약물치료로 완쾌되기도 함.	· 발작예방-육체적·정신적 안정, 충분한 수면, 약물 복용 · 간질약 복용으로 발작억제 :한가지 약으로 소량부터 시작 :최대용량을 사용해도 안되면 다른 약으로 바꿈
유아자폐증 (Infantile Autism)	· 한가지 일, 방법에 집착 · 다른 사람과 어울리는 데 관심이 없음 · 말이 더디고 똑같은 말을 반복,혼잣말 · 뇌파이상,간질발작을 수반하는 경우도 많음	· 가정에서 아이를 기르는데 문제가 있다는 과거 주장은 부인됨 · 선천적인 뇌기능장애로 언어습득, 사람이나 사물에 대한 인지 능력이 떨어지는 것으로 생각됨.	· 언어습득 지연으로 발견되는 경우 많음 · 순한 아이로만 생각하다 3세가 넘어서 발견되는 경우도 많음	· 간단한 말, 놀이 등을 통해 주위사람과 접촉하도록 함(전문인의 끈기있는 치료) · 가능하면 정상아가 다니는 유치원이나 학교에서 같이 생활하도록 하는 것이 좋음

부표 3 소화기계 질환 (Digestive System Diseases)

병 명	주 요 증 상	원 인	특 징	예방 및 치료법
유소아설사 (Diarrhea)	· 세균성 설사 -38℃ 이상 고열,복통, 혈변 · 바이러스성 설사-미열,복통없음,구토, 점액이 별로 안 섞인 쌀뜨물 형태의 변	· 로타바이러스(30~50%) · 세균-살모넬라균, 이질균 · 과농도 우유,과식 · 영양불량 · 우유 알레르기	· 걱정할 필요 없는 설사:발열없음,얼르면 웃음,젖도 잘먹고 기분이 좋음 · 걱정되는 설사:발열,구토 수반,기분이나 젖빠는 상태 나쁨, 탈수	· 경증/중증도 설사:탈수예방-전해질음료 · 흡착제,지사제 신중 투여(세균성인 경우 항생제 투여) · 중증설사-입원(점액 수액요법)
변 비 (Constipation)	· 3일 이상 변을 못 보고 힘들게 변을 봄(딱딱한 변) · 인공영양아-토끼처럼 동글동글한 변을 누기도 함	· 일반적 원인-모유부족,식욕부진,당질부족 · 거대결장증(결장이 굵어 변을 항문쪽으로 내려보내는 연동운동이 약함)	· 식욕이 왕성하고 기분도 좋아 보이면 3~4일 동안 변비가 계속되어도 걱정할 필요 없음	· 예방-식사습관 교정, 운동(충분한 수분,섬유질 섭취) · 매일 대변을 보는 습관 · 필요하면 관장, 변을 연하게 하는 약 복용
3개월산통 (Three Months Colic)	· 오후 일정시간이 되면 발을 오그리고 배가 아픈 듯이 계속 심하게 움 · 복부 팽만이 있을 수 있음	· 배고픔(공복시 장 수축) · 과식, 피곤 · 장래 가스충만 · 가족의 긴장,불화 · 소란한 주위 환경	· 생후1~2주부터 시작 특히 2~3개월 경에 심함 · 여러가지 검사를 해도 특별한 이상이 없으며 성장하면서 없어짐	· 예방-온화한 분위기 조성,평소 수유후 트림시킴, 우유 젖꼭지 구멍 크기 조절 · 바깥공기를 접하게 함 · 따스한 물을 먹임 · 아기 배를 따뜻하게 함
장중적증 (장중첩증, Intussusception)	· 갑자기 심한 복통으로 자지러지게 움 · 10~15초 복통,5~10분 멎는 복통이 반복됨 · 복부에 소세지 모양의 덩어리가 만져짐(85%) · 초기구토(66%) · 12~24시간후 혈변(85%)	· 장의 일부가 다른 장부위로 파고 드렁가 장이 이중으로 겹쳐짐 · 추정유발요인(원인불명):poly(장에 혹이 남):게실증(장이 주머니 모양으로 비어져 나옴): 바이러스나 세균감염	· 주로 영아(특히 생후 5~9개월) 질환 -2세 이상 드뭄 · 남아, 비만아에 빈번 · 조속한 진단, 처치 요망(늦어지면 목숨 위험) · 대개는 소장의 끝인 회장이 맹장을 파고든 형태	· 24시간 이내에 병원을 찾으면 안심. 24시간 이후는 수술해도 목숨을 잃을 수 있음 · 바륨관장-진단확인,치료효과 · 심하면 개복하여 맹장속에 깊이 들어가 회장을 끌어냄. (산소부족으로 괴사시 썩은 부분은 잘라내고 이음)

부 표 4 전염성 질환(Contagious Diseases)

병 명	주 요 증 상	원 인	특 징	예방 및 치료법
홍 역 (Measles)	· 코플릭반점(특징적) · 3~4일간 발열, 결막염 · 콧물,기침(감기로 오인) · 발진-얼굴→전신, 색깔이 암적색으로 짙어짐(4~10일)	· 홍역 바이러스	· 예방접종이전(15개월), 1차 접종 받은 아이에 호발 · 합병증-홍역폐렴(15%), 뇌염(1/2000)	· 예방접종-9개월,15개월, 4~6세(총 3회) · 환자와 접촉 후에도 예방가능-72시간내 예방접종 혹은6일내 면역글로부린 주사 · 안정,실내온도(20℃),차광,수분공급,유동식 · 해열,진통(아세트아미노펜)-아스피린 금기
풍 진 (Rubella)	· 20~50%는 무증상,경증 · 임파선이 부음,미열 · 담홍색발진(1~3일) :얼굴에서 전신으로 번짐	· 풍진 바이러스 · 선천성풍진:모체 감염시	· 14~21일간의 잠복기 · 합병증-근육통,근육염, 뇌염(1/6000) · 선천성은 치명적	· 임신가능성이 있는 여성-예방접종,환자와 접촉후에는 면역글로부린 주사 · 소아예방접종-15개월, 4~6세(총 2회) · 특별한 조치 필요없음(관절통-소염진통제)
소아마비 (회백수염 Polio)	· 초기-발열,근육통,두통, 목아픔(2~6일) · 열 재발 · 무균성 수막염	· 소아마비 바이러스	· 90~95%가 경증 · 고열,심한 근육통 뒤에는 소아마비 후유증(6개개내 회복되기도 함) · 특효약 없음	· 예방접종-6개월(선택),15개월,4~6세(총 3회) · 안정,온습포로 근육통 완화 · 통증이 없어진 후에는 물리 치료를 받아 교정하는 것이 좋음
수 두 (Chicken pox)	· 1~2일간 미열 · 가려움증 · 홍반→구진→수포 (가피)	· 수두 바이러스:허피스 바이러스와 동일	· 10~21일 잠복기 · 5~9세 호발 · 한번 앓으면 영구 면역	· 예방접종-외국에서는 접종 · 선택약물-항바이러스제 (Acyclovir) · 세균감염(항생제), 가려움증(항히스타민제) · 진통제(아세트아미노펜)-아스피린불가
유행성 이하선염 (Mumps)	· 볼이 부음(볼거리) · 발열, 통증	· 볼거리 바이러스	· 5~10세 어린이에 호발 · 평생면역 · 합병증-일시적 청각 장애	· 예방접종-15개월, 4~6세 (총 2회) · 안정, 수분공급 · 통증-진통제,습포제 사용 · 신음식은 통증을 악화시키므로 피함
일본뇌염 (Japanese Encephalitis)	· 40℃가 넘는 고열 (3~5일) · 2~3일 후 의식장애, 경련	· 모기가 매개하는 일본뇌염 바이러스	· 심각한 후유증:20% 사망, 20% 손발의 경성마비 · 특효약 없음	· 예방접종-3세,1년후 추가 접종 · 모기구제(모기향,모기장사 용) · 수액 · 영양보급,진정제 투여 · 입원(폐렴,욕창같은 합병증 예방)
백일해 (Whooping Cough)	· 특유의 기침-2~3분간 10~15회 연속 (하루 수십회) · 얼굴이 발갛고 눈충혈, 입술이 파래짐	· 백일해 세균감염	· 0~3세의 영유아에 호발 · 여름에 많이 걸림 · 합병증-폐렴,중이염 · 평생면역	· 예방접종-2,4,6,18개월, 4~6세(총5회) · 항생제투여(에리스로마이신, 박트림) · 실내 습도를 높이고 충분히 수분공급 · 1세미만 영아는 입원 (산소공급 등)
디프테리아 (Diphtheria)	· 편도부분에 회백색위막 · 고열(38~39℃),기침, 목쉼 · 호흡곤란,씩씩대는 소리	· 디프테리아 세균감염	· 어릴수록 위막이 넓게 번질수록 위험(질식사) · 합병증-심근염(사망可)	· 예방접종-2,4,6,18개월, 4~6세(총 5회) · 감염후 초기에 약(디프테리아항독소)을 투여하면 효과
성홍열 (Scarlet Fever)	· 딸기혀-우둘두둘하고 태가 벗겨짐(3~4일) · 발진 · 목아픔,고열,식욕부진	· 연쇄상구균 감염	· 완치 안하면 재발 합병증-중이염,회복기에 류마티스열, 신염 합병 가능	· 예방-마스크 착용,청결 (양치) · 약물치료(페니실린계 약물, 10일 이상) · 안정,유동식(죽),수분공급

부표 5 기타 질환

병 명	주 요 증 상	원 인	특 징	예방 및 치료법
기저귀발진 (Diaper Rash)	· 허벅지안쪽,음부,둔부 등 기저귀 접촉부가 붉게 변하고 진무르며 물집이 잡힘(고름이 잡히기도 함)	· 통기불량시 오줌속 요소가 세균에 의해 암모니아로 분해되어 피부 자극	· 비닐기저귀 커버를 쓰는 경우 빈번히 발생:통기 잘 되는 것 사용	· 예방-대소변 후 즉시 기저귀를 갈아줌. 아기분이나 연고를 발라줌 · 세균감염시 항생제 연고 사용(네오마이신 연고 등)
빈 혈 (Anemia)	· 안면 창백 · 피로 · 신경질적	· 대부분 철분 섭취 부족 · 용혈성 빈혈 · 잦은 출혈(코피 등)	· 미숙아는 생후 2개월 또는 그전부터 철분을 보충해 주어야 함	· 예방-철분제제, 철분많은 음식섭취 · 영유아에게는 농축액체를 먹이는 것이 좋음
결막염 (Conjunctivitis)	· 눈 흰자위 충혈 · 안구통증, 가려움, 눈물 · 발열, 목아픔(때때로)	· 바이러스(대부분), 세균,곰팡이 감염증 · 알러지	· 1~2주 증상지속: 일시적인 안구혼탁 후유증 · 전염성(개인수건 사용)	· 예방-원인 물질과의 접촉을 피함 · 바이러스성-인터페론 안약 · 이차 세균감염 예방
맥립종 (다래끼, Hordeolum)	· 눈꺼풀이 빨갛게 붓고 곪음 · 안구 통증	· 속눈썹 근처의 지선, 검판선의 세균(특히 포도상구균) 감염	· 자연 치유될 수 있음 · 중간에 항생체 복용(빨리 안 낫고 단단해짐)	· 청결한 환경,영양분 공급으로 예방 · 만지면 염증이 번져 치유 지연 · 곪은 뒤 농을 빼내면 치유 빠름
사 시 (Strabismus)	· 어떤 물체를 볼 때 한쪽 눈은 목표를 향하나 다른 눈은 엉뚱한 곳을 향함 · 안쪽으로 몰리는 내사시 바깥으로 몰리는 외사시	· 안근육의 불균형 · 양쪽눈의 굴절력 차이 · 한쪽눈의 시력장애 · 뇌성마비아 · 뇌종양(돌발사시 경우)	· 사시를 방치하면 영구 약시가 되므로 생후 4개월전가지 안과 상담	· 안구 움직임이 나쁜 사시:약물 치료로 효과 없으면 수술 · 굴절이상(조절성내사시)-안경 · 눈의 근육위치를 바꾸어 주는 수술
아토피성피부염 (Atopic Dermatitis)	· 가려움 · 습진 · 코끼리형 피부(태선)	· 유전적 소인:알러지성 질환(소아의 1~3%)	· 두돐까지는 저절로 없어재는 경우가 많음 · 영아습진아의 20%가 나중에 천식을 일으킴	· 긁지 않도록 손톱을 짧게 하고 옷은 길게 늘어지도록 함. · 피부자극이 심한 옷, 비누 금지 · 이차세균감염시 항생제 사용
선천성심장병 (Congenital Heart Disease)	· 청색증(안면,입술, 손, 발톱) · 운동시 호흡곤란, 피로 · 발육장애 · 호흡기감염 빈번	· 심장이 완성되는 임신 2개월째 이상(원인불명 : 5%는 임신초기 모체 풍진, 약물복용이 원인)	· 빈혈,심장감염증 등은 심장에 부담을 주므로 미리 예방(발치 후 꼭 항생제 복용)	· 예방-임신가능성이 있는 여성은 약물복용주의, 감염증치료 · 외과수술로 교정(1회 혹은 수회) · 수술후 1년간은 조심스럽게 활동

부표 6 응급처치 요령

응급상황	응급처치요령	응급상황	응급처치요령
눈에 먼지가 들어갔을 때	· 눈을 감거나 깜빡거리게 해 눈물과 함께 씻어냄 · 그래도 안나오면 눈거풀을 뒤집어 면봉으로 닦아냄	화상을 입었을 때	· 흐르는 물에 화상부위가 직접 접촉하면 따가우므로 세면기에 흐르는 물을 받아 통증이 가실 때까지 식힘
눈에 약품이 들어갔을 때	· 15분정도 주전자나 호스 등으로 물을 흘려 약품을 충분히 씻어 냄 · 타월 등으로 눈을 보호해서 안과로 감	화학약물이 닿았을 때	· 옷을 입은채 물에 담궈 흐르는 물에 철저히 씻어냄 · 깨끗한 천으로 싸서 전문인을 찾음
귀에 물이 들어갔을 때	· 머리를 한쪽으로 기울이고 귓구멍에 손가락을 넣었다가 갑자기 빼면 압력에 의해 물이 빠져나옴 · 면봉 등으로 귀 속의 물을 닦아 냄	손이 잘렸을 때	· 상처에 가제나 타월을 감아 지혈시킴 · 잘려진 손가락이나 손을 얼음이 채워진 비닐봉지에 넣어 병원으로 가지고 감(손가락 연결 수술)
코피가 날 때	· 고개는 약간 앞으로 숙이게 하고 양쪽 손가락으로 코 옆부분을 세게 누름(10분 이상) · 화장지 등으로 코를 막음	열성경련을 일으킬 때	· 통풍이 잘되는 방에 뉘이고 옷을 느슨하게 풀어줌(해열) · 이물로 기도가 막히지 않도록 주의 · 경련이 재발하거나 심하면 병원 방문(항경련약)
목에 이물이 걸렸을 때	· 뒤에서 아이를 깍지 끼고 껴안아 위아래로 힘을 주면 이물이 튀어나옴 · 아기는 고개가 아래로 늘어지도록 배부준을 잡고 등을 세게 치면 빠져나옴	체온계 수은을 마셨을 때	· 체온계 한 개 안의 수은량은 0.8g쯤 되나 금속수은이므로 흡수 안됨(그대로 두면 됨)
		전자모기향을 먹었을 때	· 비교적 안전(100개까지는 독작용이 없었음) · 다량의 수분 섭취로 희석시킴
식중독일 때	· 물을 많이 먹이고 손가락을 넣어 위속을 완전히 비움 · 토한 것이나 남은 음식을 비닐봉지에 담아가 전문인에게 보임	나프탈렌을 먹었을 때	· 대단히 유독하므로 손을 넣어 토하게 함. · 기름을 먹으면 나프탈렌이 녹아 더 위험해지므로 다량의 물로 위세척 · 병원방문(요량 감소, 혈뇨 등의 위험)

부표 7. 유소아 예방접종표

나이	0~1주	0~4주	*2개월	4개월	6개월	7개월	9개월	15개월	18개월	3세	4~6년
종목	B형간염	BCG (결핵)	DTP 소아마비 B형간염	DTP 소아마비	DTP 소아마비	B형 간염	홍역	홍역(M) 볼거리(M) 풍진(R)	DTP 소아마비	일본뇌염	DTP 소아마비 MMR
비고	모체항원양성자는 생후 즉시	피부감염, 화상시 연기	경련이 일어나면 백일해(P)는 뺌	입으로 먹는 소아마비약	소아마비 선택사항			MMR		1년후 추가접종	

부표 8. 유소아 표준 체중, 체표면적, 신장

나 이	신생아	3개월	4개월	9개월	12개월	2세	4세	6세	8세	10세	12세	14세
체 중(kg)	3.3	7.0	8.0	9.0	10.0	12.0	16.0	19.0	24.0	30.0	36.0	40.0
체표면적(m^2)	0.22	0.37	0.4	0.44	0.48	0.55	0.68	0.8	0.9	1.0	1.2	1.3
신 장(cm)	51.0	62.8	64.5	72.6	77.0	87.4	101.3	113.7	125.3	135.4	146.4	157.1

4. 임 산 부

1) 임신중 약물투여의 원칙

(1) 질환이 있는 여성에 대한 치료

정신요법, 식이요법, 생활요법등 여러가지 치료법중 목적달성을 위하여 다른 치료법과 비교평가하여 약물사용의 우월성 및 유익성이 인정될 때 사용하되 가임기의 여성은 임신여부를 확인한 후, 임신을 원하는 경우는 임신부로 간주한다.

(2) 약물치료의 필요성을 재검토 한다.

(3) 약물사용의 위험성을 환자에게 설명하여 이해를 얻는다.

(4) 최근에 개발된 약물 보다는 과거부터 임신시에 흔히 사용된 약물을 선택한다.

(5) 약물의 최기성 뿐 아니라 독성도 고려(태반통과성이 적은 약제를 선택)한다.

임신부에의 약물사용에 대하여 일반사람보다 더욱 신중을 기하는 이유는 모체가 섭취한 약물이 태반을 통과하여 태아의 성장과정에 영향을 미쳐 경우에 따라서는 기형을 유발하기 때문이며 1950년대말부터 1960년대 초에 임신중 탈리도마이드를 복용한 임신부에게 출생한 아기들의 신체적결함(사지결손증, 海豹狀 기형)사건 이른바 “Thalidomide tragedy” 이후 더욱 많은 관심을 가지게 되었다. 기형이란 태아기에 외부로 부터 유입된 물질에 의하여 유발되어 출생시에 발견된 모든 형태학적, 행동학적, 생화학적 결함을 의미하며 이는 신생아의 정상적인 생존능력 또는 신체적 활동에 손상을 초래한다. 이러한 기형유발 기전은 분명하지 않으나 약물의 성질과 약물의 복용시기와 관련이 많다.

2) 약물의 복용시기와 기형유발

난자와 정자의 만남(수정)은 월경주기의 제14일 경에 이루어지며 자궁내벽에 자리를 잡기(착상)까지는 6~7일이 걸린다. 보통 임신주수는 마지막 월경 제1일을 9주로 9일로 잡아 계산하며 약물로 인한 기형유발은 태아의 발육시기를 중심으로 검토하게 된다.

(1) 난세포기(무형향기) : 수정란의 착상이전 시기로 기형 유발이 불가능(“all or none”)

(2) 기관형성기(절대 과민기) : 임신 3주에서 7주말까지로 중추신경계, 심장, 소화기, 사지 기형 유발

(3) 태아기 : 임신 8주 이후로 각 기관의 기능조직이 성숙되는 시기이며 외형상의 큰 기형유발은 적다.

① 임신 8주~15주말(상대과민기) : 중요기관 형성완료, 구개, 외음부생식기 완성단계로 최기성 약물의 신중 투여

② 임신 16주~26주말 : 최기형은 거의 없거나 있으면 작은 기형 그러나 태아의 기능발육에 영향(발육억제, 자궁내 사망등)

(4) 분만기(27주~분만) : 태아의 대사기능 미숙으로 약물이 태아 체내에 장기간 머물며 작용을 나타냄

〈약물의 성질〉

임신부가 투여받은 약물은 다른 영양소와 마찬가지로 태반을 통과하여 태아와 모체의 조직간에 약물농도가 평형상태에 도달할 때까지 태아의 조직에 축적되어 모체에서와 같은 효과를 나타내게 된다. 그러므로 약물의 태반통과 용이도와 태아에 미치는 영향을 아는 것이 중요하다. 표 4·11은 임신 주기에 따른 태아발생도이다.

(1) 약물의 태반통과

약물은 저분자량(<600), 높은 지질용해도, 비이온성, 낮은 단백 결합율을 가질때

쉽게 태반을 통과하게 된다. 태반통과성의 예를 살펴보면

① 잘 통과하는 것 : 대부분의 약물, 지용성비타민(A.D), Steroid Hr., Barbiturate, Diazepam, Penicillins, Cephalosporins, Warfarin, Phenylbutazone, 지용성 설파제, Indometacin 등

② 약간 통과하는 것 : 수용성 설파제, Streptomycin, Kanamycin, Tetracycline, Curare 등

③ 통과하기 힘든것 : Neostigmin, Heparin, Polypeptide, Dextran, Urokinase 등

(2) 약물의 위험도 분류

많은 임상시험 및 역할조사를 거쳐 많은 약물의 태아에 대한 영향이 조사되었으며 미국과 호주에서는 이들 자료를 토대로 약물을 위험도에 따라 5개의 그룹으로 분류하여 임신중에 사용시 참고함으로써 기형의 발생들을 미연에 방지하도록 하고 있다.

미국 FDA에서는 약물독성에 따라 A, B, C, D, X군으로 나누고 있다. A군은 태아에서 독성이 나타나지 않았고 그 가능성도 희박한 약물들을 규정하고, B군은 동물실험에서 태아에 대한 독성이 나타나지 않았으나 사람에 대해서는 확인되지 않은 약물 또는 동물실험에서 부작용이 나타났으며 임신부에서는 부작용이 증명되지 않은 약물들이며, C군은 동물실험에서 태아에 대한 독성이 나타났으나 임신부에

표 4·10 임신주기에 따른 태아의 발생도

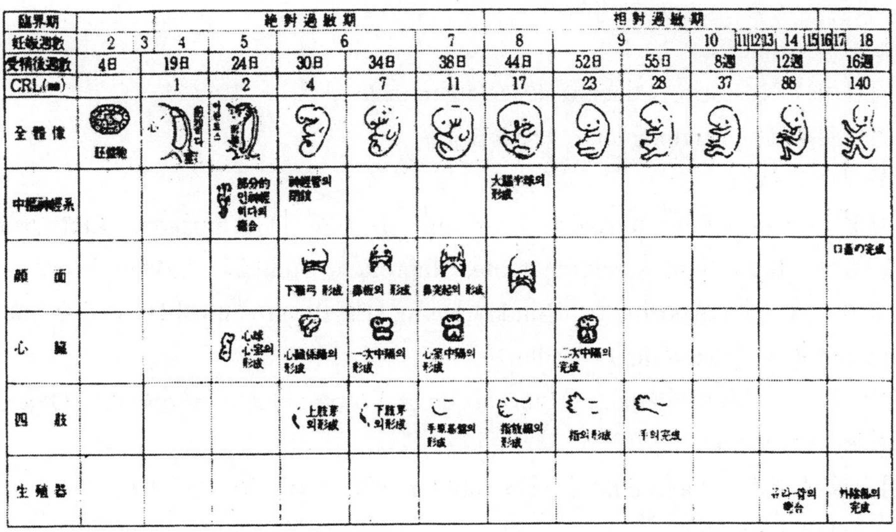

대한 실험결과가 없는 약물 또는 사람과 동물에 대한 유용성이 없는 약물들을 규정하고 있다. 그리고 D군은 태아에 대한 독성이 증명된 약물로 임신부의 생명이 위급한 경우나 다른 약물로 무효할 때만 부득이 선택하여 사용하는 군이며, X군은 사람과 동물에게서 태아의 기형이 증명된 약물로 임신부 혹은 임신 가능성이 있는 여성에게는 금기해야 하는 약물 군으로 규정하고 있다.

호주에서는 약물독성에 따라 A, B1, B2, B3군으로 나누고 있다. A군은 미국과 동일하며, B1군은 동물실험에서 태아 손상 발현이 증가한다는 증거는 나타나지 않은 약물, B2군은 동물실험이 부적절하고 부족하기는 하나, 현재까지의 연구결과 태아손상 발현이 증가한다는 증거가 없는 약물, 그리고 B3군은 동물실험 결과 태아 손상 발현이 증가하는 것으로 나타났으나, 임상연구에서는 확인되지 않은 약물로 규정하고 있다.

(3) 임신중 안전하게 사용할 수 있는 약

시판되고 있는 모든 약에 대하여 임신부에의 안전성이 알려진 것이 아니므로 신중하게 유익성과 위험성 비(比)를 검토후 사용해야 하나 일차적으로 안심하고 사용할 수 있는 약물은 위험도 분류상 A와 B군에 속하는 약물로서 다음과 같다.

해열진통제 : Acetaminophen.

지사제 : Loperamide

진토제 : Dimenhydrinate, Doxylamine, Pyridoxine (임신24주 후 요주의)

교감신경 흥분제 : Fenoterol

항 히스타민제 : Cyproheptadin

이뇨제 : Amiloride

항진균제 : Nystatin, Miconazole, Clotrimazole

부신피질홀몬 : Prednisolone, Prednisone

지사제 : Kaolin

갑상선 홀몬제 : Levothyroxine (임신24주 후 요주의), Thyroids, Liothyroin

NSAIDs : Ibuprofen, Meclofenamate, Naproxen, Sulindac, Indomethacin

항생제 : Cephalosporine계, Clindaymycin, Erythromycin(임신 16주후 요주의), Etham butol, Lincomycin, Penicillin계,

고혈압계 : Methyldopa, Hydralazine, Propranolol, Atenolol, Oxprenolol, Labetalol, Prazocin

천식치료제 : Aminophylline & Theophylline(임신24주 후 요주의)

혈당강하제 : Insulin

변비약 : 팽창성(Bulk forming) 하제, 자극성 하제(예 : Alaxyl) 등이 있다.

(4) 임신 16주 후 분만때까지도 투여에 주의해야 할 약제

NSAIDs : 동맥관 조기폐쇄로 신생아의 지속성 폐고혈압증, 분만지연, 예정일 초과, 양수 감소, 신생아, 태아의 출혈 경향

Aminoglycosides : 비가역성 제7뇌신경장해

Erythromycins : 모체의 간기능 장해

Tetracyclines : 태아의 치아골에 색소침착, 모체의 간기능 장해

Chloramphenicols : 신생아의 gray syndrom (중독농도 도달시)

Sulfa drugs : 신생아의 고비리루빈치

Furans : 태아 신생아의 용혈성 빈혈

Testosterons : 여아의 남성화

Anabolic steroids, Vasopressin : 자궁수축, 수분저류

Antithyroids : 태아 신생아의 갑상선종, 갑상선 기능저하

Adrenalcortico steroids : 태아 신생아의 부신피질 기능 저하

Benzodiazepines : 신생아의 근긴장 저하, 기면, 금단증상(예 : 신경과민), 황달

(5) 최기성(催奇性)이 있는 것으로 알려진 약물

Aminopterin/MTX	Lithium
Androgens	Methyl mercury (organic)
Busulfan	Paramethadione/Trimethadione
Cocaone(abuse)	Phenytoin
Coumarin deriv.	Polychlorinated biphenyls(PCB)
Cyclophosphamide	Tetracycline
Diethylstilbestrol	Thalidomide
Ethano(high dose)	Valproic acid
Etretinoate	Vit-A(>18,000IU/day)
Isotretinoin	Conjugated Estrogen
Oral Contraceptives	
Vaccines(Measles, Mumps, Rubella, Smallpox)	

(6) 임신중 약물 복용시 그 위험도 판정 방법

임신중 약물 복용시의 위험도는 신중을 기하여야 하며 약물을 복용한 시기(임신주수), 약물의 위험도 및 복용량을 검토하여 종합적이고 객관적인 판정을 내려야 한다. 일본에서는 이러한 요소들에 일정한 점수를 주고 이들 점수에 따라 태아의 기형발생 가능성을 판정하는 방법을 사용하고 있으며 이 방법을 종합하여 보면 다

음과 같다(평가조건참조).

① **약물위험도 평가**

문헌의 신뢰도, 복용량, 복용기간, 시판후 경과기간 등을 평가하되 미국 FDA나 호주의 약물 위험도 분류표를 참고로 하며 위험도 점수를 배점한다.

평가조건	위험도점수
· 역학조사상 최기성(催奇性) 경향이 없고, 긍정적 보고도 없음. 동물실험에서도 인정된 바 없고 식품으로 사용중임.	0점
· 역학조사나 최기형 증례보고 또는 동물실험 없고 최기형 인정안됨. 국소적으로 사용하는 약 또는 곤란함	1점
· 역학조사상 최기형 긍정적 증례보고 없음. 동물에서 최기형 보고. 긍정/부정적 보고로 우열 판별이 곤란함.	2점
· 역학조사상 최기성을 시사하는 긍정적/부정적 보고(부정>긍정) 있음. 동물실험에서 최기형 보고, 사람에선 불확실	3점
· 역학조사상 최기형 시사하는 부정적/긍정적 보고(긍정>부정) 있음. 신뢰도 높은 최기형 관련 증례보고 다수(역학조사 결과 없음)	4점
· 역학조사상 최기형이 확정적임. 동물실험 결과 최기성(催奇性)이 확정적임.	5점

② **복용시기의 위험도**

약물 복용시기를 마지막 월경시작 제1일부터 계산하여 태아의 발생시기에 따라 절대 과민기, 상대과민기로 나누어 배점하였다.

최종 월경시작일부터의 일수에 따른 과민도		평가점수
0일-27일	무 영향 기	0점
28일-51일	절대 과민 기	5점
52일-85일	상대 과민 기	3점
86일-112일	비교 과민 기	2점
113일-출산일	잠재 과민 기	1점

③ **종합점수에 의한 위험도 판정**

약물위험도점수×복용시기의 위험도 점수=위험도 종합점수

④ **종합점수에 따른 판정과 해설**

종합점수	판 정	해 설
0~6	무영향	약물에 의한 영향이 전연 없음
7~11	주 의	기형발생 가능성은 복용하지 않은 사람과 같거나 비슷하며 시판후 문제가 없는 신약으로 사람에 대한 보고가 없으며 동물시험에서 최기형이 보고되기는 하였으나 일단은 안전함
12~19	경 계	기형발생 가능성이 있으며 발생 확류은 약물을 복용하지 않은 경우를 1%라고 할때 2~3% 정도될 수도 있으나 임신중절의 대상으로는 생각되지 않음
20~25	위 험	기형발생 가능성은 복용하지 않은 경우보다 명백히 증가하여 임신중절 판단의 근거가 될 수도 있음

예)

환자 : 감기 기운이 있어서 타이레놀을 2알 먹었는데 아무래도 임신인 것같다. 괜찮겠는가?

약사 : 마지막 월경이 시작된지 며칠이나 되었는가?

환자 : 20일쯤 된 것 같다.

검토 :

복용약물 : 성분 및 함량

Acetaminophen 300mg/T

문헌조사 : 미국 FDA 분류-B ; 소량 복용

역학조사나 최기형 증례보고 또는 동물 실험없고 최기형 인정 안됨.

* 약물의 위험도 점수 = 1점

복용시기 : 무 영향기

위험도 종합 점수 = 1 × 0 = 0

판정 : 약제에 의한 영향이 전연 없으니 안심해도 좋다.

〈임신과 한약〉

부인과적으로 한약을 복용하게 되는 경우는 월경부조(月經不調)에, 임신오조(姙娠惡阻), 충임불고(衝任不固), 궁냉불잉(宮冷不孕) 등의 경우로 이들 약과 임신과의 관계는 비교적 잘 알려져 있으나 그외의 경우에는 알기가 어려운 경우가 많다.

특히 임신중에 고경안태(固經安胎)를 목적으로 하는 보허약은 별 문제가 없으나 좁은 의미로 자궁내의 혈어(血瘀)를 제거함을 의미하는 활혈거어약(活血祛瘀藥), 강력한 사하약(瀉下藥)이나 이수약(利水藥)들은 태아의 안전을 위협하므로 대부분이 금기로 되어 있다.

금기약들은 활혈조경지통약(活血調經止痛藥)인 소목(蘇木), 현호색(玄胡索), 홍화(紅花), 도인(桃仁), 우슬(牛膝)과 파혈축어소징약(破血逐瘀消徵藥)인 봉출(蓬朮), 삼릉(三稜), 맹충, 수질(水蛭), 자충이 있다. 준하축수약(峻下逐水藥)인 대극(大戟), 원화, 감수(甘逐), 파두(巴豆)와 공하약(功下藥)인 망초(芒硝), 이수삼습약(利水滲濕藥) 중 의이인(薏苡仁) 그리고 수은, 마전자 등이다.

또한 신중히 사용하여야 할 약으로는 천궁(川芎), 육계(肉桂), 목단피(牧丹皮), 대황(大黃), 후박(厚朴), 익모초(益母草), 동과자(冬瓜子), 부자(附子), 건강(乾薑), 맥아(麥芽), 우황(牛黃), 사향(射香), 조협 그리고 이수삼습약(理水滲濕藥)들인 저령(猪苓), 복령(茯苓), 통초(桶草), 인진호(忍陳호), 등심초(燈心草), 목통(木通), 활석(滑石), 동과피(冬瓜皮), 택사(澤瀉), 차전자(車前子) 등이 이에 속한다.

그러므로 이들 약물이 함유된 한약이나 식품을 섭취하였을 경우 그 예후를 주의하여 관찰하여야 한다. 특히 손쉽게 음료로서 섭취할 수 있는 율무차(의이인 함유)와 수정과(생강, 계피 함유) 우황정심환(우황, 사향 함유)의 상용(常用)은 피해야 한다.

〈임신과 방사선 조사〉

임신중 흉부-X선 촬영등 부득이하게 방사선을 쪼여야 할 경우 복부를 보호막으로 차단하여야 하므로 임신중에는 물론 임신을 계획중인 경우라도 반드시 촬영전 방사선 기사에게 알려야 한다. 약물과 마찬가지로 방사선에의 노출도 임신주수에 따라 태아에 미치는 영향이 다른 것으로 보고되고 있다.

(1) 착상전(수정후 10~14일) : 태아(胎芽) 사망

(2) 기관형성기(-8주) : 최기성 약물과 이온성 조영제에 가장 민감하며 약 20%에서 기형발생(주로 CNS계에 영향을 미침)

(3) 태아(胎兒)기 (8주~분만) : 기관형성기 보다 적게 기형발생

① 태아기 초기 : 소뇌증

② 30주 후의 방사선 조사로 인한 선천성 장해는 극히 드물고

③ 골반촬영으로 2cGy의 X-ray에 노출시 10년후 자녀가 백혈병에 걸릴 확률은 1:2,000이며, 비 노출자의 경우는 1:3,000이라고 함.

이상으로 임신부에게 약물을 투여할 때의 주의사항을 살펴보았다. 그러나 1차 의료인인 약사들은 임신부로 하여금 병원에서의 산전진찰을 통하여 태아의 성장 확인은 물론 모체의 영양관리, 감염 및 질병관리를 잘 하도록 조언하여야 한다. 특히 핵가족시대의 젊은 부부들은 집안 어른들과 함께하는 생활속에서 습득할 수 있는 태교법들을 얻기 어려우므로 단순한 질병치료를 위한 투약의 대상이 아닌 전인적인 상담의 대상으로 도와주어야 한다. 즉 임신중 모체의 마음가짐, 감정상태 등이 그대로 태아에게 전달되어 아기의 인격형성에 영향을 끼치므로 과격한 감정 및 행동은 피하며 바른것 만을 듣고 보고 말하며 바르게 생각하여야 한다. 임신을 계획하게 되면 체중을 정상으로 유지하도록 하고 임신후는 균형잡힌 식단으로 태아가 필요로 하는 열량과 단백질, 지방질, 무기질 등을 충분히 공급하되 고추, 겨자, 마늘, 후추 등의 자극성 조미료와 커피, 홍차, 술, 담배등도 피하거나 양을 줄여야 한다. 또한 부부생활도 임신 초기와 말기에는 피하여 태아를 보호하여야 한다. 결론적으로 임신부는 수정된 태아(胎芽)가 건강한 태아(胎兒)로 성장발육되어 건강한 신생아로 이 세상에 태어나도록 새 생명에 대한 경외심과사랑으로 모든 노력을 기울여야 한다.

5. 고 령 자

1) 노인병의 특성

나이에 따르는 생리적 노화과정은 보편성, 고유성, 진행성 및 유해성의 특징이 있는데, 이 중 유해성과 진행성은 노인에서 질병의 발생빈도를 증가시키고 증상을 심화시키는 결과를 초래한다. 노인병은 대부분 장기간에 걸친 생리적 노화과정과 병직 진행과정의 구분이 어려운 경우가 흔하고, 대개 기능 저하와 후유증을 동반하며, 부분 치유된다.

노인병의 특성으로는 두가지 이상의 질병이 병존하는 다장기질환이며 높은 이환율을 나타낸다. 그 증상과 경과가 비전형적이어서 예측과 달리 나타나는 경우가 많고 합병증이 잘 생기며 악화가 잘되고 회복되는 속도가 늦다. 환자마다 약물에의 반응이 많고, 다르고 부작용과 상호작용이 빈번하며, 수분과 전해질 균형이 불안정하다. 또 정신증상의 발현이 잦고 검사의 정상치가 다르게 나타나는 등 여러 위험요소들을 가지고 있기 때문에 여러 진료과의 의사, 약사, 영양사, 물리치료사 등 여러 분야가 협동 접근하여야 치료해 나갈 수 있다.

2) 고령자 약물투여의 특성

노인환자들은 노화에 따른 변화로서 위장내 pH 증가, 혈청 알부민치의 저하, 단백질 - 약물의 결합변화, 간혈류량 감소, 효소의 활성 및 유도의 감소, 신장혈류량 감소, 신사구체 여과량 감소 등과 같은 약동학적 특성을 나타내는데, 이로 인해 대체적으로 약물의 치료효과에 민감할 뿐 아니라 그 독성효과에도 예민하며 따라서 부작용 발생빈도도 높은 수치를 나타내고 있으므로, 투약시 노인의 약동학적 특성을 고려하여 약의 종류를 선택하고 용량을 조절해야 한다.

또 노화에 따르는 생리적 변화가 체내에서의 약물동태에 영향을 미치고 여기에 공존하는 질환과 유전적, 환경적 요인들이 연관되어 있어, 고령자에 대한 약물요법은 환자마다 각기 다르게 시행되어야 하는 경우가 많다.

고령자 약물투여의 특성을 보면, 두 가지 이상의 질병이 공존하는 경우가 흔하기 때문에 자연히 약물도 여러가지 약을 한꺼번에 쓰게 되므로, 이로 인해 복용할 약수량과 1일 복용횟수가 많고, 부작용 발현율이 커지며, 약물상호작용 발생 빈도가 증가하게 된다. 또 노인이기 때문에 약물에의 반응이 다른 경우가 많아 같은 용량에서도 효과가 다르게 나타난다.

또한 만성질환이어서 일생 투약을 요하는 경우가 흔하기 때문에 장기투약에 따른 환자의 거부감, 인내심의 부족, 약의 중요성에 대한 인식부족, 낫지 않는 자신의 질병에 대한 회의 등으로 복약순응도가 낮다는 점등이다.

3) 고령자 약물투여시의 원칙

① 가장 필요한 약물만을 사용하여 약물부작용 및 약물상호작용을 줄이고, 복약순응도를 높임으로써, 불피요한 치료에 의한 경제적 부담을 줄인다.

② 고령환자는 젊은 층에 비해 약물의 축적가능성이 높으며, 또한 약에 대한 감수성이 증가됨으로 예기치 못한 부작용을 초래할 수 있으므로 축적이 심하거나 내성이 생기기 쉬운 약물 및 독성이 강한 약물의 사용은 가능한 한 피한다.

③ 제형에 있어서 환자가 복용하기 쉬운 제형으로 시럽등의 내용액이나 서방형 제제를 고려하여 처방한다.

④ 나이에 따른 약동학적 변화로 인해 약물의 체내 축적이 일어나므로 낮은 용량에서 시작하고, 투여간격도 늘이는 것이 바람직하다. 특히 신장으로 배설되거나 혈장 알부민과의 결합율이 높은 약물에서는 감량이 반드시 필요하다.

⑤ 약물효과가 나타나는 환자의 반응을 파악하여 겨인에 따라 약용량을 조절한다.

⑥ 투약내용에 관하여 환자는 물론 가족들에게 자세히 설명하고, 잊어버리지 않도록 서면으로 주의 또는 지시사항을 간단히 요약해 준다. 그리고 매일 약물복용여부를 기록할 일기장 또는 달력의 사용을 권장한다.

⑦ 적어도 3~6개월에 한번은 투약내용을 점검하여 특별한 적응증이 없는 약물은 사용을 중지토록 하고 오래된 약은 폐기토록 하여 새로 처방된 약과 혼돈을 주지 않도록 지도한다.

4) 빈용되는 약물투여시 주의사항

1995년 서울대학교병원 외래노인환자를 대상으로 조사한 자료에 의하면 65세 이상 노인에게 투여된 약품의 효능별 처방빈도를 보면, 순환기계 작용약이 33.2%, 중추신경계 작용약이 17.3%, 소화기계 작용약이 14.2%로 나타났다.

순환기계 작용약중 처방빈도가 높은 약물로서는 diltiazem, isosorbide, atenolol, nifedifine, enalapril, nicardipine, nicorandil, nicergorline, pentoxifylline, digoxin, theophylline, captopril 등의 순으로 나타났다.

중추신경계 작용약으로는 aspirin(순환기질환에 소용량투여), diazepam, amitriptyline, alprazolam, madopar, fenoprofen, chlordiazepoxide, lorazepam, diclofenac 등이 사용되고 있었다.

소화기계 작용약 중에서는 cisapride, magnesium oxide, phazyme, bearse, mylanta, ranitidine, domperidone, alaxyl, mutacil 등 이었다. 빈용되는 약물에 대해 고령자에게 투여시 주의할 사항은 다음과 같다.

(1) 칼슘길항제 - diltiazem, nifedipine, nicardipine 등

전반적으로 보아 노인에게 사용하기에 적합한 약물이다.

이뇨제만큼 효과적이며 대사와 전해질에 대한 영향, 진정, 체위성 저혈압 등의 효과가 적다. 항 협심증효과가 있으면 만성폐쇄성 폐질환, 당뇨, 말초혈관질환, 만성신부전이 병존하는 환자에게 유리하다.

노인 특기사항을 보면 노인환자는 강한 저혈압 반응이 나타날 수 있고 또 특히 변비가 문제될 수 있다.

노인에 있어 칼슘길항제가 다른 치료보다 효과가 더 우수하다고 할 수는 없을지라도 심각한 중추신경계 부작용이 나타나지 않으므로 이것이 다른 항고혈압약에 비해 잇점이 된다.

(2) ACE저해제 - enalapril, captopril

전반적으로 노인에게 적합한 약물이다.

이뇨제만큼 효과적이며 중추신경계영향, 기립시 장애, 말초혈관증상 등이 적다.

당뇨, hypercholesterolemia, 말초혈관질환, 울혈성 심부전이 병존하는 환자에게 유리하다. 이뇨제와 병용시 이뇨제의 부작용을 줄여주며 효과가 증강되므로 저혈압을 주의해야 한다.

문제점으로 약 15%에서 기침(kinin induced broncho-constriction)이 문제가 되며 혈청칼륨치상승, 신기능저하, 혈액이상 등을 초래할 수 있으므로 사용시 주의를 요한다.

노인 특기사항을 보면 노화에 따라 사구체여과(및 크레아티닌 클리어런스)가 흔히 감소하기 때문에 노인은 ACE저해제에 과도한 반응을 나타낸다.

간변화에 따른 임상반응 차이는 관찰되지 않았고, 울혈성 심부전과 당뇨병이 있는 노인환자에 대해 선호되는 약이다.

당뇨성 단백질뇨는 감소되며 인슈린감수성은 증강된다.

일반적으로 부작용 기록이 노인환자에게 유용하며 중추신경계 혼돈을 일으키지 않는다. 처음 시작은 가장 낮은 용량으로 하도록 한다.

(3) 이뇨제 - hydrochlorothiazide 등

오랫동안 노인에게 사용되어 왔으나 부작용 등의 이유로 최근에는 사용빈도가

많이 감소하고 있다.

본태성 고혈압을 가진 노인환자에게 효과적이며 이환률, 사망률이 감소한 보고가 있다. 울혈성 심부전, 말초부종에 효과적이며 복용편리, 가격저렴의 장점이 있다.

문제점으로는 혈장량을 감소시켜 기립성 저혈압을 초래하고 hematocrit치의 상승을 일으켜 혈액점도를 높여서 뇌경색증 또는 허혈성 심질환의 빈도를 높일 수 있다.

전해질의 불균형을 일으키고 당뇨병을 유발 또는 악화시키고 뇨산치를 상승시키고 고지혈증을 일으킬 가능성이 있다.

당뇨, 통풍, 고콜레스테롤혈증환자에게는 사용하지 않는다.

(4) 베타차단제 - atenolol 등

항허혈, 항부정맥 효과가 보고되어 있다. 과도한 혈압강하, 서맥, 심부전증악화, 기관지천식악화, 기력감퇴 등의 문제가 있다.

천식, 당뇨, 울혈성 심부전환자에게 투여하지 않는다.

(5) 비스테로이드성 소염진통제 - aspirin, fenoprofen, diclofenac 등

노인층은 비스테로이드성 소염진통제의 부작용에 대해 위험한 그룹이다. 투여환자의 60%까지 위궤양 및(또는) 출혈을 증상없이 가져올 수 있는데 이 경우 H2-차단제와 sucralfate의 병용 투여에 의해 예방되지 않는다. misoprostol이 유일하게 인정된 예방약이다. 공존하는 질환과 병용약물이 위장관계 부작용을 악화시킬 수 있다. 가능한 한 최소용량으로 가장 짧은 기간동안만 투여하도록 한다.

노화에 따른 신장기능저하를 고려해야 한다. 이명은 청각장애의 독성 표시이다. 과량 또는 고용량에서는 혼돈, 홍분, 환각같은 중추신경계 부작용이 나타난다. 이러한 부작용들은 젊은 사람보다 적은 용량에서 나타난다.

5) 약물투여에 따른 부작용

노인환자들은 가지고 있는 질병의 종류가 여러 가지이기 때문에 이에 따라 복용하는 약물의 수가 많아서 젊은 환자에서 보다 약물부작용 발생빈도가 2~3배 높다. 그러나 노인들은 부작용을 잘 인지하지 못하고, 이런 부작용이 다른 또 하나의 병으로 간주되는 경우도 많아서 실제로는 이보다 더 많을 것으로 짐작된다. 부작용을 증가시키는 또 다른 요인으로는 노화에 따른 약물동태의 변화로 약에 관한 반응의 정도가 달라져서 나타나며, 체구의 감소, 간기능, 신기능의 저하나 장애에 의해 나타난다.

노인에서는 부작용이나 중독작용의 정도가 위험하고 중추신경증상이 나타나기 쉬운 점이 중요하며 의식장애나 경련등이 나타나기 쉬운 것이 특징이다. 부작용은 용량과 연관된 경우가 대부분이어서 부작용 발생시 용량을 줄이거나 중지한다.

노인환자에게 흔히 부작용을 유발시키는 약물로는 furosemide, thiazide 등의 이뇨제, 베타차단제, 칼슘차단제, 교감신경홍분제, 비스테로이드성 항염증제, steroid, benzodia- zepine, 항우울제, theophylline 등이 있다.

6) polyphamacy에 의한 약물 상호작용

고령자에서는 두 가지 이상의 질병이 병존하는 만성장기질환이 많아 자연히 약물도 여러가지 종류의 약을 한꺼번에 쓰게되므로 이들 약물간의 상호작용이 일어날 확률이 젊은 층보다 훨씬 커진다. 또 여러 진료과를 보기 때문에 상호작용이 고려되지 않아서 일어나는 경우가 있다.

부작용 발현율도 높아 이를 해결하기 위해 약을 투여하게 되고, 약에 대한 심리적 의존심 때문에 처방없이 제산제, 진통제, 하제 등을 추가하게 되는데 이러한 polyphamacy가 약물 상호작용의 발현율을 높인다.

상호작용이 예상되거나 발견되었을 경우에는 그 내용에 따라 용량을 줄이거나 다른 약으로 바꾸거나 또는 주의깊게 관찰하며 투약하도록 한다.

고령자에게 나타나는 약물상호작용의 예를 아래에 몇가지 예시하였다.

① Oral hypoglycemic drug 과의 상호작용약물

· ACE inhibitor : hypoglycemia reports (특히 저혈당 증세가 잦을 때는 감량요)

· Beta blocker : hypoglycemic symptom,
(저혈당시 혈당을 증가시키려는 normal recovery reaction 장애)

· Cimetidine, Ranitidine : 저혈당 risk 증가

· Thiazide : hyperglycemia 유발

② Steroids와의 상호작용약물

· Antacids : large dose시 흡수 지연

· Diuretics : 둘다 hypokalemia 유발

· NSAIDs : GI bleeding & ulcer incidence 증가

③ Quinolone 과 Antacids와의 상호작용 : 혈중농도 감소

④ ACE inhibitor와의 상호작용약물

· Antacids : 흡수를 1/3까지 감소시킴.

· Diuretics : 소수환자에서 first dose 1시간내에 dizzy, hypotensiondiuretics의 종류에 따라 과카리증 또는 저카리증 유발가능.

· NSAIDs : PG 합성차단 작용으로 강압효과 감소.

⑤ Diuretics 와 NSAIDs의 상호작용 : 강압효과가 감소, 때로는 전혀 강압효과가 나타나지 않음.

⑥ Beta blocker 와의 상호작용약물

· Cimetidine : enzyme inhibitor이며, hepatic blood flow 감소시키므로 beta blocker의 혈중농도 2배 증가(propranolol, metoprolol의 경우).

· NSAIDs : indomethacin의 경우 강압효과 줄이므로 beta blocker 증량 하거나 다른 NSAID 사용.

· Smoking, Coffee, Tea drining : 대사증가로 약간의 용량 증가 필요.

⑦ Ca channel blocker 와의 상호작용약물

· ASA : Ca blocker의 antiplatelet effect가 증가, bruise.

· Cimetidine. Ranitidine: 혈중농도 증가하므로 감량 요.

⑧ Iron와 Antacids의 상호작용 : iron 효과와 흡수 감소.(고로 따로 공급)

⑨ Vit C와 ASA의 상호작용: ASA가 ascorbic acid 흡수를 1/3까지 감소시킴. (Vit C가 필요한 Rheumatoid Arthritis, common cold시 유의).

7) 고령자 약물투여시 교육내용과 방법

① 약물치료의 근본적인 이유를 이해시키도록 한다.

② 투시약을 같이 보면서 설명해 주도록 한다.

③ 복약지시문을 첨부하여 주면서 설명하여 준다.

④ 가능한 한 간편한 스케쥴로 투약한다.

⑤ 가능하면 정제나 캅셀제보다는 수제를 투약한다. 또 같은 약이라도 노인환자가 잘 먹을 수 있는 용기나 포장을 선택한다.

⑥ 약의 사용법, 투약기간, 복용중 피해야 할 것, 저장법 등을 알기쉽게 교육한다.

⑦ 환자와 가족, 약사간의 상호 신뢰감을 높이도록 한다.

⑧ 시력장애가 있는 노인환자의 경우

· 봉투나 라벨에 크고 또박또박 정자로 써준후 읽어준다.

· 여러가지 약인 경우 라벨의 색깔로 구별해 주면 좋다. 노인환자는 보라색, 파란색, 녹색보다는 노란색, 오렌지색, 빨간색을 더 잘 볼 수 있다.

⑨ 청력장애가 있는 노인환자의 경우

· 환자를 바로 쳐다보면서 대화하도록 주의한다.

· 똑똑하고 분명한 발음으로 되도록 천천히 이야기 한다.

· 때로는 대화의 내용을 적어주거나 그림을 이용하여 상담한다.
· 적절한 제스처를 사용하여 이해를 돕는다.

⑩ 인지능력, 기억력장애가 있는 노인환자의 경우

· 주의사항을 간단명료하게 분류하여 설명한다.
· 이해하기 쉬운 단어로 일상적인 사건과 연결시켜 설명해 준다.
· 그림등 이해력을 높일 수 있는 방법을 이용한다.
· 조언은 이유를 달아서 설명하면 납득시키기 쉽다.
· 너무 많은 설명은 적은 것보다 못하다.
· 한번에 한가지씩 짚어 나가고 중요한 부분은 다시 강조해 준다.

8) 고령환자 관리

환자의 약력을 권라하는 목적은 환자에게 처방되거나 투여되는 모든 투약에 관한 기록을 유지하고 모니터하는 방편을 제공하는 것이다. 노인환자는 여러 병을 동시에 앓고 있는 경우가 많으므로 진료과의 여러 병명에 대한 동시 처방을 횡적으로 또 종적으로 연결시켜 줌으로써 환자치료상의 문제점을 해결해 나갈 수 있다.

약력의 역할은 환자는 여러명의 의사나 약사에게 치료와 투약을 받는 일이 흔하기 때문에 이 경우 약력기록이 약사와 의사에게 약물에 관한 정보를 제공하는 source가 되며 약물요법을 상호 연결시켜주는 역할을 하고 환자에 대한 약물 교육을 정확하게 실시할 수 있게 한다.

약력의 구성요소를 보면 약력중에는 환자관련 data, 약물관련 data, 의사관련 data 가 통상 포함된다. 환자에 관한 것으로 알려진, 과민성등을 비롯하여 진단명과 환자 인적사항이 포함되며 약품에 관해서는 현재 복용중인 약품명과 조제한 약품명, 함량, 수량, 제형, 투여방법 등이며 여기에 의사관련 정보를 포함한다.

약력의 작성방법은 약품의 가감이 가능하고 용량이나 용법이 달라지면 이 표시가 가능하며 투약시작일과 종료일을 쉽게 알아볼 수 있도록 일정한 서식을 이용하여 직접 기재하거나 컴퓨터를 이용한다. 약력은 약사가 약물요법을 모니터하여 다음과 같은 치료상의 문제를 해결하기 위해 활용된다.

약력은 동일 약품 또는 유사약품이 이중투약되지 않도록 하고, 용량이 과다 또는 과소하게 투약되는 것을 방지할 수 있고, 약물-약물 및 질병-약물간 상호작용 여부를 파악할 수 있다. 약물 투여시 염두에 두어야 할 것은 과연 효과가 적합한 약물인가, 제일 부작용이 적고 잘 선택된 약인가, 용량과 투여일수가 적합한가 다시 한번 생각해야 한다.

노인병은 의사나 약의 힘으로 치료(cure)한다기 보다는 생명이 다 하는 날까지

quality oflife를 좀 더 나은 수준으로 유지하기 위해 환자 스스로 병을 다스려 가는(care) 것이다. 복잡한 환자상태와 투약내용에 대해 일목요연하게 약력을 작성하고 이를 활용하여 조제시에 문제가 생기지 않도록 하고, 투약시에 환자로 하여금 복약의 중요성을 깊이 인식시켜 제대로 제 시간에 복용하게 함으로써 약의 효과가 환자를 편안하게 해줄 수 있다는 가치있는 일이다.

점점 늘어나고 있는 노인 인구를 대상으로 하는 노인 약물요법은 상대적으로 중요성이 커지고 있으며, 노인 환자들이 정확하게 진단받아 올바르게 약을 복용할 수 있도록 노인 약물요법 정보의 축적과 함께 복약지도와 환자관리에 힘을 기울여야 할 것이다.

6. 소화기계 환자

1) 제산제 및 H_2차단약의 약물 상호작용

(1) 제산제의 약물 상호작용

제산제는 위염, 소화성궤양, 역류성식도염의 치료 혹은 치료보조제로 널리 사용되며, 또한 약물로 인한 위장장해를 경감시킬 목적으로 병행하여 처방되는 경우가 많다. 일반적으로 제산제에는 Al, Mg, Ca과 같은 금속양이온이 함유되어 있으며, 이미 오래 전부터 이들 물질에 의한 tetracycline계 항생제의 위장과 흡수저하가 알려져 왔다.

제산제가 약물상호작용을 일으키는 기전은 크게 2가지로 설명될 수 있으며, 물리적 흡착 또는 킬레이트 형성, 위내 pH변화로 인한 흡수저해와 뇨의 알칼리화에 따른 뇨배설의 변화이다(표 4·11). 제산제와 병용시 흡수가 저해되는 약물로는 digoxin, 철분제제, isoniazide, phenytoin, ketoconazole, tetracyclines, quinolones, H_2차단약, folic acid 등이 있으며, quinolone계 항생제인 경우에는 흡수저해는 물론 뇨중 용해도 감소로 인하여 crystalluria와 신독성을 유발할 수 있다. 또한 항부정맥제인 quinidine은 제산제와 장기간 병용할 경우 뇨배설 감소와 독성을 유발할 수 있다.

그밖에 제산제와 bisacodyl정과 같은 장용정(enteric coated tab.)과 병용할 경우 위내 pH증가로 장용정이 위내에서 용해, 위를 자극할 수 있으므로 동시 투여를 피해야 한다.

표 4·11 제산제의 약물상호작용

약 품 명	pharmacologic effect			
	Al염	Mg염	Ca염	Al+Mg
allopurinol	↓			
benzodiazepines	↑	↓		↓
captopril				↓
cimetidine	↓	↓	↓	↓
dicumarol		↑		
digoxin	↓	↓		↓
iron	↓	↓	↓	↓
isoniazide	↓			↓
ketoconazole	↓	↓	↓	↓
levodopa				↑
penicilamine	↓	↓		↓
phenothiazines	↓	↓		↓
phenytoin	↓	↓	↓	↑
quinidine	↑	↑	↑	↑
quinolones	↓	↓	↓	↓
ranitidine	↓	↓	↓	↓
salicylates	↓	↓	↓	↓
tetracyclines	↓	↓	↓	↓

① quinoline(퀴놀론)계 항생제와의 약물 상호작용

최근들어 norfloxacin을 비롯하여 ciprofloxacin, ofloxacin, pefloxacin과 같은 퀴놀론계 항생제가 개발되어 광범위 항생제로 감염증 치료에 폭넓게 사용되고 있는데, 이들 퀴놀론계 항생제의 투여시 식욕부진, 복부불쾌감, 오심 등의 소화기계 부작용을 방지할 목적으로 Mg/Al을 함유하는 제산제를 동시에 처방하는 경우가 흔히 있다. 그러나 이들 퀴놀론계 약물을 제산제와 병용할 경우 금속양이온과 약물상호작용을 일으켜 장관 흡수가 현저히 저하(20~90%:평균 50%), 유효혈중농도에 도달하지 못하는 것으로 보고되고 있으며, 그 결과 감염증 치료의 실패와 내성발현 등의 심각한 결과를 초래하게 된다. 최근 일본에서 행해진 연구에 따르면 수산화마그네슘과 병용시 상호작용의 정도가 ofloxacin의 제일 적고, enoxacin은 중등도,

ciprofloxacin 및 norfloxacin은 크게 영향받는 것으로 보고하고 있으며, 특히 norfloxacin의 경우 그 흡수저해의 정도가 매우 커서 혈중으로부터 거의 검출되지 않는 것으로 밝히고 있다. 그밖에 탄산칼슘을 함유하는 제제 역시 퀴놀론계 약물의 흡수를 저하시키는 것으로 알려져 있으나 그 정도는 Al함유제제 보다는 약한 것으로 보고되어 있다.

한편 sucralfate는 Al화합물(aluminum sucrose sulfate)로 궤양조직과 특이적으로 결합 보호막을 형성하므로서 항궤양작용을 나타낸다. 이 약물 역시 Mg 및 Al을 함유하는 제산제와 마찬가지로 퀴놀론계 항생제와 병용투여시 약물흡수를 현저히 감소시킨다. 또한 식후 병용보다 공복시 병용한 경우 더욱 영향받는 것으로 보고되어 있다.

이상과 같은 약물상호작용의 기전은 퀴놀론계 약물의 4-oxo-3-carboxy기와 금속양이온(Al, Mg, Ca, Fe, …)이 킬레이트를 형성으로 위장관에서의 흡수를 방해하는 것으로 생각되고 있으며, 그중 Al이 가장 안정한 킬레이트를 형성하는 것으로 알려져 있다.

복용방법으로 퀴놀론계 약물과 제산제는 약물상호작용을 피하기 위해 다음 2가지 방법을 고려할 필요가 있다. 하나는 복용간격을 조정하는 것이며, 다른 하나는 금속양이온을 함유하는 약제 대신 다른 약제(예 : H_2차단약)를 선택하는 것이다. 복용간격의 조정법은 퀴놀론계 약물과 제산제를 적어도 2~4시간 간격을 두고 복용해야 하고, 복용 순서는 퀴놀론계 항생제 다음으로 제산제를 복용하는 것이 권장된다. 이는 quinolone계 약물의 장관 흡수가 빨라 대개 복용후 2시간 이내에 최고 혈중농도에 도달하기 때문이다. 따라서 quinolone계 항생제를 식후 30분 이내에 복용케 하고, 그로부터 2시간 뒤(식간에 해당) 제산제를 복용하면 유효한 혈중농도를 기대할 수 있다.

타약물로의 교체방법으로 제산제 대신 H_2차단약으로의 변경을 고려해 볼 수 있다. H_2차단약 가운데 cimetidine은 enoxacin, pefloxacin, temaflo xacin과 같은 몇몇 약물의 혈중농도를 상승시키는 것으로 보고되어 있으나 ranitidine은 별다른 영향을 미치지 않는 것으로 알려져 있다.

② H_2차단약의 약물 상호작용

cimetidine을 비롯하여 ranitidine, famotidine, nizatidine과 같은 H_2 차단약은 그 유효성과 안전성으로 현재 소화성궤양의 예방 및 치료에 광범위하게 사용되고 있다. cimetidine은 최초로 개발된 H_2 차단약으로 간의 마이크로좀에 존재하는 약물

대사효소계인 cytochrome P-450을 저해하며, 이는 다른 H_2 차단약에 비해 매우 두드러진다. 따라서 warfarin, TCA(tricyclic antidepressants), benzodiazepines (chlordiazep oxide, diazepam, midazolam), glipizide, glybu ride, metoprolol, metronidazole, phenytoin, propranolol, xanthines (aminophylline, theophy lline)과 같은 많은 약물과 상호작용을 일으키며, 이는 특히 혈중농도 치료역이 좁은 약물일 경우 혈중농도 상승과 그로 인한 심각한 부작용을 유발할 수 있기 때문에 병용에 있어 세심한 주의가 필요하다.

cytochrome P-450은 주로 간 마이크로좀에 존재하는 heme 단백으로, 많은 isozyme의 집합체로 이루어져 있으며, 기질특이성이 낮다. 약물은 투여후 흡수, 분포, 대사의 과정을 거쳐 체외로 배설되는데, 이때 대사는 크게 2단계로 나뉘어지며, 그 첫번째 단계는 약물에 새로운 관능기를 도입, 약물을 보다 극성이 높은 화합물로 전환시키는 것이며, 주로 cytochrome P-450계 효소군이 이를 담당한다. cytochrome P-450에 의한 대사과정은 생체로부터 약물소실의 율속단계로 작용하는 경우가 많으며 따라서 cimetidine에 의한 효소 활성 저해는 곧, 병용 약물의 대사를 저해하고 소실속도를 감소시킴으로써 혈중농도의 상승과 독성발현의 결과를 가져오게 된다.

cimetidine에 의한 cytochrome P-450의 저해 기전은 cimetidine의 imidazole환이 cyto chrome P-450 heme구조의 Fe와 결합, 효소활성을 저해하는 것으로 생각되고 있으며, 이때 imidazole환에 있는 CN기가 중요한 역할을 하는 것으로 추측되고 있다. 그 밖의 다른 H_2 차단약이 cytochrome P-450에 대한 저해 작용이 없다라는 주장이 있어 왔으나, 최근 ranitidine이 간대사 효소에 대한 약한 저해작용을 갖는 것으로 밝혀졌으며, glipizide, metoprolol, midazolam, nifedipine, phenytoin, theophylline, warfarin과 같은 약물의 대사를 지연시키는 것으로 보고되고 있다.

cimetidine은 다른 H_2 차단약과 동등한 치료효과를 나타내면서 값이 저렴한 잇점을 지니고 있어 선호되어 왔으며, 현재도 많이 사용되고 있는 약물이나 antiandrogen effect와 약물대사 효소를 저해함으로써 많은 병용 약물의 대사를 저해하고 심각한 약물 상호작용의 결과를 초래할 수 있기 때문에 사용에 제한을 받는다(표 4 · 12).

그러므로 환자에게 cimetidine을 처방하기에 앞서 그 환자가 현재 복용하고 있는 약물을 확인하는 것이 중요하며, 약물 상호작용이 우려되는 경우에는 병용 약물의 용량을 조절하거나 약물 상호작용이 보고되지 않은 다른 H_2 차단약으로 대체하는 것이 필요하다.

표 4 · 12 cimetidine과 약물상호작용을 나타내는 약제

약 품 명	적 응 증	약물 상호작용
alprazolam	신경안정제	AUC↑, CL↓
amitryptyline	삼환계 항우울제	C↑
carbamazepine	항전간제	C↑(?)
chlordiazepoxide	신경안정제	T½↑, CL↓
cyclosporin	면역억제제	C↑(?)
diazepam	신경안정제, 근이완제	AUC↑, C↑, T½↑, CL↓
flecainide	부정맥치료제	C↑
fluorouracil	항암제	C↑, AUC↑a
imipramine	삼환계 항우울제	C↑, AUC↑, CL↓, T½
lidocaine	국소마취제, 부정맥치료제	C↑, AUC↑, T½
metoprolol	선택적 β-blocker	C↑, AUC↑, T½↑
metronidazole	항원충제	T½↑b, CL↓c
midazolam	bezodiazepine계 마취유도제	C↑, T½↑(?), CL↓(?)
nifedipine	Ca channel blocker	AUC↑
nortryptyline	삼환계 항우울제	F(10-hydroxynortryptyline)↑
phenytoin	항전간제	C↑, T½↑, CL↓
propranolol	β-blocker	C↑, AUC↑
quinidine	항부정맥제	C↑, T½↑, CL↓, F↓(?)
theophylline	기관지 천식치료제	C↑, T½↑, CL↓, AUC↑
tolbutamide	경구 혈당강하제	T½↑, AUC↑c
triazolam	benzodiazepine계 수면제	AUC↑, C↑, CL↓
verapamil	Ca channel blocker	AUC↑(?), F↑(?), C↑
warfarin	항응고제	C↑,T½↑b,CL↓c,CL↓,AUC↑

a: 장기투여시 b: 정맥내 투여시 c: 투여량과 관련

C: 혈중약물농도 AUC: 혈중농도곡선하면적 T½: half-life CL: clerance F: bioavailability

2) 소화기계 질환과 NSAIDs

많은 약제들이 일반적으로 위장장해를 유발하는 것으로 알려져 있으며, 특히 아스피린을 비롯, 비스테로이드성 소염진통제(이하 NSAIDs)는 그 대표적인 약제라고 할 수 있다. NSAIDs는 해열 소염 진통목적으로 단기간 혹은 PRN 요법으로 흔히 사용되며, 또한 골관절염, 류마치스성 관절염 등에 장기간 사용되게 된다.

NSAIDs를 투여받는 환자의 60%가 오심, 소화불량, 속쓰림 등을 호소하게 되는데, 이들 약물을 장기간 사용하게 될 경우 위점막에 직접적인 손상을 유발함은 물론 위점막 방어기구의 하나인 프로스타 글란딘의 생합성을 저해함으로써 미란성 위염 및 위궤양을 유발하고 나아가 위장관 출혈을 초래할 수 있다. 또한 환자가 위염이나 위궤양등이 있는 상태에서 NSAID를 투여할 경우 궤양의 악화와 천공, 출혈등의 심각한 합병증을 초래할 수 있으므로 주의를 요한다.

복약방법으로 주의할 점은 공복에 복용하지 말 것과 위궤양이나 위염 등을 앓고 있는 경우에는 패치 사용이나 위점막손상이 적은 약제를 선택할 것, 그리고 제산제, 위산분비억제제, 점막보호제 등을 사용한다.

이상과 같이 소화기계 질환자에 대한 약물 투여의 주의사항은 소화기계 질환을 예방, 치료할 목적으로 투여되는 약물과 다른 약물과의 상호작용, 그리고 소화기계 질환을 유발 또는 악화시킬 수 있는 약제사용에 있어서의 주의라는 견지에서 생각해 볼 수 있다. 제산제 및 위염, 위궤양 치료제는 그 유효성과 안전성이 인정되는 약물로 실제로 특별한 주의없이 OTC drug으로 누구나 손쉽게 구입, 복용하게 되는 경향이 있다. 그러나 위에서 살펴본 것과 같이 타 약물과 병용시 병용한 약물의 흡수를 방해하거나 대사를 저해하므로서 예기치 못한 부작용의 발현, 또는 치료의 실패를 가져올 수 있으므로 약사는 복용법을 조절하거나 다른 적절한 약물로의 대체등 구체적인 방안을 모색해야 하며, 만약 병용투여가 불가피한 경우라면 환자의 상태를 주의깊게 모니터링 하면서 부작용의 징후가 나타날 때에는 용량조절이나 다른 방법을 모색해야 한다. 또한 NSAIDs와 같이 위장장해를 유발하는 약제를 장기간 복용하게 되는 환자에 있어서의 환자의 병력에 대한 문진을 실시하고 소화기계 질환의 재발 또는 악화를 가져오지 않도록 철저한 복약지도와 환자 모니터링을 행해야 한다.

7. 신부전 환자

1) 약물 투여의 원칙

원칙적으로 꼭 필요한 약물이 아니면 신장으로 주로 배설되는 약, 신독성이 있는 약은 피하는 것이 좋다. 그러나 약제의 투여가 필요한 경우에는 신기능에 따라 사용량을 결정하고 두 가지 이상의 약을 투여할 때에는 상호간의 작용도 고려해서 사용하여야 한다(표 4·13 참조).

신부전시 약제투여는 임상에서는 다음 3가지 방법을 사용한다.

① 사용량의 투여간격을 연장하는 방법, ② 투여간격을 일정하게 하고 투여용량을 줄이는 법, ③ 앞의 2가지 방법을 병행해서 혈중농도를 유지하면서 독성이나 부작용을 줄이는 방법 등이다. 그러나 이 방법들 모두 안전하지는 못하며 따라서 약물투여시 환자의 상태를 잘 파악하여 부작용의 발생유무를 항상 감시하고 가능한 경우에는 약물의 혈중농도를 측정하면 매우 도움이 된다.

그밖에 신부전환자의 약물투여시의 주의점은 필요한 확실한 이유 설정하고, 환자의 신기능의 정도를 참작하며, 타약제와의 상호작용을 고려하여 병용하며, 약물의 혈중농도, 간장애 여부 등을 항상 유의할 필요가 있다. 다음의 약물 종류별에 따른 감량기준표를 참고하면 도움이 될 것이다.

(1) 항균제(Antibacterial agents)

Aminoglycosides에는 amikacin, gentamicin, tobramycin 등이 여기에 속하며 대부분이 대사되지 않고 신장으로 배설되므로 부하량 투여후에는 표4-13에서와 같이 조절해야 하며 특히 청신경장애가 가장 잘 일어나고 loop diuretics인 lasix나 ethacrynic acid와 병용하면 더욱 잘 생긴다. cephalosporine계와 같이 쓰면 신독성의 빈도가 높다고 한다.

Cephalosporine계는 GFR이 10ml/min 이하가 되지 않으면 용량 조절이 크게 필요하지 않고 GFR이 10ml 이하의 말기 신부전에서는 cephalothin은 상용부하량의 투여후 유지량을 8~12시간마다 투여하고 3세대 cephalosporine계도 같은 방법으로 감량 투여하면 되는데 cefoperazone은 말기 신부전에서도 비신성배설로만 소실되므로 상용량을 그대로 투여한다. 그리고 요로감염을 치료할 때는 요중농도를 높이기 위해서 상용량을 사용하는 것이 바람직하고 cephalothin은 면역학적 간질성 신장염을 일으킨 보고가 있으며 이뇨제, 또는 aminoglycoside계와 함께 투여할 시와 체액감소 상태 및 고령자에 사용하면 신독성의 위험이 높아진다.

Penicillin계 항생제는 안전역이 높기 때문에 GFR이 30ml/min 이하가 될 때까지는 상용량을 사용하고 그 이하가 되면 <표>에서와 같이 감량한다. 단 dicloxacillin, oxacillin은 말기 신부전에서도 사용량을 투여할 수 있다. 부작용으로는 carbenicillin과 penicillin G는 저k혈증성 알칼리혈증이 초래될 수 있는데, 이것은 이 약제가 세뇨관에서 K와 결합하여 K의 소실을 증가시키기 때문이라고 한다. 그밖에 carbenicillin과 ticarcillin처럼 상용량이 많은 것은 gm당 5mEq의 Na을, ampicillin과 amoxicillin은 gm당 3mEq의 NA를 부하시키므로 부종이나 심부전이 있는 예에서는 염두에 두어야 하고 penicillin G는 백만단위마다 1.7mEq의 K을 부하하므로 요량이 적을 때나 말기 신부전에서는 피하는 것이 좋다. 또한 면역적인 간질성신염이 생길 수 있으며 특히 ampicillin이나 amoxicillin은 발진 및 발열을 그

표 4 · 13 신부전시에 사용되는 약물과 약물사용법

Name	Route	Adjusted dosing interval(hr) or dose % GFR(ml/min) >50	10-50	<10	Supplement after dialysis
Aminoglycosides					
Amikacin*	R	12	12-18	>24	HD, PD
Gentamicin*	R	8-12	12	>24	HD, PD
Tobramycin*	R	8-12	12	>24	HD, PD
Penicillins					
Amoxicillin/ clavulanate	R, H	8	8-12	12-24	HD
Ampicillin	R, H	6	6-12	12-16	HD
Cephalosporins					
Cefadroxil	R	12	12-24	24-48	HD
Cefamandole	R	6	6-8	8-12	HD
Cefoxitin	R	8	8-12	24-48	HD
Cephalexin	R	6	6-8	12	HD, PD
Quinolones					
Ciprofloxacin	R	N	12-24	24	N
Lomefloxacin	R	N	75%	50%	N
Norfloxacin	R	N	12-24	A	N
Ofloxacin	R	N	12-24	24	N
Azithromycin	H	N	N	N	N
Other antibacteral agents(continued)					
Clindamycin	H	N	N	N	N
Doxycycline	R, H	12	12-18	18-24	N
Erythromycin	H	N	N	N	N
Antifungal agents					
Fluconazole	R, H	N	50%	25%	HD
Itraconazole	H, R	N	N	50%	N
Ketoconazole	H	N	N	N	N
Antimycobacterial agents					
Ethambutol	R	24	24-36	48	HD, PD
Isoniazid	H, R	N	N	N	HD, PD
Pyrazinamide	H, R	N	N	50%	HD, PD
Rifampin	H	N	N	N	?
Antiviral agents					
Acyclovir(IV)	R	8	24	48	HD
Acyclovir(PO)	R	N	12-24	24	HD
Zidovudine	H	N	N	N	HD
Nonsteroidal antiinflammatory drugs					
Acetaminophen	H	4	6	8	HD
Aspirin	H, R	4	4-6	A	HD
Diclofenac	H	N	N	N	N
Ibuprofen	H	N	N	N	N
Ketoprofen	H	N	N	N	N
Naproxen	H	N	N	N	N
Piroxicam	H	N	N	N	N
Sulindac	H, R	N	N	50%	N
Opioid analgesics					
Codeine	H	N	75%	50%	N
Meperidine	H	N	75%	50%	N
Antihypertensives(see Angiotensin-converting enzyme inhibitors, Beta-adrenergic antagonists, and Calcium channel antagonists)					
Clonidine	R	N	N	N	N
Hydralazine(PO)	H	8	8	8-16	N
Minoxidil	H	N	N	N	HD
Prazosin	H, R	N	N	N	N
Terazosin	R	N	N	N	N
Angiotensin-converting enzyme inhibitors					
Captopril	R, H	N	N	50%	HD
Enalapril	H	N	N	50%	HD
Lisinopril	R	N	50%	25%	HD
Beta-adrenergic antagonists					
Atenolol	R	N	50%	25%	HD

Name	Route	Adjusted dosing interval(hr) or dose % GFR(ml/min) >50	10-50	<10	Supplement after dialysis
Propranolol	H	N	N	N	N
Calcium channel antagonists					
Amlodipine	H	N	N	N	N
Diltiazem	H	N	N	N	N
Felodipine	H	N	N	N	N
Nifedipine	H	N	N	N	N
Verapamil	H	N	N	50-75%	N
Diuretics					
Furosemide	R	N	N	N	
Spironolactone	R	6-12	12-24	A	
Thiazide	R	N	N	A	
Antiarrhythmics					
Amiodarone	H	N	N	N	N
Digoxin*	R	24	36	48	N
Disopyramide*	R, H	75%	25-50%	10-25%	HD
Lidocaine*	H, R	N	N	N	N
Quinidine*	H, R	N	N	N	HD, PD
Sedatives					
Chlordiazepoxide	H	N	N	50%	N
Diazepam	H	N	N	N	N
Flurazepam	H	N	N	N	N
Antidepressants					
Amitriptyline	H	N	N	N	N
Doxepin	H	N	N	N	N
Fluoxetine	H	N	N	N	N
Imipramine	H	N	N	N	N
Nortriptyline	H	N	N	N	N
Other psychoactive drugs					
Chlorpromazine	H	N	N	N	N
Haloperidol	H	N	N	N	N
Lithium*	R	N	50-75%	25%-50%	HD, PD
Anticonvulsants					
Carbamazepine*	H, R	N	N	75%	N
Phenobarbital*	H, R	N	N	12-16	HD, PD
Phenytoin*	H	N	N	N	N
Primidone*	H, R	8	8-12	12-24	HD
Anticonvulsants					
Carbamazepine*	H, R	N	N	75%	N
Phenobarbital*	H, R	N	N	12-16	HD, PD
Phenytoin*	H	N	N	N	N
Primidone*	H, R	8	8-12	12-24	HD
Gastrointestinal drugs					
Cimetidine	R	6	8	12	N
Cisapride	H	N	N	N	N
Famotidine	R, H	N	N	50%	?
Metoclopramide	R, H	N	75%	50%	N
Misoprostol	R	N	N	N	N
Omeprazole	H	N	N	N	?
Ranitidine	R	N	18-24	24	HD
Sucralfate	N	N	N	N	N
Antilipemic drugs					
Lovastatin	H	N	N	N	N
Pravastatin	R, H	N	N	50%	N
Simvastatin	H	N	N	50%	N
Hypoglycemic drugs					
Glipizide	H	N	N	N	N
Insulin	H	N	75%	50%	N
Tolbutamide	H	N	N	N	N
Other drugs					
Finasteride	H, R	N	N	N	N
Terbutaline	H, R	N	50%	A	?

리고, carbenicillin과 ticarcillin은 혈소판 기능장애를 초래할 수 있다.

Slfonamide계는 신부전이 있으면 GFR의 정도에 따라 조절해야 되고 반감기가 긴것은 원칙적으로 사용해서는 안된다. 그리고 trimethoprimsulfamethoxazole은 용량조절을 표 4·13와 같이 하고 세뇨관에서 creatinine의 배설을 감소시켜 혈청 creatinine이 GFR의 실제적인 감소없이 증가할 수 있다. 또한 과민반응성 사구체신염, 혈관염 및 간질성 신염 등이 나타나는 수도 있다. Tetracycline계는 doxycycline 외에는 사용하지 않는 것이 좋은데, 그 이유는 이들이 단백이화작용을 일으키므로 요독증을 유발 내지는 악화시킬 수 있고, 드물게는 신성 Na 배설증가에 의한 고질소 혈증을 악화시킬 수 있가 때문이다.

그밖의 항생제인 erythromycin, clindamycin, chloramphenicol의 사용시에는 골수억제 작용이 나타나는지 주의해야 되며 vancomycin은 표 4·13에서와 같이 조절해야 한다.

(2) 항진균제, 항결핵제 및 기타 항균제

Amphotericin B, griseofulvin 등은 <표>에서와 같이 감량하고 최근에 소개된 miconazole 및 ketoconazole을 말기신부전의 복막투석환자에서 전자는 복막투석액에 200mg/2L, 후자는 1일 200mg씩 경구투여해서 1개월 내지 3개월 투여하여 진균성복막염을 성공적으로 치료한 보고가 있다. 항혈핵제로는 isoniazid와 rifampicin은 말기 신부전에서만 감량하고 etham butol은 주로 신장으로 배설되기 때문에 표 4·13에서와 같이 감량 투여하며 PAS는 원칙적으로 금기이다.

(3) 통풍 및 진통소염제

Colchicine, phenylbutazone, indomethacin, ibuprofen 등은 급성관절염치료에 사용할 수 있지만 colchicine, gold 및 phenylbutazone은 가급적 사용하지 않는 것이 좋으며 비스테로이드성 소염진통제는 신장의 prostaglandin의 생산을 억제시킴으로써 부종을 초래하고 GFR을 감소시키므로 요독증을 유발할 수 있으며, 그 가운데는 sulindac(imbaron)이 가장 안전한데 이것은 prostaglandin 생산억제 작용이 가장 적기 때문이라고 한다. 통풍환자의 치료제로 사용되는 allopurinol은 GFR의 정도에 따라 감량투여 해야 되고, 특히 신장이식환자가 azathioprine을 복용할 경우 대사를 지연시키므로 상용량의 50~70%로 감량하고 골수억제에 대한 관찰을 계속해야 되며 부신피질호르몬제는 상용량을 사용하지만 요독증의 증상과 부신피질호르몬의 부작용중 위장장애 및 출혈, 궤양 등에 대하여 주의해야 된다. 그리고 gold의 투여는 원칙적으로 금기이며 꼭 사용해야 될 때는 혈중농도를 측정하는 것을 권하고 있다.

(4) 당뇨병 치료제

신부전이 있을시 당뇨병치료제로는 인슐린이 가장 좋고 인슐린을 사용할 수 없을 경우엔 tolbutamide를 경구 투여할 수 있다. 그러나 chlorpropamide는 반감기가 매우 길고, aceto hexamide는 그 대사산물의 저혈당효과가 길며, phenformin은 lactic acidosis를 일으키는 경향을 보이므로 신부전이 있는 경우엔 사용하기가 부적당하다.

(5) 진통제

Acetaminophen, pentazocin, codein, meperidine, morphine 등은 상용량을 단기간 사용할 수 있으나 요독증시 이 약제들의 진통 및 진정효과에 매우 민감하므로 조심해야 하며 meperidine의 대사물인 normeperidine은 신부전시 축적되어 중추신경계의 흥분 또는 경련까지도 일으킬 수 있다. 아스피린은 위장출혈과 혈소판의 질적인 결함을 초래할 수 있으므로 사용을 피해야 하고 acetaminophen은 신독성이 있으므로 장기 투여해선 안된다.

(6) 최면제

Diazepam, flurazepam, chlordiazepoxide, moprobamate, chloral hydrate, short-acting barbiturates, diphenhydramine 등은 주로 신외경로를 통해 제거되므로 상용량을 사용할 수 있으나 long-acting barbiturates는 주로 신자아에 의해 제거되고 또 약제가 축적되므로 신부전 환자에선 사용을 피해야 한다. phenothiazines와 tricyclic antidepressants는 감량하지 않고 투여할 수 있다. 또 lithium은 신장에 의해 배설되고 Na 또는 체액량 결핍시엔 근위 세뇨관에서의 lithium 재흡수가 증가되므로 혈청농도가 상승하여 lithium toxicity를 일으킬 수 있다.

(7) 진경제

Phenytoin은 신손상의 정도와 관계없이 상용량을 투여할 수 있는데 요독증시 혈장단백질에 대한 phenytoin 결합이 감소하여 Vd가 증가하게 되고 따라서 신기능이 정상인 경우보다 혈장농도 및 독성의 빈도가 낮아진다. carbamazepine은 감량없이 사용할 수 있고 long acting barbiturates 및 ethosuximide는 감량한다.

(8) Cardiac glycosides와 항응고제

요독증시엔 digoxin은 Vd가 상당히 감소하므로 신부전이 있을시 부하량을 정상 부하량의 75~90%로 낮춰준다. warfarin과 heparin은 신부전이 있어도 용량의 변화없이 사용할 수 있다.

(9) 이뇨제

GFR이 20~25ml/min 이하에선 대부분의 이뇨제가 신장에 의한 Na 및 수분의 배설에 효과가 없고 furosemide, metolazone, bumetanide 등이 효과적으로 사용된다. GFR이 10~15ml/min 이하이면 furosemide만이 효과를 나타낼 수 있다. spirolactone은 신장에 의해 주로 제거되진 않지만 고K혈증을 일으킬 수 있으므로 GFR이 40~50ml/min 이하인 환자에선 사용하지 않는게 좋다.

(10) 항고혈압제

신부전시 금기인 약제는 없고 Phdralazine, methyldopa, nitroprusside 등은 일부가 신장으로 제거되므로 약간의 감량이 필요할 수 있으나 clonidine, minoxidil, prazosin, propranolol, reserpine 등은 신장에 의해 제거되지 않으므로 용량의 변화가 필요없다.

(11) 부정맥치료제

Pricaubanude를 제외한 다른 부정맥치료제들은 상용량으로 투여할 수 있다. procainamide는 신장을 통해 배설되고 신부전시 반감기가 더 길어지므로 신손상의 정도에 따라 유지량의 투여 간격을 6~24시간으로 연장시켜 투여할 수 있으나 활성대사물인 N-acetylpro cainamide로의 전이 정도가 다양하고 또 이 대사물이 축적되므로 감량투여가 필요하기도 하다.

(12) 기타 약제들

Clofibrate는 단백결합의 정도가 높고, 또 신장으로 상당히 제거되므로 신증후군 또는 신부전시 상용량을 투여하면 골격근 손상의 빈도가 높으며 항이뇨호르몬(ADH)의 효과를 증강시켜 수분의 신배설을 손상시킬 수 있다. 그러나 매우 낮은 용량으로 주면 유지혈액투석을 받는 환자에서 혈청 triglyceride를 감소시킬 수 있다.

항콜린제는 일반적으로 신질환 환자에서 용량의 변화없이 투여할 수 있으나 요저류가 생기지 않도록 조심해야 한다. cimetidine은 신장으로 상당히 제거되며 anephrosis 환자에서 매 12시간마다 300mg을 투여하는 것이 위산분비를 억제하는데 적합하다고 한다. 기관지확자아제인 theophylline, terbutaline, ephedrine은 신부전환자에게 비교적 안전하게 투여할 수 있다.

2) 신부전의 식이요법

신부전환자에서 식이요법의 목표는 요독증성 또는 기타의 대사장해를 최소한으로 억제하고 영양상태를 양호하게 유지하는 것으로 약물요법 못지않게 중요하다.

신부전환자에서 식이요법의 원칙은 단백질, 수분, 나트륨(Na), 칼륨(K)의 제한과 열량섭취를 위해서 당질과 지방을 충분히 공급하도록 하며 부족되기 쉬운 비타민의 섭취이다.

(1) 단백질

단백질 섭취량은 신부전의 정도에 따라서 조절되어야 한다. GFR이 25ml/min 이하가 되면 GFR 감소에 따라 1일의 단백질 섭취량을 조절한다. 일반적으로 GFR이 4~10ml/min 이하가 되면 GFR 감소에 따라 1일의 단백질 섭취량을 조절한다. 일반적으로 GFR이 4~10ml/min되는 남자는 단백질 섭취량을 1일 40g으로 하고 여자나 몸집이 작은 남자는 단백질을 1일에 약 35g으로 한다. 이때 처방되는 단백질의 질은 생물가가 높은 것을 60% 이상 포함해야 한다. GFR이 4~5ml/min 이하때는 투석치료가 필요하며 식이중의 단백질 제한만으로는 환자의 요독증 증상을 개선할 수 없으며 또한 저단백식은 환자를 쇠약하게 만든다.

(2) 열 량

만성신부전환자는 1일 1,800~3,500 Kcal의 열량을 섭취해야 단백질 절약효과를 얻을 수 있다. 그러나 열량을 과잉의 당질로만 하면 고지혈증이 될 염려가 있으므로 열량의 65%를 지방으로 바꾸면 좋다.

(3) 수분, 전해질 및 비타민

신부전의 말기에 이르면 환자는 섭취한 나트륨을 배설할 수 없게 되어 부종, 고혈압, 울혈성심부전이 된다. 이런 때는 나트륨과 수분섭취의 제한과 이뇨제로 치료할 필요가 있다.

신부전이 진행된 모든 환자에서는 1일에 1~3g의 나트륨과 1,500~3,000ml의 수분 섭취로 나트륨과 수분의 밸런스가 유지되지 않으면 안된다. 요독증 환자에서 빈뇨나 무뇨인때는 1일의 나트륨과 수분의 섭취량을 각각 1~1.5g과 750~1,500ml로 제한한다.

요독증 환자에서는 수용성 비타민의 결핍증이 생기기 쉽다. 비타민 결핍증의 원인은 비타민 섭취량의 부족, 약물복용과 요독증으로 생기는 대사의 변화, 투석치료중의 손실 등이 된다. 따라서 만성신부전 환자는 식이로부터의 비타민 섭취와 비타민제로 보충보급을 해야 된다.

8. 고혈압 환자

1) 고혈압 치료의 원칙

일반적으로 경증의 고혈압 환자나 소아, 심혈관계 부작용이 없는 경우 생활양식의 개선을 통해 혈압을 정상치로 유지하도록 한다. 그러나 3~6개월 후에도 혈압이 140mmHg/ 90mmHg 이하로 조절되지 않으면 ACE inhibitor, calcium channel blocker, β-blocker, thiazide계 약물 중 1가지 제제로 약물 치료를 점차 용량을 증량시키거나 다른 제제로 전환 투여한다. 그 후에도 혈압이 조절되지 않으면 다른 계열의 ㅇ약물을 저용량으로 병용 투여하고 그래도 조절되지 않으면 3종류의 약물을 병용 투여하게 된다. 약을 병용할 경우에는 다른 계열의 약을 선택하는 것이 부작용도 적고 효과적이며 병용 투여 방법이 용량을 증가시키는 방법보다 더 효과적이다.

1년 동안 최소한 4번의 follow up을 통해 충분히 혈압 조절이 가능하면 고혈압약의 용량을 감소시킬 수 있다. 약용량 감소는 매우 신중하게 검토한 후 천천히, 점진적인 방법으로 감소시켜야 하며 생활양식을 조절한 경우의 환자에게서 더욱 성공적으로 이루어질 수 있다. 만일 약물투여를 중단하였다면 정기적인 혈압 측정을 통한 환자 관리를 잊어서는 안된다.

2) 고혈압 환자의 생활양식 개선

고혈압 환자 관리의 가장 기본은 생활양식을 개선하도록 하는 것이다. 생활양식 개선은 혈압을 감소시키고 약물 치료의 효과를 증진시켜 혈압 조절을 위한 약용량을 감소시킬 수 있으므로 그 중요성은 매우 크다. 혈압을 감소시키기 위해 관리해야 하는 대표적인 생활양식은 소금 섭취의 제한, 규칙적인 운동, 체중 관리, 술의 섭취 제한, 금연 등이다.

(1) 소금 섭취의 제한

한 임상 보고에 의하면 고혈압 환자들은 하루 요구되는 소금 량의 약 1.5~2배 정도의 많은 양의 소금을 섭취하는 것을도 나타났다. 소금은 신체에서 체액을 함께 보유하여 혈압을 상승시키므로 1일 소금 섭취량을 75mEq(1.75g) 이하로 제한할 경우 경증의 고혈압 환자의 경우 85%의 환자에게서 유의성있는 혈압 저하가 나타나고 고혈압 약물의 용량을 감소시킬 수 있다고 한다. 그러나 모든 환자가 소금에 반응하는 것은 아니며 심한 정도의 소금 섭취 제한은 지속될 수 없으므로 소금이 많이 들어가는 과정이 있는 음식 섭취를 줄이고 마른안주, 팝콘, 감자튀김, 튀긴 땅콩, 가공한 치즈 등의 섭취를 피하는 정도로 제한하는 것이 좋다.

(2) 운 동

규칙적인 운동은 수축기 혈압을 약 10mmHg 감소시킬 뿐 아니라 심혈관 기능

개선, 체중 저하, 혈중의 트리글리세라이드 감소 및 삶의 질을 개선시키므로 반드시 환자에게 권해야 하는 내용이다. 운동은 걷는 것, 뛰는 것, 자전거 타기, 수영과 같이 산소를 필요로 하는 활동적인 운동을 선택해야 하며 환자의 목표와 관심, 필요에 따라 개개인 특성에 맞게 조절되어야 한다. 운동은 최소한 1주일에 3회 정도, 20~45분간 실시하여야 하며, 비만한 환자의 경우 강도가 약한 운동을 자주, 긴 시간동안 하는 것이 더 유익하다. 단, 고혈압 환자는 운동하는 동안 혈압이 상승할 수 있으므로 확장기 혈압이 105mmHg 이상인 경우에는 심한 운동을 피해야 한다.

(3) 체중 관리

6개월에 걸쳐 체중을 9~10kg을 감소시킬 경우 수축기 혈압 26mmHg, 확장기 혈압 20mmHg 정도를 감소시킬 수 있으므로 비만한 환자의 경우 체중 감소를 통해 고혈압 약의 약효를 증가시키고 실혈관 질환의 위험 요소를 감소시켜야 한다. 체중 감소의 목표는 표준 체중의 15%에 들도록 하는 것이 좋으며, 이 때 표준체중이란 (키-100)×0.9이다.

(4) 술의 섭취 제한

과음은 혈압을 상승시킬 뿐 아니라 고혈압 약물 효과를 저해하므로 1일 섭취량은 ethanol 30ml 이하로 제한하는 것이 좋다. 이는 양주 40ml, 소주 80ml, 포도주 160ml, 맥주 480ml에 해당한다.

(5) 흡 연

흡연은 암과 폐질환의 위험을 증가시키고 심질환의 위험을 2배 이상 증가시키며 혈압을 3/5×12/10mmHg 정도 상승시킨다. 또한 흡연자의 경우 고혈압 치료에 의한 심혈관 질환의 위험 감소 정도가 비흡연자보다 낮게 나타나므로 고혈압 환자는 반드시 금연할 것이 요구된다.

(6) 음 식

고혈압 환자는 음식 중의 포화지방량 섭취를 감소시켜 혈중 콜레스테롤을 낮추고 체중을 줄이도록 노력해야 하며 커피는 커피의 주성분인 caffeine이 혈압을 상승시키므로 고혈압 환자들은 커피를 마시지 말거나 1일 2잔으로 제한하는 것이 좋다.

3) 고혈압 환자의 약물치료시 주의사항

약물 치료는 혈압상승 정도, target organ의 질환 유무 및 위험 인자(risk factor)의 유무에 따라 약물 치료의 시작 지점을 결정하게 된다. 고혈압은 오랜 기간 치료하게 되므로 최소한의 약물 종류로 최소한의 용량을 사용하여 최소한의 부작용을 나타내도록 하면서 혈압을 유지하도록 해야 한다.

(1) 고혈압 환자의 약물 선택

모든 환자는 독특한 성질을 가지고 있으므로 치료도 일반적인 guideline 내에서 환자별로 치료 방법을 선택해야 한다. 다음은 고혈압 약물을 선택할 경우 환자별로 고려해야 할 내용이다.

① 인구통계학적 요인

• 인종 : 인구통계학적으로 가장 영향을 미치는 것은 인종으로 흑인의 경우 심박출량이 적고 총혈액량과 말초 저항이 증가하여 calcium channel blocker, β-blocker, central α-agonist, diuretics가 선택된다.

• 연령 : 노인은 성인에 비해 심박출량 감소, 혈관 저항 증가, 혈장의 renin 활성 감소 및 신기능 감소가 나타나므로 연령을 고려한 약물 선택이 필요하다. 소아는 모든 종류의 약에 잘 반응하나 부작용이 나타날 수 있으므로 ACE inhibitor, calcium channel blocker 등이 선호되고 있다.

• 성별 : 영향을 미치지 않는다.

② 환자의 특수성 및 기저 질환 상태

고혈압 환자 중 고혈압만을 원인으로 약물을 사용하는 경우는 약 37%에 불과하고 나머지는 관절염(36%), 당뇨(18%), 협심증(18%), 만성폐쇄성 폐질환(7%), 울혈성 심부전(6%) 등 다른 질환을 함께 가지고 있다. 이들 질환은 고혈압 약에 의해 영향받을 수 있고 또한 이들 질환에 사용하는 약물이 혈압에 영향을 미치거나 고혈압 약과 약물상호작용을 일으킬 수 있으므로 고혈압 약 선택시 가장 주의해야 하는 항목이다. 또한 환자가 노인이나 임부인 경우 이에 따른 고혈압 약물의 선택에 주의를 기울여야 할 것이다.

③ 삶의 질

환자의 삶의 질을 고려한 약물 선택은 매우 중요하다. 고혈압 약물은 성기능 감소나 우울증, 운동 내성 감소 등을 유발할 수 있으므로 이러한 영향이 최소한으로 미칠 수 있는 제제를 선택해야 한다. 임포텐스(impotence)는 ACE inhibitor, calcium channel blocker, prazosin이나 terazosin 등을 복용한 환자의 약 1% 이하에서 유발되나 methyldopa를 제외한 central α-agonists, α-blockers, ACE inhibitor, calcium channel blocker 등에는 영향을 거의 미치지 않고 우울증은 β-blocker, methyldopa, reserpine에서 보고되었다. 연구 결과들을 종합해 보면 삶의 질 면에서는 ACE in inhibitors, β-blocker가 긍정적인 효과를 보이는 것으로 나타났다.

④ 비 용

새로운 계열의 약물 비용은 점점 상승되고 고혈압은 거의 평생 치료해야 하므로 경제적인 측면을 배려한 약물 선택이 필요하다. 이뇨제와 β-blocker는 비교적 가격이 저렴하고 넓게 사용이 가능한 제제이며 이들은 통계적으로 유의성있게 뇌혈관 질환이나 심혈관 질환의 치명률을 낮추는 것으로 알려져 있다.

⑤ 환자의 복약 순응도(Compliance)

부작용이 거의 없고 가격이 경제적이며 혈압 조절이 잘 되는 약물이라도 환자가 복용을 잘 이행하지 않으면 최대의 치료 효과를 기대할 수 없게 된다. 따라서 환자의 복약순응도를 높이기 위해 하루에 한 번 내지 두 번 정도 복용하는 제제를 선택하고 복약지도가 선행되어야 될 것이다.

(2) 고혈압 약물별 주의 사항

① 이뇨제

1차 선택 약으로 가장 역사가 오래된 혈압 약으로 thiazide계 이뇨제는 저칼륨혈증, 고지혈증, 내당능 이상 등의 부작용을 나타낼 수 있으며, 이런 경우 증상이 없을 수 있으므로 정기적인 혈액검사가 필요하다. K 보존성 이뇨제는 고칼륨혈증을 유발할 수 있는데 이는 신부전이나 당뇨 환자, ACE inhibitor제제 투여 중인 환자, NSAID나 칼륨제제를 사용 중인 환자의 경우 위험성이 증가한다.

② Cental α-Receptor agonist : clonidine, guanabenz, guanfacine, methyldopa

장기간 사용할 때 소금과 체액 저류가 일어날 수 있고 부작용으로는 진정, 구갈 등이 일어난다. 고혈압 약은 갑자기 약물 투여를 중단할 경우 치료 전보다 혈압이 갑자기 상승하는 부작용이 나타나나 이 제제는 norepinephrine의 분비가 보상 효과로 증가되어 이러한 부작용은 나타나지 않는다.

③ Peripheral α1-Receptor Blocker : prazosin, terazosin, doxazosin

선택적으로 α1 receptor만 차단하는 제제로 혈청 지질의 개선 효과가 있으며 당대사에 대해서도 영향을 미치지 않으므로 고지혈증이나 당뇨병이 있는 환자에게 투여할 수 있다. 뇌혈액관문(blood brain barrier)을 통과하므로 우울, 권태, 어지러움증과 같은 중추신경 부작용을 나타낼 수 있고 특히 처음 투여한 1~3시간 내에 간헐적으로 어지러움증, 졸도, 빈맥 등이 유발되는 'first dose phenomenon'을 유발할 수 있으므로 처음 투여시에는 환자를 관찰하면서 최소량을 투여한다.

④ β-Adrenoreceptor Blocker(β-blocker) : propranolol, atenolol, acebutolol, betaxolol, carteolol, pindolol, nadolol

β-blocker 제제는 β-adrenoreceptor를 차단하여 심장박출량을 감소시킴으로써 혈압을 저하시키는 제제로 완만하고 지속적인 혈압 강하 작용을 나타내어 많이 사용되는 제제이다. 그러나 여러 기관이나 조직에 β-receptor가 존재하므로 이를 차단하므로서 서맥, 울혈성 심부전증, 기관지 경축 등의 부작용을 나타낼 수 있고 insulin 분비 저해 및 insulin resistance를 생성으로 glucose intolerance를 초래하게 된다. 따라서 고도의 서맥, 방실블럭이 있는 환자나 천식, 당뇨 환자들에게는 사용하지 않는 것이 좋다. 이들 제제는 갑자기 투약을 중단할 경우 unstable angina, 심근경색 등을 초래할 수 있으므로 수일에 걸쳐 천천히 용량을 줄여가며 중단해야 한다.

⑤ ACE inhibitor : captopril, enalapril, lisinopril

Angiotensin converting enzyme을 저해하는 약물로 완만한 강압 작용이 있고 이뇨제와 병행시 강압 효과가 증강되어 중증 고혈압 환자에게도 많이 사용된다. 부작용으로 미각 이상, 가려움, 발진, 두통, 마른 기침 등이 나타날 수 있고 백혈구 감소, 빈혈이나 단백뇨가 나타나기도 하므로 정기적인 혈액, 뇨검사가 필요하다.

⑥ Vasodilator : hydralazine

이들 제제는 β-blocker 제제나 이뇨제와 병용 투여한다. 신혈류를 증가시키므로 신기능 저하 환자에게도 타제와 병용 투여가 가능하나 협심증이나 해리성 대동맥류가 있는 환자는 증상을 악화시킬 수 있다. 부작용으로는 빈맥, 두통, 두중, 안면 홍조, 부종등이 나타날 수 있다.

⑦ Calcium Channel Blocker
: nifedipine, felodipine, nicardipine, isradipine, verapamil, diltiazem

혈압 강하 작용이 완만하고 대사면의 부작용이 적어서 널리 사용되고 있다. 협심증 환자나 노인 환자는 과도한 혈압 강하에 주의해야 하며 nifedipine은 혈관확장작용이 강할 경우 안면 홍조, 두통 등의 증상이 나타날 수 있다. 이런 경우 서방형 제제로 교체하여 증상을 감소시킬 수 있다.

(3) 고혈압 약물의 약물상호작용

많은 고혈압 약물은 동시에 사용하는 약물에 의하여 그 작용이 증가되거나 강하될 수 있으며 때때로 심각한 상호작용을 나타내므로 관찰이 필요하다. 다음은 일반

표 4·14 고혈압 약물의 약물상호작용

계 열	상호작용하는 약물	상 호 작 용 내 용
Thiazide계 이뇨제	NSAIDs	혈압 강하 효과 감소
	Digoxin	이뇨제로 저칼륨혈증 발생시 digoxin 독성 유발
	Antiarrhythmics	이뇨제로 저칼륨혈증 발생시 amiodarone, disopyramide, flecainide, quinidine의 독성 증가 저칼륨혈증으로 lignocaine, mexiletine, tocainide 작용 저하
	Lithium	Lithium의 혈중농도 상승
	Corticosteroids	저칼륨혈증의 위험도 증가
β-adrenoreceptor blockers	Anaesthetics	혈압 저하 효과 증가
	Antiarrhythmics	서맥, Propranolol과 사용시 lignocaine독성위험 증가
	α-blocker	처음 투여로 저혈압 유발 위험 증가
	Verapamil	부전 수축
	Sympathomimetics	심각한 고혈압
	NSAIDs	혈압 강하 효과 감소
ACE Inhibitors	NSAIDs	고칼륨혈증
	Lithium	Lithium의 혈중농도 상승
	Anaesthetics	혈압 강하 효과 증가
	Potassium 보급제	고칼륨혈증
	K-sparing diuretics	고칼륨혈증
α-adrenoreceptor blockers	Diuretics & β-blocker	처음 투여로 저혈압 유발 위험 증가
	Corticosteroids	혈압 강하 효과 감소
Prazosin	Indomethacin	혈압 강하 효과 감소
Calcium channel blockers	Digoxin	Diltiazem, nicardipine,verapamil에 의해 digoxin의 혈중 농도 상승
	Antiepileptics	Diltiazem,nicardipine에 의해 carbamazepine의 효과 증가, Primidone, carbamazepine, phenytoin, phenobarbitone에 의해 isradipine, nicardipine, nifedipine의 효과 감소
Methyldopa	Levodopa	Potential hypotension
	Lithium	Lithium의 혈중농도 상승
	Nitrates	혈압 강하 효과 증가

적으로 잘 밝혀지고 임상적으로도 의미있는 상호작용으로 약물 투여시 주의를 요하는 것들이다.

(4) 고혈압 환자 관리

고혈압 환자는 평생 관리를 필요로 하는 만성질환으로 의료진은 관심을 갖고 환자 관리에 임해야 한다. 환자의 관리란 환자의 혈압이 정상치를 유지하고 있는지, 약물에 의한 부작용은 발현되지 않는지, 환자가 생활상의 주의 사항을 잘 지키고 있는지 등을관찰, 관리하는 것으로 환자의 정기적인 방문에 따른 효율적인 복약지도를 통해 환자 및 가족들의 질환에 대한 이해를 증진시킴으로써 가능하다.

① 환자 관리 간격

심장 질환이 있거나 target organ에 질환이 있는 경우, 확장기 혈압이 이상, 수축기 혈압이 180mmHg 이상일 경우는 환자 관리 간격을 짧게 갖는 것이 좋고 일단 혈압이 정상치내에서 유지되면 관리 간격을 길게할 수 있다.

Target organ에 질환이 없는 경우는 약물 치료 시작 후 1~2개월 내에 약물 치료를 평가해야 한다. 혈압 조절이 충분히 이루어지면 환자의 부작용 발현 정도를 평가하도록 하며 이런 환자와의 만남을 환자의 생활 습관의 변화를 검토하고 보강해 주는 기회로 삼는 것도 매우 중요하다. Target organ에 질환이 있는 경우는 혈압뿐 아니라 위험 인자와 임상 검사 결과도 함께 검토되어야 한다. 임상검사상 이상이 없고 혈압이 정상으로 유지되면 환자 관리 간격은 3~6개월 정도가 적당하다.

② 복약지도

고혈압은 환자의 관리가 어느 질환보다도 중요성이 증가하는 질환이다. 고혈압 환자의 복약 지도 내용은 고혈압에 대한 이해, 고혈압 약물을 복용하는 이유, 고혈압의 합병증, 고혈압 약 복용시 주의사항 및 생활상의 주의 사항 등을 포함한다.

• 고혈압의 정의

혈압이란 심장에서 보내진 혈액이 혈관 내를 흐를때 혈관 벽에서 받는 압력을 의미하며 이 압력이 정상에 비해 항상 높은 상태를 고혈압이라고 한다. 고혈압의 약 90%는 원인을 알 수 없어 본태성 고혈압이라고 하며 다른 원인 질환에 의해서 생긴 약 10%의 고혈압을 이차성 고혈압이라고 한다. 고혈압은 대부분 증상이 없으므로 진단을 위해서는 수축기 혈압과 확장기 혈압을 관찰하게 된다. 고혈압 기준은 나이, 성별, 인종에 따라 조금씩 변하나 일반적으로 다음의 세계 보건 기구의 혈압 판정 기준에 의한다.

Blood Pressure	수축기 혈압(mmHg)	확장기 혈압(mmHg)
정 상	<140	<90
고 혈 압	>160	>95
위 험 군	140~159	90~95

• 고혈압 약물을 복용하는 이유

고혈압은 그 자체가 사망 원인이 되지는 않으나 고혈압으로 인한 뇌혈관 장애, 심혈관계 질환과 같은 합병증으로 사망하게 되므로 이러한 합병증 예방을 위해서는 정상혈압이 유지되도록 해야 한다. 그러나 고혈압은 원인이 있는 약 5~10% 외에는 치유되지 않는 질환이고 고혈압 약물들은 단순히 혈압을 조절해 주는 작용만을 가지므로 정상 혈압 유지를 위해서는 지속적인 약물 복용이 필요하다.

또한 고혈압 환자가 10~20년간 혈압 치료를 하지 않을 경우 수명이 단축되고 7~10년간 치료하지 않을 경우 약 30%는 동맥경화증을, 약 50% 이상은 말단 조직 손상(즉, cardiomegaly, CHF, retinopathy, CVA, renal insufficiency 등)을 초래할 수 있으므로 수명 연장을 위해서도 고혈압 약물 복용이 필요하다.

③ 고혈압의 합병증

• **심장 질환** : 좌심실 비대증이 만성 고혈압 환자의 10~30%에서 발견되며 한번 좌심실 비대증이 생기면 혈압의 정도와 상관없이 mortality와 morbidity 위험이 몇 배 증가된다. 협심증, 심근 경색증을 포함한 관상동맥 질환이 나타날 수 있으며 울혈성 심부전, 급작스런 사망 등의 심장 합병증이 일어난다.

• **뇌혈관 질환** : 고혈압은 뇌졸중 특히 뇌출혈의 중요한 원인으로 확장기 혈압 10mmHg의 조절이 뇌졸증을 50% 감소시킨다.

• **신장 질환** : 만성 고혈압은 가장 일반적인 신기능 부전증인 신경화증을 유발하며 고혈압으로 인한 합병증 사망의 10%가 이 신기능 부전에 의한다. 가장 흔한 증상은 야뇨증과 단백뇨이며 이러한 고혈압성 신질환은 혈압 치료에 의해 예방되거나 제한될 수 있다.

• **망막 질환** : 고혈압으로 인해 눈의 망막 동맥 이상을 초래하여 심한 경우 망막 출혈과 삼출성 병변이 나타난다.

④ 약물 복용시 주의 사항

고혈압 약은 높은 혈압을 조절하는 데 사용하는 약물로 복용하면 혈압이 정상치로 조절되나 다른 약과 같이 치료되지는 않으므로 지속적인 복용이 혈압 조절에 필수적이다. 약물 복용으로 혈압이 정상으로 유지되어도 생활상의 주의 사항은 계속 지켜야 한다. 약물 복용 방법은 매일 같은 시간에 복용하는 것이 좋으며 복용을 잊은 경우 생각난 즉시 복용하나 다음 복용 시간이 가까우면 복용하지 않아야 하며, 절대로 2회분을 한번에 복용하지 않는다.

약물별로 복용시 주의해야 할 사항은 다음과 같다.

• 이뇨제

이 약은 뇨의 횟수 증가로 수면에 영향을 끼칠 수 있으므로 1일 1회 요법은 아침 식후에 복용하고 그 이상 복용하는 경우에도 오후 6시 이전에 복용해야 한다. 이 약은 뇨의 양과 횟수를 증가시키므로 이상으로 느낄 필요는 없다. Thiazide계 이뇨제는 저칼륨혈증이 일어날 가능성이 있으므로 칼륨이 많이 첨가된 음식(과일쥬스, 시금치 등)을 복용하고 정기적인 혈액 검사가 필요하다. K 보존성 이뇨제는 고칼륨혈증 및 여성형 유방이 일어날 수 있으며, 이런 경우는 감량하거나 휴약하도록 한다.

• β-Adrenergic blocking Agent

일부 환자에서는 어지러움증, 졸음을 유발할 수 있으므로 운전, 기계 조작 등 집중을 요하는 작업시 주의해야 하며 발진, 누액분비 감소 증상이 나타나면 투약을 중지해야 한다.

• ACE inhibitors

이뇨제를 복용하고 있는 환자가 이 제제를 처음 복용한 후 어지러움증이 생길 수 있으므로 운전이나 주의력을 요구하는 일을 할 경우에는 주의한다. 심한 오심과 구토 또는 설사가 지속되거나 마른기침이 심한 경우에는 의사와 상의해야 한다.

• Calcium channel blocking agent

두통이 있을 수 있으나 계속되거나 심한 경우에는 의사와 상의해야 하며 일부 환자에게서는 잇몸이 붓거나 출혈이 일어날 수 있다. 따라서 양치질에 신경을 쓰고 잇몸 마사지를 해주는 등 치아 위생을 유지한다. Nifedipine을 복용하는 환자는 혈관 확장 작용이 강할 경우 안면 홍조가 나타날 수 있으므로 이런 경우는 서방형 제제로 변경 사용하는 것이 좋다. Diltiazem, verapamil 복용 환자는 서맥을 유발할 수 있으므로 맥박을 규칙적으로 check해야 하며, 만일 정상적인 속도보다 너무 느리거나 분당 50회 보다 적으면 의사와 상의해야 한다.

• Hydralazine

두통, 어지러움이 일어날 수 있으므로 집중력을 요구하는 작업은 되도록 피하고 증상이 계속되면 의사와 상의하도록 한다.

⑤ 일상 생활상의 주의 사항

고혈압 환자는 앞에서 서술한 소금 섭취 제한, 운동, 체중 관리, 금연, 금주 등의 생활양식을 개선해 나가는 것 외에 규칙적인 생활을 통하여 변비를 방지하고 충분한 수면과 함께 요가나 명상과 같은 심리적인 요법 등을 이용하여 스트레스를 해소하는 것이 필요하다. 또한 갑자기 추위에 노출되지 않도록 하고 목욕물은 40℃로 하며 집에서 자주 자가 혈압 측정기로 혈압을 측정하는 등의 세심한 관리가 필요하다.

9. 암 환자

1) 암 환자의 일반적 특징

현재 우리나라에서 가장 흔한 암은 남자의 경우 위암, 폐암, 간암, 여자의 경우 자궁암, 위암, 유방암 등의 순서로 되어 있다. 각 장기별로 증상 및 특성이 다를 수 있지만 암환자의 일반적 특성과 항암제에 대한 지식을 익혀 투약시 고려해야 할 것이다. 암환자의 일반적 특성으로는

첫째, 영양 결핍 상태에 있다는 것이다. 암은 만성 소모성 질환으로 체내의 에너지를 소모하여 체단백(somatic protein)과 내장 단백(visceral protein)을 소모함으로써 체중감소와 빈혈, 저단백혈증(hypoa-ibuminemia)을 초래하고, 항암제의 투여는 식욕부진 및 구토를 일으켜 영양 결핍 상태를 더욱 악화시킬 수 있다. 둘째, 면역 기능이 떨어져 있다는 것이다. 영양 결핍 자체는 골수의 기능을 약화시킬 수 있고, 또한 종양 세포가 골수침범시 골수 기능이 파괴되며, 항암제의 투여로 골수세포 생성이 저하되어 심각한 면역 결핍 상태를 일으킬 수 있다. 항암제 투여로 인한 면역 기능 억제는 대개 항암제 투여 1~2주 후의 골수 기능 억제와 함께 최고에 달하며 이후 점차 정상으로 회복된다. 셋째, 간기능 및 신장기능이 저하되어 있다. 특히 간은 대부분 암의 주된 전이 기관이고, 간독성 또는 신독성을 가진 항암제의 투약으로 장기간 항암제 치료를 받은 환자는 간과 신장 기능이 저하된 상태이다.

2) 항암제의 부작용

항암제로 완치 가능한 백혈병, 임파종, 악성 융모상피종(choriocarcinoma) 등을 제외하고 조기에 발견하여 수술하는 것이 가장 좋은 치료이며, 항암요법은 고식적 치료(palliative therapy)로 사용되고 있다. 고식적 치료에 있어 항암제의 부작용은 치료 방침이나 용량 결정에 중요한 요소가 되므로 부작용 monitoring이 철저히 이루어져야 한다. 각각의 항암제는 특유의 부작용을 가지고 있으나 항암제의 공통적

인 부작용은 약사라면 숙지하고 있어야 할 것이다.

첫번째 부작용은 골수 기능 억제에 의한 백혈구, 혈소판 감소이다. 일반적으로 적혈구는 수명이 길기 때문에 빈혈은 크게 문제되지 않으나, 면역 기능을 담당하는 중성구의 감소는 감염으로 인해 환자에게 치명적일 수 있다. 대부분의 항암제는 투여 후 1주후부터 백혈구, 혈소판 수가 감소하기 시작하여 2주 정도에는 최저 상태(nadir)가 되어 감염이 걸리기 쉬운 상태가 된다. 보통 3~4주가 되면 골수 기능이 회복되어 다음 번 항암요법을 받을 수 있게 된다. 감염이 의심되는 환자는 항암제 투약 이력 및 현재 복용 여부를 조사하여 환자의 골수 기능 억제 정도를 파악하여야 한다. 둘째는 소화기계 부작용으로 구역, 구토, 식욕부진, 구내염, 설사 등이 있다. 이러한 증상은 항암제가 암세포 뿐만 아니라 성장 및 분열이 빠른 정상 세포에도 손상을 일으키기 때문인데, 방사선 요법과 병행시 더욱 악화될 수 있다. 그러므로 암 환자에서는 항암요법 투약 이력 및 방사선 치료 여부와 마약성 진통제 복용 여부를 파악하여야 한다. 보통 항암제 투여 후 1주일 정도에 시작하여, 시간이 지나면 정상 세포 부활과 함께 자연적으로 나아지는 경우가 많다. 세째는 생식기에 미치는 부작용으로 무월경, 정자 감소, 태아 기형 등을 유발할수 있으므로 항암제 투약 환자에게는 피임을 권해야 한다. 네째는 탈모증인데 심각한 부작용이라고 할 수는 없으나, 환자에게 심리적인 부담감과 우울증을 일으킬 수 있으므로, 비록 완전하지는 않으나 가역적인 증상임을 주지시켜야 한다. 약물과 환자상태에 따라 탈모정도는 차이가 있으나, Doxoru bicin의 경우 거의 100%의 환자에게서 탈모증상이 나타난다.

기타 약물별로 다양한 부작용이 있는데, 간질성 폐렴, 폐섬유증, 지각이상, 근무력증, 심부전증, 신기능 부전, 출혈성 방광염 등이 그것이다.

(3) 약물 투여시 고려할 점

① 구역, 구토

항암제 투여로 인해 일어나는 경우가 흔하지만, 마약성 진통제의 복용으로도 유발될 수 있다. 항암제 투여 24시간 이내에 유발되는 급성구역에는 Serotonin(HT3) 수용체 저해제인 Ondansetron, Granisetron 등이 효과적이며, 지연성 구역에는 Metoclopromide가 효과가 있다. 마약성 진통제로 유발된 구역, 구토는 계속적인 복용으로 내성이 생기므로, 투여 초기 필요시에 진통제를 투여하면서 복용을 지속시켜야 한다. 이러한 진통제 복용에도 불구하고 두통과 함께 구역, 구토가 지속될 때에는 뇌전이를 의심할 수 있다.

② 두 통

말기 암 환자의 경우 만성적인 통증을 호소하게 되는데, 암성 통증은 병이 진전됨에 따라 강도가 더해져서 일반적인 비스테로이드성 진통제로는 잘 반응하지 않게 된다. 그러므로 거의 대부분의 말기 암 환자는 마약성 진통제를 복용하게 된다. 마약성 진통제는 진통 효과가 좋으나 내성 발현으로 점차 용량을 증가시켜야 하며, 부작용이 많고 마약이라는 인식 때문에 복약 순응도가 떨어지기 쉽다. 그러나 요즈음에는 마약성 진통제의 부작용을 잘 알고 사용하면 효율적으로 통증을 완화시킬 수 있다고 생각하는 적극적인 통증 관리가 중요시되고 있다. 그러므로 약사는 마약성 진통제의 부작용을 잘 알아야 하는데 오심, 구토, 변비 등의 소화기계 부작용은 흔하지만 연용시 완화되므로 계속적인 복용을 유도해야 한다. 그러나 드물지만 호흡 억제나 서맥 등의 부작용은 위험할 수 있는데 이때 갑자기 약을 중단시키면 금단현상을 일으킬 수 있으므로 환자에게 병원을 찾도록 해야 한다. 지속적인 혈중농도 유지로 효율적인 통증 관리를 위해서 진통제의 복용은 규칙적으로(around the clock) 이루어져야 하고, 비마약성 진통제 중에서는 혈액계, 신장계 부작용이 적은 Tylenol이 권장된다. 제제학적 기술의 발달로 개발된 Fentanyl patch는 피부에 부착하여 약호를 발현하는 것으로 경피 흡수를 완전하게 하기 위해서는 피부조직이 얇고 털이 없는 부위에 부착하여야 한다. 약효발현 시간은 보통 24시간 이후이고 72시간의 지속성을 가지고 있으며, 제거시에도 약 17시간의 지속시간을 가지므로 용량조절시 고려해야 한다. 그러므로 약사는 환자의 투약이력과 진통제의 제제학적 특성을 파악하여 환자의 효율적인 동통관리에 도움을 주어야 한다.

③ 감 염

항암제의 투여로 면역 기능이 저하된 암 환자는 감염에 취약하게 되는데, 정상인과 달리 녹농균(Pseudomonas aeruginosa)에 의한 감염이 흔할 수 있으므로 발열 등의 감염증상을 호소할 때에는 해열제나 항생제를 투여하지 말고 우선 환자의 투약 이력을 조사해야 한다. 중성구 결핍(neutropenia) 상태에서의 감염은 치명적인 폐렴과 패혈증(sepsis)의 양상으로 나타날 수 있으므로 혈액검사등의 병원진료를 받아보도록 권유해야 한다.

④ 구내염, 설사, 변비, 영양 결핍

항암제의 약리 기전상 발생되는 이 부작용은 정상 세포가 복구되면서 자연적으로 회복될 수 있으나, 이 기간 동안 환자는 구내염으로 인한 통증과 지속되는 설사로 체액의 불균형과 영양 결핍을 초래할 수 있다. 또한 이러한 부작용은 소화기 암으로 절제 수술을 받은 환자에게도 일어날 수 있으므로 수술 여부 등을 확인하여야 한다. 구내염의 예방과 치료를 위해서는 Betadine, Chlorohexidine과 Nystatin gargle류를 사용케 하고, 통증이 심할 시는 국소 마취 작용이 있는 Lidocaine gargle류를 투약할 수 있다. 특히 환자가 설사를 호소할 때 즉각적인 증상 완화를 위해 항생제나 지사제를 함부로 투여해서는 안된다. 마약성 진통제의 투여로 유발되는 변비에는 Magnesium oxide같은 완화제를 투여하는데, 만약 제산제를 함께 복용하는 경우라면 완하 성분이 있는 약품을 투여하는 것이 도움이 된다. 암자체 또는 항암제의 여러 부작용으로 환자가 식욕부진과 영양 결핍을 호소할 때 아미노산 수액만을 투약하기 쉬우나, 이 보다는 탄수화물과 지방 그 외 전해질, 미량원소 등을 포함하는 종합 영양액을 투여하여야 영양 상태가 개선된다. 절제 수술력이 있는 환자는 약물과 영양 성분의 흡수 감소도 고려해야 한다.

10. 한약 복용자

현대의료에서는 서양의학의 병명진단에 따라 한방약이 투약되고, 서양약물을 병용하는 예도 많다. 이와같이 이질적인 약물을 병용할 때에는 개개 약물의 효능효과나 작용기전 및 부작용증후 등의 특징을 알아두어야 한다. 예를 들면 열을 내리는데에는 속효성 해열작용이 있는 아스피린을 사용하지만 아스피린은 氣陰을 소모시키는 결점이 있으므로 복용후 生地黃을 투여하면 aspirin의 결점을 보완해 줄 수가 있을 것이다. 이러한 방법은 醫學衷中參西錄의 저자인 장석순에 의하여 처음 시도되었으며, 오늘날에 와서는 동서약물의 결합 또는 한의학의 현대화 연구가 진행되는 과정에서도 임상적으로는 서양약물과 한방약의 병용 및 이들 약물의 혼합제제의 활용예가 증가하고 있다.

통계에 의하면 난치성질환에 이환되어 있는 환자의 80% 이상이 처방에 의해서든 환자 자신의 자의에 의해서든 동서약물의 병용에 의한 약물요법이 행해지고 있다고 한다. 한약과 서양약을 합리적이고 적시적으로 배합하여 사용하면 두 약물의 장점과 단점을 잘 조화시켜 극히 우수한 치료 효과를 발휘할 수 있으나 역효과를 초래하는 예도 많다. 병용에 의한 역효과가 발생하면 약물의 낭비뿐만 아니라 부작용이 발생하거나 독성물질을 생성하는 수도 있으며, 그 결과 치료가 더욱 곤란한 경우가 발생하기도 한다. 따라서 임상에 있어서 투약자가 계획설계에 의하여 투여하든 환자가 스스로 복용하든 한방약과 서양 약물의 동시 복용은 장점만이 있는 것이 아니라 예측할 수 없는 문제점도 야기시킬 수 있으므로 이에 대한 대책과 예방이 선행되어야 한다.

1) 한방약물과 서양약물의 불합리한 배합

(1) Tannin을 함유하는 경우

① 개별생약 : 지유, 석류피, 오배자, 대황, 가자, 측백엽, 선학초, 편축 등

② 방제 : 우황해독단, 우황상청환, 우황지보단, 지실도체환, 거풍서근환, 자금정, 칠리산, 도적환, 해서편 등

③ 병용해서든 안되는 서양 약물

ⓐ Vitamin B1, 항생물질(tetracyclines, erythromycin, glyseofulvin, lincomycin, rifam picin 등), 배당체류(digitalis, digoxin), alkaloids (ephedrine, atropine, berberine, quinine, reserpine), aminophylline류, 제1철염제제, sodium bicarbonate 제제

ⓑ Isoniazide

ⓒ 효소제제(polyase, pepsin, pancreatin)

ⓓ Vitamin B6

④ 상호작용

ⓐ 침전생성에 의한 흡수방해가 일어난다.

ⓑ 분해에 의해 약효가 상실된다.

ⓒ 약성이 변화하여 약효가 떨어지거나 상실된다.

ⓓ 혼합물을 형성하여 약효가 떨어지거나 상실된다.

(2) Calcium을 함유하는 경우

① **개별생약** : 석고, 용골, 용치, 진주, 모려, 합개, 한수석, 해표초

② **방제** : 우황상청환, 우황해독환, 청위황련환, 방풍통성산, 지해화담환, 우황지보환, 천금지대환, 쇄양고정환, 귤홍환, 여금단, 진주환, 마행감석탕, 대청룡탕, 월비탕, 백호탕, 죽엽석고탕, 계지가용골모려탕, 사향소합원, 합개산 등

③ **병용해서는 안되는 서양약물**

ⓐ Tetracyclines, isoniazide

ⓑ Digitalis

ⓒ 인산염(chloroquine phosphate, codeine phosphate 등), 황산염(황산제일철, tolbutamide sulfate)

④ **상호작용**

ⓐ 복합물을 형성하여 용해도가 저하하여 흡수에 영향을 미친다.

ⓑ 약효와 독성이 증가한다.

ⓒ 침전물을 형성하여 약효가 저하한다.

(3) 철, Magnesium, Aluminium, Bismuth를 함유하는 경우

① **개별생약** : 자연동, 자석, 적석지, 대자석, 석결명, 용골, 모려, 석고, 종유석, 백반, 양기석, 활석

② **방제** : 우황해독환, 서근활혈편, 복방오미자산, 질타환, 자주환, 마행감석탕, 대청룡탕, 월비탕

③ **병용해서는 안되는 서양 약물**

ⓐ Tetracyclines(3시간 이상 경과하면 영향력은 감소한다)

ⓑ Prednisolone

ⓒ Isoniazide, rifampicin

ⓓ Vitamin C

④ **상호작용**

ⓐ ⓒ 복합물을 형성하여 흡수에 영향을 미친다. ⓑ 난용성물질을 형성하여 약물의 이용도를 현저히 저하시킨다. Vitmin

ⓓ 산화하여 작용이 소실된다.

(4) Alkali성인 경우

① **개별생약** : 붕사, 해표초, 조각자

② **방제** : 빙붕산, 통규산, 위통분, 행군산, 오패산

③ **병용해서는 안되는 서양 약물**

ⓐ Tetracycline, sodium cefuroxim, cephaloridine, novobiocin, ampicillin

ⓑ Aspirin, indomethacin, phenylbutazone, sodium p-aminosa licylate, vitamin B1.

ⓒ Propranolol HCl, promazin HCl, chlorodiazepoxide, ferous sulfate, isoniazide, digoxin, phenobarbital, phenitoin sodium

ⓓ Quinine, chloroquine, doxycycline, neostigmine, Quinidine

④ **상호작용**

ⓐ 약효의 저하

ⓑ 분해에 의한 약효의 소실

ⓒ 흡수율의 저하

ⓓ 소변으로의 배출, 혈중농도의 저하

ⓔ 배설감소로 인하여 혈중농도가 증가하여 중독현상이 나타날 수도 있다.

(5) 산성인 경우

① **개별생약** : 오미자, 여정자, 산사, 산수유, 오매, 백작약, 청피, 금은화, 마치현,

지실, 목과

② **방 제** : 오자연종환, 육미지황환가감, 안신보심환, 오매환, 보화환, 지황음자

③ **병용해서는 안되는 서양 약물**

ⓐ Sulonylamide류 제제

ⓑ Aminoglycosides(streptomycin, erythromycin, gentamicin, kanamycin등)

ⓒ Aluminium hydroxide, magnesium hydroxide 등의 alkali성 약물

ⓓ Nitrofurantoin, rifampicin, aspirin, indomethacin

④ **상호작용**

ⓐ 결정을 형성하여 혈뇨를 일으킨다.

ⓑ 약효의 감퇴

ⓒ 중화반응을 일으켜 약효를 저하시킨다.

ⓓ 신독성이 가중된다.

(6) Saponin을 함유하는 경우

① **개별시약** : 시호, 상엽, 괴각, 괴화, 선복화, 산사, 측백엽

② **방 제** : 용담사간탕, 보중익기탕, 지유괴화환, 청온해독환, 소요산, 상국음 등

③ **병용해서는 안 되는 서양약물** : 각종 금속이온을 함유하는 약물 (aluminium hydroxide 제제, calcium제제, 제1철제제)

④ **상호작용** : 복합물을 형성하여 흡수에 영향을 미친다.

(7) Alkaloid를 함유하는 경우

① **개별생약** : 천오, 빈랑, 황련, 황금, 황백, 마전자, 현호색, 패모 등

② **방 제** : 황련해독탕, 삼황사심탕, 목향빈랑환, 패모괄루산, 소활락단, 이묘산, 우황청심원, 구미 강활탕, 강활유풍탕

③ **병용해서는 안되는 서양 약물**

ⓐ Iodine제제

ⓑ Sodium bicarbonate 등 alkali성이 강한 약물

ⓒ 중금속제제(황산제일철, magnesium sulfate, aluminium hydroxide 등)

ⓓ 효소제제

ⓔ Atropine, aminophylline, digoxin

ⓕ Caffeine

④ 상호작용

ⓐ ⓑ ⓒ 침전을 형성한다.

ⓓ 용해도가 저하하여 흡수에 영향을 미친다.

ⓔ 독성이 증가한다.

ⓕ 길항작용을 나타낸다.

(8) 배당체를 함유하는 경우

① **개별생약**

ⓐ 인삼, 고삼, 대황, 용담

ⓑ 도인, 행인, 백과,비파인

ⓒ 북오가피, 측백엽, 복수초, 부자, 오두, 만년청, 정력자, 영란 등

② **방 제** : 인삼영양탕, 사군자탕가감, 용담사간탕, 청기화담탕, 마행의감탕, 진무탕, 마황부자세신탕, 삼황사심탕, 용담사간탕, 진무탕, 대방풍탕, 지황음자

③ **병용해서는 안되는 서양 약물**

ⓐ Vitamin C, nicotinic acid, gluta mic acid, 위효소합제

ⓑ Codeine, phenytoin, phenobarbital

ⓒ 강심배당체

ⓓ 혈당강하제

④ **상호작용**

ⓐ 분해에 의해 약효가 소실된다.

ⓑ 마취력이 가중되고 호흡을 억제한다.

ⓒ 축적에 의해 독작용이 증가한다.

ⓓ 혈당이 상승한다.

(9) 수은을 함유하는 경우

① **개별 생약** : 주사, 경분

② **방 제** : 주사안신환, 안궁우황환, 우황청심환, 칠진단, 칠리산, 자설담, 사향소합원등

③ **병용해서는 안되는 서양 약물**

황산제일철, potasium bromide, potasium iodide, sodium bicarbonate, barbital

④ **상호작용** : 침전을 형성하고 간, 신에 대한 독성이 증가한다.

(10) 비소를 함유하는 경우

① **개별 생액** : 웅황, 신석

② **방 제** : 우황해독환, 우황천금산, 안궁우황환, 육신환 등

③ **병용해서는 안되는 서양 약물**

ⓐ 제일철염, 황산염, 질산염, 아황산염

ⓑ 효소제제

④ **상호작용**

ⓐ 침전을 형성하며 독작용이 증가한다.

ⓑ 침전을 형성하여 약효가 저하한다.

(11) Potasium을 함유하는 경우

① **개별생약** : 편축, 택사, 백모근, 하고초, 금전초, 우슬

② **방 제** : 용담사간탕, 육미지황환가감, 오령산가감, 대방풍탕 등

③ **병용해서는 안되는 서약 약물** : Aldacton, triamterene

④ **상호작용** : 고potasium 혈증을 야기시킨다.

(12) Iodine을 함유하는 경우

① **개별생약** : 곤포

② **병용해서는 안되는 서양 약물** : Isoniazide

③ **상호작용** : 산화에 의해 약효가 소실된다.

(13) Amylase를 함유하는 경우

① **개별생약** : 신곡, 맥아, 두시

② **방 제** : 지실도체환, 월국환, 보환환 건비환 등

③ **병용해서는 안되는 서양 약물** : Tetracyclines, sodium salicylate, aspirin, nicotinic acid

④ **상호작용** : 활성이 저하하므로 최소 2시간 이상 복용간격을 두어야 한다.

(14) 탄소를 함유하는 경우

① **개별생약** : 혈여탄, 지유탄, 포황탄, 대황탄

② **방 제** : 십회산 등

③ **병용해서는 안되는 서양 약물** : 효소제제, alkaloid류

④ **상호작용** : 약효의 저하

(15) 이담제

① **개별생약** : 인진호

② **방 제** : 인지호탕, 인진오령산 등

③ **병용해서는 안되는 서양 약물**

ⓐ Quinidine

ⓑ Chloramphenicol

④ **상호작용**

ⓐ 복합물을 형성하여 흡수에 영향을 미친다.

ⓑ 약효가 저하된다.

(16) Ephedrine

① **개별생약** : 마황

② **방 제** : 마황탕, 마행의감탕, 월비탕, 마행감석탕, 오적산, 대청룡탕 등

③ **병용해서는 안되는 서양 약물**

ⓐ Furazolidone, 혈압강하제

ⓑ Aminophyllin

ⓒ 수면제, 진정제(phenobarbital, chloropromazine HCl 등)

ⓓ 부신피질호르몬

ⓔ Digoxin, digitalis

ⓕ Isoniazide

④ **상호작용**

ⓐ Furazolidone, 혈압강하제, 수면제, 진정제(phenobarbital, chloropromazine HCl 등) : 길항작용이 나타난다.

ⓑ Aminophyllin : 독작용을 2~3배 증가시킨다.

ⓒ 부신피질호르몬 : 약효의 축적에 의해 혈압을 상승시킨다.

ⓓ Digoxin, digitalis : 心肺의 독작용을 증가시킨다.

ⓔ Isoniazide : 홍분과 같은 부작용이 증가된다.

(17) 우황을 함유하는 제제

① **방제** : 우황청심원, 우황포룡환, 호박포룡환, 안궁우황환 등

② **병용해서는 안 되는 약물** : Chloralhydrate, Urethane, phenobarbital

③ **상호작용** : 중추신경억제작용이 증강된다.

(18) 기 타

① **개별생약** : 봉밀, 금앵자, 용안육, 대추, 맥문동, 진교, 감초, 녹용

② **병용해서는 안되는 서양 약물**

ⓐ Quinine, ephedrine, atropine

ⓑ 강심배당체

ⓒ 혈당강하제

ⓓ Salicylate제제

ⓔ Potasium 배설형 이뇨제(hydrochlorothiazide 등)

③ **상호작용**

ⓐ 침전을 형성하여 흡수에 영향을 미친다.

ⓑ 중독반응을 일으킨다.

ⓒ 길항작용을 나타낸다.

ⓓ 소화기관의 궤양을 촉진시키기 쉽다.

ⓔ 저K혈증을 일으킨다.

2) 한방약물과 서양약물의 병용에서의 문제점 및 대처

한방약물과 서양약물의 배합이 불합리하다고 나타나는 경우 그 원인으로서 첫째는 병용에 의해 새로운 반응을 일으켜 치료효과에 영향을 미치거나 대사과정에 영향을 미치는 경우이며, 둘째는 환자의 약점을 자극하여 독작용이 증가되므로써 새로운 질환을 일으킬 수도 있는 경우가 있다.

두 약물의 병용에 의한 약리 및 임상효과에 대하여 명확한 결론을 얻을 수 없는 경우와 효과를 판단할 수 없는 경우는 신중히 대처하여야 할 것이다.

근년에 이르러 질병의 유형이 만성난치성질환, 노인성질환 등이 증가하는 경향이며, 이러한 질환에 이환되어 있는 환자들은 한방약에 대한 선호도가 높아 한방요법에 의한 치료를 받거나 심지어 전해지는 민간요법에 까지 기대를 거는 경우가 많다. 이러한 경우 약을 투약하는 약사는 환자 또는 보호자 그 사실을 밝히지 않는 한 한방약물에 대한 영향을 고려하지 않고 투약할 우려가 많다. 특히 환자에게 강심배당체, barbiturates, quinidine, 항결핵제, tetracycline류의 항생제 등을 투여할 때에는 반드시 한약을 복용하고 있는지, 복용하고 있다면 어떤 한약을 복용하고 있는지에 대한 조사와 확인이 필요하다. 물론 한방약과 서양약과의 상호작용에 대한 구체적인 연구가 미약한 현실을 감안하면 그에 대한 대처방안도 확립되어 있지는 않지만 약물이 소화기관에서의 상호작용을 일으키는 것을 방지하기 위한 최소한의 배려는 필요하다. 따라서 한방약과 서양약의 병용이 부작용이나 독작용을 증강시키는 원인으로 밝혀진 경우는 병용을 해서는 안될 것이며, 환자가 자의에 의해 복용하는 경우도 그 위험성을 인식시켜 복용을 중단하도록 하는 복약지도가 필요하다.

또한 약리학적으로나 임상적으로 동서약물의 병용에 치료에 유익하다는 것이 입증되지 않은 상태에서 두 약물을 병용 투여하거나 환자가 병용하는 경우에는 두 약물간의 투여 간격을 최대한 (3~4시간 정도) 유지하는 것이 약물 상호작용에 의한 부작용 및 독작용의 발생을 방지할 수 있는 대책이라 생각된다.

제5장

성의 본질과 기능

1. 인간의 성의 특성

인간에 있어서 성은 애정, 공격성과 함께 인간의 생존과 종족 보존을 위한 필수 불가결의 행동적 요소일 뿐만 아니라 인간 행동 곳곳에 영향을 주는, 그리고 삶에 활력소가 되는 거대한 힘이다.

1) 생물학적 요소

인간의 생명은 난자와 정자의 생물학적 결합으로부터 시작되었고 성이 없이 인류가 존재할 수도, 계속될 수도 없으며, 성을 통하여서만 유전자의 대물림은 물론, 인간 특유의 문화적 유산도 전수가 가능한 것이다. 인간의 성이 본능적 행동이라는 점에서 동물의 성과 공통점이 있지만 인간의 성은 그동안의 진화과정을 통하여 동물과 다른 인간 특유의 기능을 갖게 되었다.

인간의 성이 동물의 성과 다른 점은 첫째, 인간이 직립했기 때문에 오는 여러가지 변화가 있는데 인간에 있어서는 얼굴이나 유방이 성신호가 되었고 또한 안면과 안면을 맞대고 성교를 할 수 있게 되었다. 이것은 인간의 성이 감정의 교류와 애정표현의 기능을 갖고 있음을 의미한다.

둘째, 인간에게서는 몸에 털이 없어졌고 대신에 피부가 성신호로서, 혹은 성의 자극으로서 큰 의미를 갖게 되었다.

셋째, 아마도 인간이 타 동물과 가장 다른 점은 여성에게서 발정기가 없어졌다는 점이다. 따라서 여성은 남성을 항시 수용할 수 있고 계속적인 성행위가 가능하다.

이 특성은 인간에 있어서 단순히 성행위가 단순히 생식수단 이상의 기능을 가졌음을 의미한다. 인간에 있어서의 성은 두사람의 관계를 지속적으로 유지할 수 있게 하는 방법이며 한쌍의 남녀관계가 오래 지속됨으로써 가장 긴 아동기를 가진 2세의 양육과 교육을 가능하게 한 것이라는 동물행동학적 해석을 할 수 있다.

넷째, 성은 쾌락의 가장 중요한 원천인데, 본래 쾌락은 생물학적으로 생존에 필요불가결한 본능에 수반되는 보상으로 볼 수 있다. 인간에 있어서 특이한 점은 생식과 쾌락을 분리할 수 있으며 또한 남성뿐 아니라 여성도 극치감을 경험한다는 것이 동물의 성과 크게 다른 점이라고 할 수 있다. 더구나 효과적 피임약과 피임방법의 개발은 이러한 인간 성행동의 변화를 가속화시켰다.

2) 사회문화적 요소

어떤 사회건 성에 대하여 많은 터부가 부과되었고 문화적 가치관에 크게 영향을 받는다. 또한 성은 사회구조와 정치체제 하에 다양한 방법으로 이용되어 왔다. 봉건적 사회에 있어서는 성이 중매결혼과 생식의 도구로서 쓰여졌으며, 근대사회에 들어와서 성이 낭만적 사랑과 연애결혼의 바탕이되고 부부중심의 핵가족화에 중요한 역할을 하였다. 산업사회에 들어서면서 성이 감각적 쾌락 추구의 방편이자 가치관의 우상이 되어 버렸다. 특히 최근의 여성해방운동 같은 성과 직접적인 관련이 있는 사회운동은 성에 대한 고정관념을 깨고 성의 기능과 의미를 새롭게 인식하는 계기가 되고 있다. 남녀관계도 능력 위주의 경쟁적 관계가 되어가고 있다.

우리나라는 서방사회가 삼사백년동안 걸쳐서 일으킨 산업화와 과학화를 지난 40년이라는 짧은 기간에 이룩하였다. 이에 따라 우리사회 전체가 초고속 문화 변동으로 인한 가치관의 혼돈, 아니 다양한 가치관의 혼재 속에 살고 있고, 이로 인하여 문화적, 심리적 위기에 처해 있다고 할 수 있다. 또한 오늘날 우리 사회는 가히 성혁명의 시대라고 할 수 있을 만큼 성개방과 성에 대한 정보의 홍수로 성에 대한 의식과 태도가 크게 변하고 있다. 적어도 표면상으로는 성의 중요성과 성에 대한 가치관이 과거 어느 때보다도 고조되어 있어 소위 서방 선진국 못지 않게 성에 집착하고 성이 우상화되고 있는 와중에 있다. 과거에는 성을 숨기고 억압하여 성 불감증이나 성에 대한 불만이 많았다면 현대인은 자신의 성능력이 모자랄까 걱정이고 상대방을 만족시키지 못할까 걱정하는 사회로 바뀌어 가고 있다. 사회변화에 따른 사회요구성에 발맞추어 성의 기본바탕인 생식기의 구조와 기능에 대하여 다루고자 한다.

2. 남성요도

성인에서 남성요도의 평균길이는 15~20cm이다. 남성 요도는 전립선(prostatic)요도와 막양부(membranous)요도, 음경(penile) 요도로 나뉜다.

전립선요도는 요도중 가장 넓은 부위로 내요도구에서 하행하여 전립선을 관통하며 다수의 전립선도관(duct)과 좌우사정관(ejaculatory duct)이 여기에 개구하고 있다. 평균길이는 3cm이며, 하부에 정구(verumontanum)가 약간 돌출되어 있다.

막양부 요도는 전립선선단에서 나와서 횡문근(skeletal muscle)인 비뇨생식격막(urogenital diaphragm)을 관통하는 부위이며, 요도중 가장 좁은 부위이고 길이는 2~2.5cm이다. 막양부요도는 횡문근과 평활근의 양자로 싸여 있으며, 횡문근은 수의적 외요도괄약근(voluntary external sphincter)의 구실을 한다.

음경요도는 약 15cm로 가장 길고 요도해면체(corpus spongiosum)에 의해 싸여 있다. 근위부는 확장되어 가장 넓으며 흔히 이 부위를 구요도(bulbous urethra)라고 한다(그림 5·1).

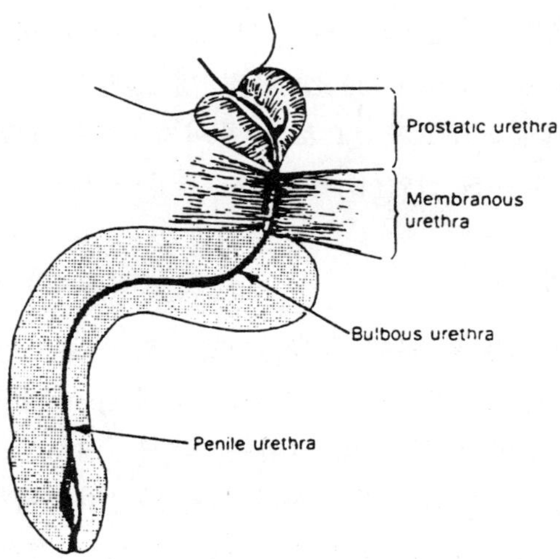

그림 5·1 남성요도의 도해

남성의 전립선막양부요도와 여성의 전요도의 근층은 자율신경계 뿐 아니라 체신경계의 지배를 받는다.

전립선막양부요도의 평활근은 주로 교감신경의 α-adrenergic 섬유에 의해 지배를 받고, 막양부요도의 수의적 횡문근은 체신경인 음부(pudendal) 신경의 지배를 받는다.

3. 여성요도(female urethra)

성인 여성의 요도는 길이가 약 4cm, 직경은 0.6~0.8cm이다. 치골결합의 후하방에 위치하며, 후방에는 질이 있다.

요도 중간부의 평활근외층에는 두꺼운 횡문근이 있으며, 이것이 수의적 내요도괄약근을 이룬다.

상피하에는 특히 원위부에 요도주위선이 많으며, 대표적인 것이 Skene선이다. 남자의 전립선에 해당한다.

여성요도의 동맥혈류는 하방광, 질, 내음부동맥에 의해 분포되고, 정맥혈류는 내음부정맥으로 배출된다. 여성요도의 신경지배는 남성요도의 그것과 비슷하다.

4. 남성 생식기

남성 생식기계통은 고환(testis), 부고환(epididymis), 정관(vas or ductus deferens), 사정관(ejaculatory duct), 음경 및 3개의 부속성선, 즉 전립선(prostate), 정낭(seminal vesicle), 구요도선으로 이루어져 있다. 고환에서 생성된 정자와 부속성선의 분비액이 혼합된 정액이 배출되는 관들을 남성 생식관이라고 한다.

1) 고환(testis)

고환은 내외분비작용을 하는 혼합선기관으로 외분비선은 정자(sperm)를, 내분비선은 testosterone 등을 생산한다. 고환은 정색(spermatic cord)에 매달린 등과 같은 상태로 음낭내에 위치한다. 고환은 태생기에 신근처에 위치하다가 서혜관(inguinal canal)을 통해 음낭내로 하강하며, 하강과정에서 복벽구조물이 함께 내려와 음낭벽을 이루어 고환을 덮고 있다. 음낭벽의 근층은 고환을 보호하며, 동시에 고환의 환경 온도조절에 도움이 된다.

고환은 초막(tunica vaginalis)에 의해 덮혀 있고, 초막밑에는 백막(tunica albuginea)이 있다. 백막은 고환의 후상방에서 두꺼워져서 고환중격(mediastinum testis)을 형성하며, 이 내부에 고환망(rete testis)이 있다. 고환중격에서는 결합조직 격막이 나와 고환을 약 250개의 고환소엽(lobulus testis)으로 구분한다. 고환의 후외측에는 부고환이 있고 흔히 고환상극(upper pole)과 부고환 사이에서 부속고환(appendix testis)이 발견된다(그림 5·6).

2) 부고환(epididymis)

부고환은 고환의 후상연에 위치하는 comma형의 기관으로 정자가 이곳을 통과하면서 성숙되고 운동성을 취득하는 곳이다. 부고환은 두부(head), 체부(body), 미부(tail)로 이루어져 있다. 부고환의 동맥혈류는 내정계동맥과 정관동맥에서 오며, 정맥혈류는 pampini-form 정맥총으로 배출된다. 림프관은 외장골과 내장골림프절로 배출된다.

3) 정색(spermatic cord)

정색은 고환에 출입하는 정관과 내외정계(internal and external spermatic)동맥, pampiniform 정맥총, 림프관, 신경으로 구성되는 구조물로 내서혜륜에서 부터 시작하여 서혜관을 지나 고환까지 뻗쳐 있다. 정색은 얇은 근막과 거고근(cremasteric muscle)에 의해 싸여서 보호되고 있다.

4) 정낭(seminal vesicle)

정낭은 정관팽대부말단에 달려있는 일종의 게실(diverticulum)이며 전립선의 상후측에 위치한다. 작은 손가락 정도의 크기와 형태를 하고 있으며, 정관의 팽대부와 합쳐져서 사정관을 형성한다. 사정관은 전립선을 관통한 후 정구부(verumon-tanum)를 지나 전립선요도의 요도릉(crista urethralis)에 개구한다.

정낭은 testosterone의 영향하에 점성성분을 분비 저장한다. 그 분비물은 정액내용의 60%를 차지하며 과당(fructose)이 풍부한데, 이것은 정자운동의 1차적 에너지원이 된다. 정낭의 혈류와 림프관분포는 전립선의 그것과 같으며, 교감신경총의 신경지배를 받는다.

5) 전립선(prostate gland)

전립선은 선(glandular) 조직과 이를 둘러싸는 섬유근(fibromuscular) 조직으로 이루어진 부성선기관이다. 성인에서 정상 전립선의 무게는 약 20gm이다.

전립선내로 전립선요도가 지나가며, 후면으로 사정관이 관통하고 있다. 전립선의 후상방에는 정낭과 정관팽대부가 위치한다(그림 5·2).

전립선은 전통적으로 전엽, 후엽, 중엽, 우측 및 좌측엽으로 분류되어 왔다. 전립선 선종은 중엽이나 측엽의 요도주위선에서 발생하며, 전립선암은 후엽에서 호발한다.

전립선을 중심대(central zone), 말초대(peripheral zone), 전환대(transitional zone), 전분절(anterior segment), 전립선괄약근대(preprostatic sphincter)로 분류하고 있다(그림 5·3).

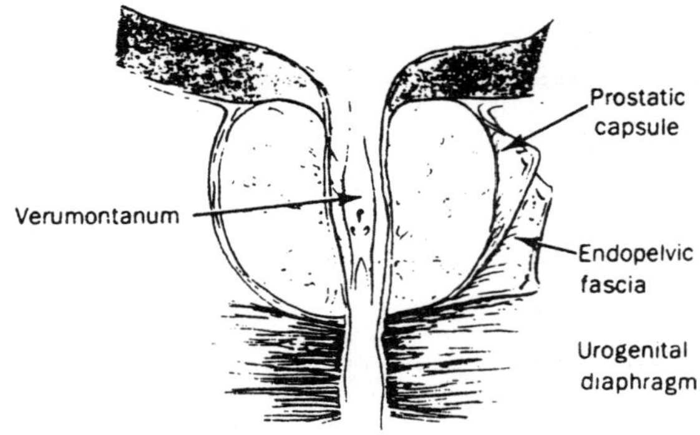

그림 5 · 2 전립선의 단면도

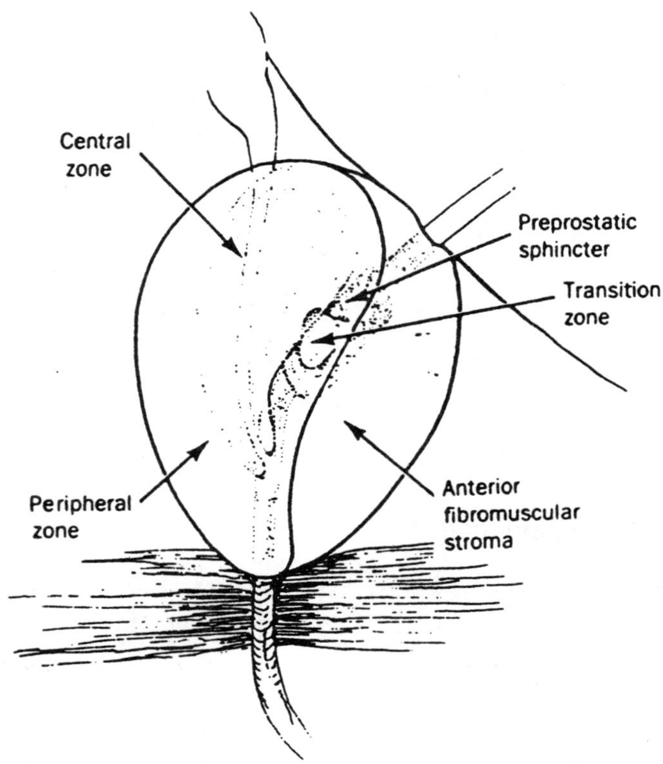

그림 5 · 3 전립선의 구조

전립선 전체는 정맥총과 탄성섬유(elastic fiber)가 풍부한 결합조직피막에 의해 싸여 있으며, 선체는 다량의 간질내에 매몰되어 있다. 전립선의 간질내에는 방광의 외종근층에서 연속된 평활근이 풍부하다. 이 평활근은 전립선 요도주위를 둘러싸서 역행성사정(retrograde ejaculation)을 막는 남성 생식기괄약근(male genital sphincter) 구실을 한다.

6) 음경(penis)

음경은 3개의 원주형발기조직(erectile tissue), 즉 배측의 좌우에 있는 음경해면체(corpus cavernosum penis)와 복측에 있는 1개의 요도해면체(corpus spongiosum)로 되어 있다. 요도해면체는 음경요도를 둘러싸고 있고, 말단이 술잔모양으로 확대되어 귀두(glans)를 이루고 있다.

각 해면체는 외측으로부터 피부, Colles 근막, Buck 근막, 백막의 순으로 덮혀 있다. 음경피부는 피하지방이 없어서 매우 얇으며, 귀두외면에서 중첩하여 포피(prepuce)를 형성한다. Colles 근막은 전복벽의 Scarpa 근막으로 연속된다. 백막은 좌우음경해면체의 중앙에서 음경중격을 이루며, 이것을 통해 좌우해면체는 교통이 자유롭다(그림 5·4).

음경과 음경요도는 1쌍의 내음부(internal pudendal) 동맥에 의해 혈류를 공급받는다(그림 5·5).

(4) 림프관 및 신경분포

음경피부는 표재서혜림프절과 서혜하림프절, 귀두는 서혜하 및 외장골림프절, 음경체와 요도는 표재 및 심부서혜림프절을 거쳐 외장골 및 총장골림프절로 각각 림프계가 배출된다. 골반신경총의 혼합된 자율신경은 해명체신경총을 이루며 이것이 발기기전에 관여한다.

7) 부 신

부신의 무게는 약 5gm이다. 우측 부신은 삼각형의 형태를, 좌측 부신은 반원형에 가까운 형태를 보인다(그림 5·6).

부신은 신과 함께 신주위근막(perirenal or Gerota's fascia)에 의해 싸여 있다.
부신은 피질과 수질로 구성되어 있으며 양자는 조직학적 성분과 발생에 있어 전혀 다르며 피질은 중배엽성, 수질은 외배엽성이다.

우측 부신은 간과 하대정맥 사이에 위치한다. 좌측 부신은 복부대동맥에 인접해 있으며, 그 전면의 상부는 위, 하부는 췌장에 의해 덮혀 있다.

부신은 크기에 비해 동맥혈류가 매우 충분하며 3개의 부신동맥이 있다.

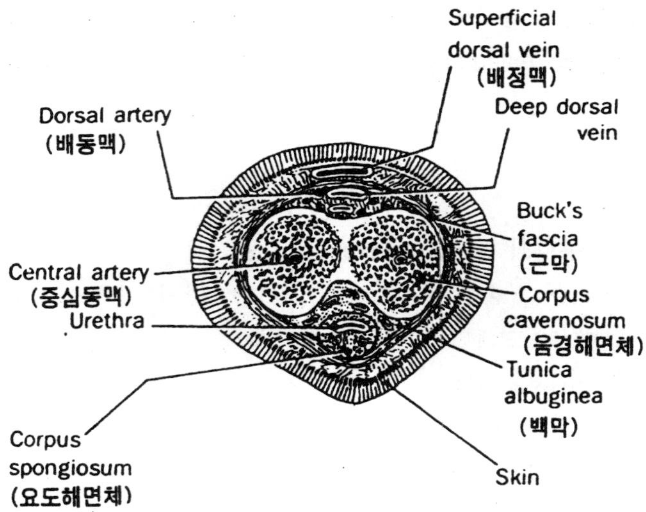

그림 5·4 음경의 단면도

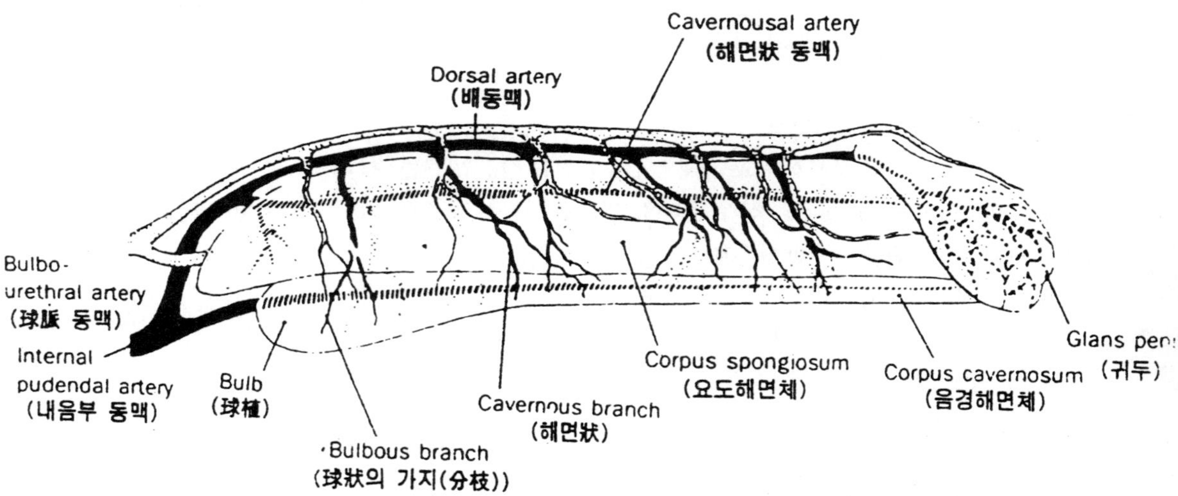

그림 5·5 음경의 혈관분포

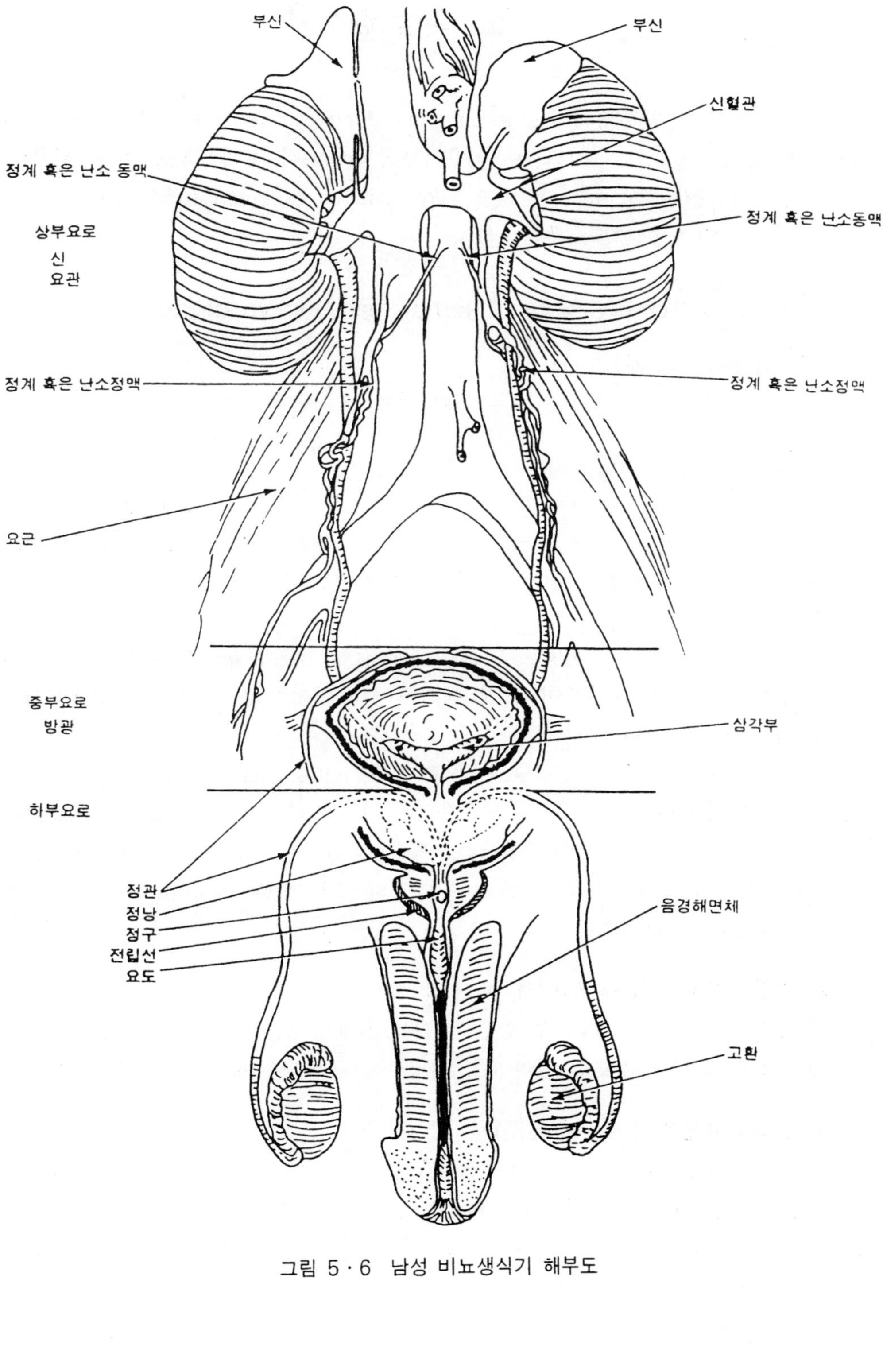

그림 5·6 남성 비뇨생식기 해부도

5. 여성 생식기

여성 생식기는 외부생식기(external reproductive organ)와 내부생식기(internal repro ductive organ)로 대별하여, 외음(外陰, vulva)과 질(膣, vagina)을 외부 생식기라 하고, 자궁(子宮, uterus), 난관(卵管, salpinx, fallopian tube) 그리고 난소(卵巢, ovary)를 내부생식기라 한다.

1) 외부생식기(外部生殖器, External reproductive organ)

(1) 외음(外陰, vulva)

외관으로 볼 수 있는 부분으로 다음과 같이 구분된다.

① 대음순(大陰脣, labia majora)

치골구 또는 치구 하단에서 회음에 이르는 좌우에 종으로 길게 융기된 지방조직으로 겉은 검게 착색된 피부로 덮여있다. 이 대음순은 사춘기의 이차성징의 하나로 뚜렷하게 발육되나, 사춘기 전에는 편평하며 소음순(小陰脣, libia minora)이 오히려 더 뚜렷하게 보인다.

사춘기 후의 대음순은 후방으로 회음부(會陰部, perineum)에 이르면서 소실되는데, 양음순을 벌릴때 끝부분이 약간 융기되어 보이며 이를 후음순소대(後陰脣小帶, posterior fourchette)라 한다.

대음순의 외측면에는 곱슬곱슬한 음모(陰毛, public hair)가 많이 나있으나, 내측면에는 훨씬 듬성하거나 없다. 대음순을 구성하고 있는 실질(實質, substance)은 지방조직이며, 이외에 남성에서 Dartos 근막(筋膜, Dartos fascia)의 상동기관인 엷은 근막을 포함하고 있다. 또한 대음순은 남성의 음낭(陰囊, scrotum)에 해당하는 기관으로 생각되고 있다(그림 5·7).

(2) 치골구(恥骨丘, ons pubis)

치골구는 전복벽의 최하단에 있는 치골결합(恥骨結合, symphysis pubis)부 전면에 위치하며 표피가 음모로 덮여있고 지방으로 구성된 두툼한 부위를 말한다.

(3) 소음순(小陰脣, libia minora)

소음순은 음핵(陰核, clitoris)에서 회음에 이르는 길이의 대략 2/3 부위까지 뒤쪽으로 연장되는, 좌우로 긴 주름(fold)으로, 검게 착색되어 있다. 전방에서는 두 부분으로 구분되는데, 그중 하나는 음핵을 덮고있는 부분으로 음핵포피(陰核包皮,

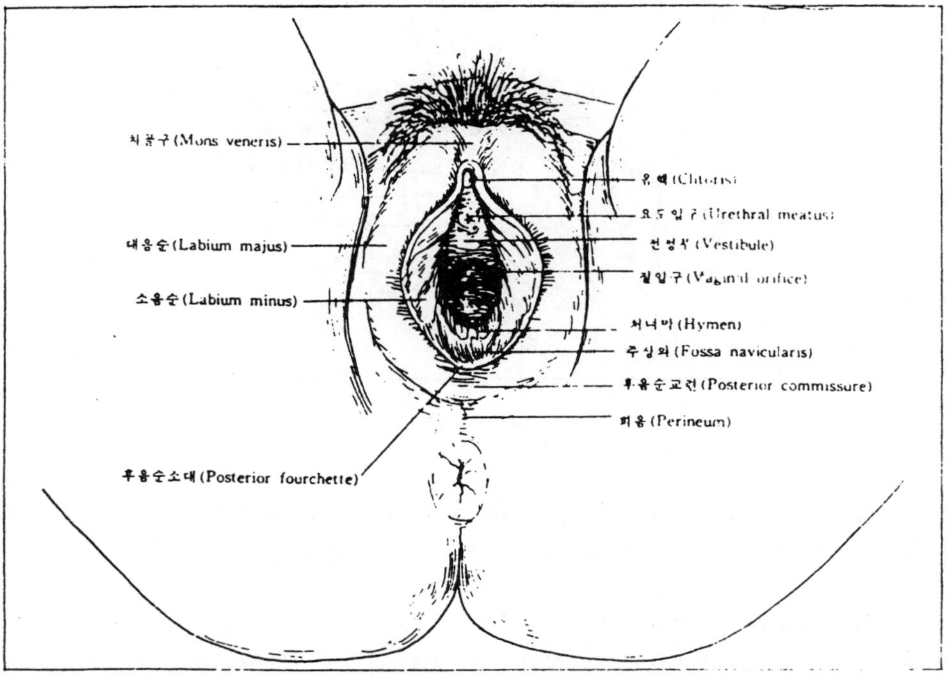

그림 5·7 외성기의 구조

prepuce)라 하며, 다른 하나는 귀두(龜頭, glans)를 지나는 양측방 부분으로 음핵소대(陰核小帶, frenulum clitoris)라 한다.

소음순을 덮고 있는 피부에는 모낭(毛囊, hair follicle)은 없고, 많은 피지선(皮脂腺, sebaceous gland)이 있다.

(4) 음핵(陰核, clitoris)

음핵은 작은 원추형의 발기성 기관으로, 음핵귀두(陰核龜頭, glans clitoris), 음핵체부(陰核體部, corpora or body), 그리고 음핵각(陰核脚, crura)으로 구분되며 남성의 음경(陰莖, penis)에 해당되는 기관이다. 음핵 귀두는 직경이 6~8mm 정도이고 전방에서 소음순이 갈라지는 음핵포피와 음핵소대 사이에서 보이는 부분이다. 음핵은 불수의근조직으로 둘러싸인 많은 작고 큰 정맥통로가 있는 발기성 조직으로 구성되어 있고, 이 발기성 조직이 배열되어 해면체(海綿體, corpora cavernosa)를 이룬다. 남성에서의 corpora spongiosum은 여성에서는 존재하지 않는다(그림 5·8).

여성에서는 전정구(前庭球, bulb of vestibule)가 남성의 음경구(陰莖球, bulb of penis)에 해당되나, 질의 구조로 인해 둘로 나누어진다. 전정구는 뇨생식격막(尿生殖隔膜, urogenital diaphragm)의 하근막(下筋膜, inferior fascia)에 부착되어 있고,

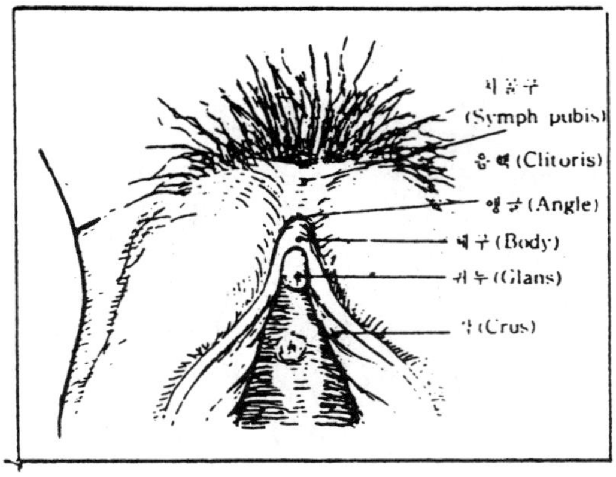

그림 5·8 음핵의 구조

표층에서는 구해면체근(球海綿體筋, bulbocavernosus muscle)이 덮고 있다. 음핵도 전방에서 좌우 양측이 서로 합쳐져서 음핵귀두를 형성한다.

(5) 전정부(前庭部, vestibule)

전정부는 음순을 양쪽으로 벌릴때 그 사이에서 보이는 주상와(舟狀窩, boat shaped fossa)로서 이안에 질입구(膣入口, vaginal orifice)가 보이고 전방에 요도입구(尿道入口, urinary meatus)가 보인다.

처녀에서 질입구는 처녀막(處女膜, hymen)에 의해 부분적으로 폐쇄되어 있는데 이는 양면이 중층 편평상피(重層扁平上皮, stratified squamous epithelium)로 된 다소 견고한 결체조직(結體組織, connective tissue)의 막으로 되어 있다. 처녀막에 의해 구성되는 질입구는 윤상(輪狀, annular form) 또는 반월형(半月型, crescentic form)을 이루고 있는 경우가 가장 흔하나 사상(篩狀, cribriform or sievelike)을 보이는 경우도 있다. 비정상적인 경우로는 질입구가 완전히 폐쇄(閉鎖)되어 월경혈의 저류를 일으키는 처녀막 폐쇄(imperforated hymen)를 매우 드물게 볼 수도 있다(그림 5·9).

(6) 요도(尿道, urethra)

요도입구(尿道入口, urethral meatus)는 요도의 외구(外口, external orifice)로서 작은 세극형(細棘型, slit like)이나 삼각형을 이루고 있다.

요도입구는 전정부에서 보이며, 음핵 귀두로부터 질구까지의 2/3 거리에 위치한다. 요도입구의 양쪽에 작게 함몰된 부분이 보이는데 이곳에 수많은 점액선(粘液腺, mucous gland)이 있으며 이것은 바르톨린선(Bartholin gland)과 구별된다.

Huffman에 의하면 요도관은 남성의 전립선(前立腺, prostate)과의 상동기관인 요

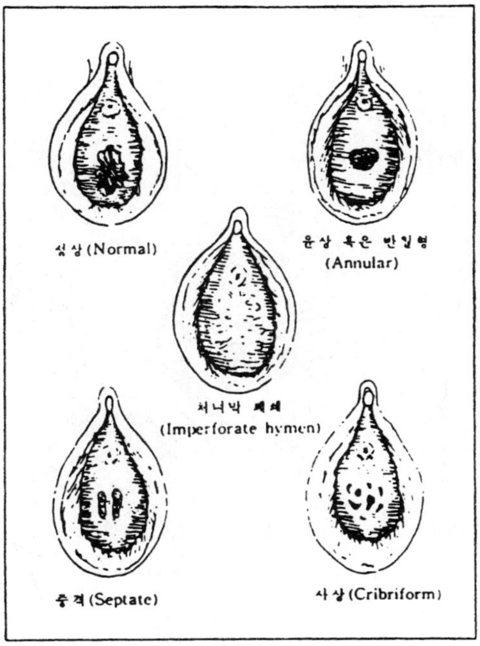

그림 5·9 처녀막의 여러가지 형태

도측관선(尿道側管腺, paraurethral gland)의 미로에 의해 둘러싸여 있다고 하였다. 이 요도측관선의 요도측관은 일부는 요도관으로 개구되고 일부는 Skene씨관으로 개구된다. 이 관이 임상적으로 중요한 점은 흔히 임균(gonococcus)의 잠복처가 되며, 절제하거나 파괴 이외의 방법으로는 치료가 잘 안되는 경우가 있다.

(7) 외음질선(外陰膣腺, vulvovaginal gland or Bartholin's gland)

외음질 혹은 바르톨린선은 소엽성포도방상선(lobulated racemose gland)으로 질구의 양측 하방에 개구하며 이 선은 회음부내에 깊숙히 위치하고 있다.

〈질(膣, vagina)〉

질은 근막성(筋膜性, musculomembraneous)관으로서 외음과 자궁을 연결하고 있으며, 길이는 약 9~10cm이고, 질의 축은 일반적으로 기립자세에서 외음부로부터 천골융기(薦骨隆起, sacral promontory)를 향해 후상방을 향하며, 상단은 컵모양의 원개(圓蓋, fornix)로 연장되어 자궁경부와 이어진다(그림 5·10).

처녀에서는 질 전벽의 점막은 수평의 주름들이 보이며 중앙에 수직으로 하나의 융기(隆起, ridge)가 깊게 나타난다. 이 융기들은 출산한 후의 확장된 질강에서는 없어진다. 질 점막의 색깔은 적홍색을 나타내고 중층편평상피로 배열되어 있으며,

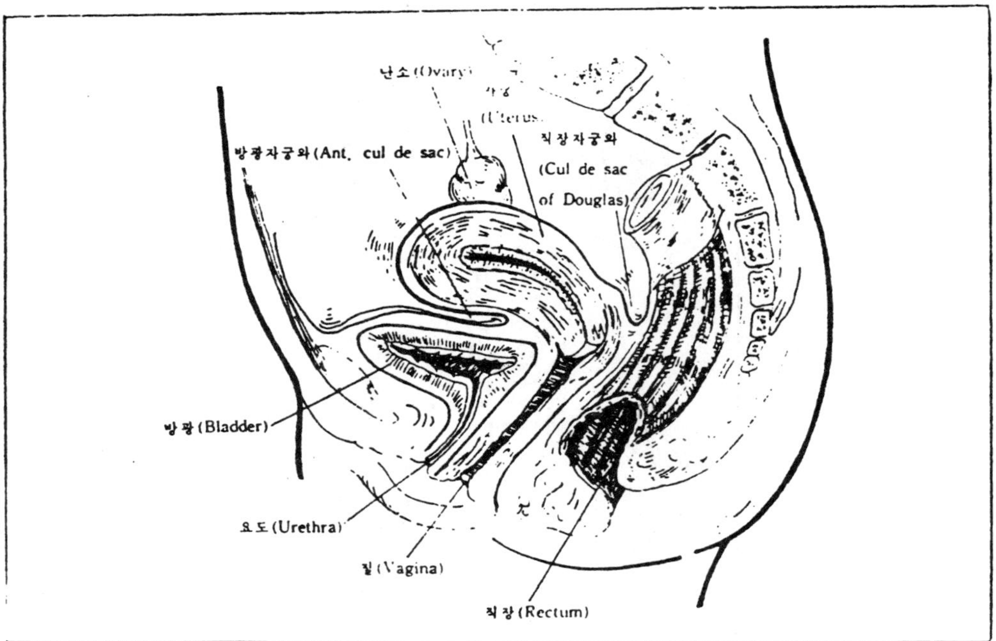

그림 5·10 여성생식기의 측면도

이는 인접하고 있는 섬유조직내로 수많은 상피하 유두의 돌출을 형성한다.

사춘기전의 어린 여아의 상피는 6~8겹의 상피세포층으로 구성되어 있으나 사춘기가 지나면 이보다 더 많은 세포층으로 이루어진다.

2) 내부생식기(內部生殖器, internal reproductive organ)

(1) 자궁경부(子宮頸部, cervix)

자궁경관 내구(子宮頸管內口, internalos)에 해당하는 약간 좁아진 부분을 경계로 상부를 자궁체부(子宮體部, corpus uteri)라 하고 하부를 자궁경부라 한다. 자궁경부의 질 수준보다 위부분을 자궁경부 질상부(膣上部, surpravaginal portion)라 하고, 이보다 아래부분 즉 질에 돌출되어 있는 자궁경부의 부분을 자궁경부 질부(子宮頸部膣部, pars or portio vaginalis)라 부른다.

자궁경관(子宮頸管, cervical canal)은 다소 방추형 모양(紡錘形, spindle shape)을 이루고 있고 자궁경관 외구(子宮頸管外口, external os)에서 끝난다(그림 5·11).

(2) 자궁(子宮, uterus)

자궁은 골반강내에 위치하는 두꺼운 근육벽으로 된 장기로서 질(膣, vagina)과

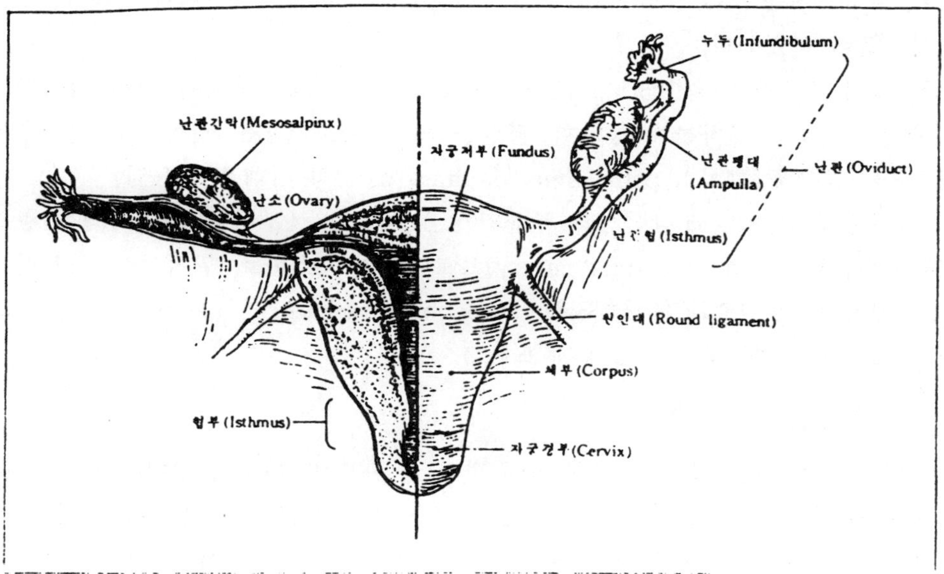

그림 5·11 내성기의 구조

대략 지각으로 연결되어 있으며 전방에 방광, 후방에 직장이 위치한다. 외관은 다소 서양배 모양이며, 미임신부에서는 길이가 약 8~9cm, 최장폭이 6cm이고, 두께는 4cm 정도가 된다.

자궁은 자궁체부(子宮體部, corpus)와 자궁경부(子宮頸部, cervix)로 나뉘며 사춘기전(思春期前, prepubertal)과 폐경기후(閉經期後, postmenopausal)의 여성에서 자궁체부는 매우 작으며, 월경기(月經期, menstrual era)에는 난소 호르몬 자극에 의해 자궁의 크기가 증가되어 자궁경부보다 자궁체부가 훨씬 더 크다(그림 6·30). 자궁체부의 둥근 지붕과 같은 상부를 자궁저부(子宮低部, fundus)라 하며 양쪽에 난관이 부착되는 각을 이루는 부분을 자궁각(子宮角, cornu)이라고 한다.

자궁강(子宮腔, uterine cavity)은 자궁저부가 기저(基低, base)를 이루고 자궁경관 내구가 정점으로 된 다소 원추형의 내강이다.

자궁의 겉표면은 양측면과 자궁보다 낮은 앞부분을 제외하고는 복막으로 덮여있다. 자궁의 점막을 자궁내막(子宮內膜, endometrium)이라 하며, 자궁내막의 두께는 개인에 따라 다를뿐만 아니라 더우기 월경주기중 시기에 따라 그 두께가 달라진다. 일반적으로 월경기 직후 가장 얇고 점차적으로 두께가 증가하여 다음 월경의 시작 전까지 증가한다.

(3) 여성생식기의 신경분포

여성생식기에는 자율신경(autonomic nerve)과 척추신경(脊椎神經, spinal nerve)의 분지들이 분포된다.

인간에서 회백융기(회白隆起, tuber cinereum) 등의 고위중추가 여러 성적기능이나 월경기능을 조절하는데 중요한 역할을 하며 난소기능은 시상하부-뇌하수체축(視床下部-腦下垂體軸, hypothalamus-pituitary axis)의 지배를 받는다.

자율신경계의 여러 교감신경과 부교감신경 섬유는 복부대동맥에서 좌우 총장공동맥(總腸骨動脈, common iliac artery)으로 분지되는 바로 밑에서 상하복신경총 또는 전천골 신경총(前薦骨神經叢, superior hypogastric plexus or presacral plexus)을 형성하여 주로 자궁에 분포된다.

(4) 난소(卵巢, ovary)

난소는 좌우측에 있는 회색백 난원형의 기관으로 여성의 성선(性腺, genital gland)이다. 각각은 골반내에 골반측면의 난관 바로 밑에서 외측단이 궁형을 이루며 매달려 있다. 난소의 크기는 평균 2.5×2×1.5cm이나 사람에 따라 상당한 차이가 있다. 난소는 광인대의 후면에 위치하며 골반누두 인대에 부착되는 부분은 문(門, hilum)으로서 이 문을 통해서 혈관과 신경이 난소를 드나든다. 난소의 외표면은 둔탁한 백색을 띄며, 어린 아이에서는 매끄러운 표면을 이루고 있으나, 성인에서는 전에 일어난 배란(排卵, ovulation)에 의해서 흠집이 나있다. 또 노인에서는 난소가 줄어들어 표면이 마치 복숭아씨 처럼 주름이 잡혀있다.

6. 생식모체 발생과 난자의 발육

1) 생식모체발생(배우자형성)(Gametogenesis)

원시 생식세포는 인간의 경우 태아발생 제3 주말에 나타난다. 원난(原卵, oogonia)으로부터 성숙난자가 형성되는 과정을 난자발생(oogenesis), 정조세포(情租細胞, spermatogonia)로부터 정자(spermatozoa)가 형성되는 과정을 정자발생(sperma-togenesis)이라 하는데 이 과정들은 감수분열(meiosis)에 의하여 이루어진다. 이 감수분열은 생식세포에서만 일어나는 특수한 세포분열인데, 세포분열 전기가 비 정상적으로 길고 동질성 염색체들 간의 유전물질 교환에 대비하는 과정이며, 배수(diploid)인 46개의 염색체가 반수(haploid)인 23개의 염색체로 감수하는 특징을 가진다. 인간에서의 배수의 염색체는 44개의 상염색체(常染色體, auto some)와 2개의 성염색체(sex chromosome)로 구성되어 있는데 감수분열 과정에서 생기는 성숙

배우자 생식세포(配偶者生殖細胞, gametes)는 22개의 상염색체와 1개의 성염색체로 구성된다. 난자와 정자가 결합하는 수정(fertilization)이 이루어지기 전 까지는 배수의 염색체수로 복귀되지 않는다. 성숙한 생식세포는 태아생활 제5주에 난황낭(卵黃囊, yolk sac)으로부터 성선(gonad)으로 이주하는 원시세포로부터 유래된다는 사실은 배아 형질(胚芽形質, germ plasm)의 연속상태 개념에 근거한다.

(1) 감수분열(meiosis)

모든 원시 생식세포들 즉 원난과 정조 세포에는 46개의 염색체가 있다. 이들 기본 세포들이 분열해서 일차 난모세포(一次卵母細胞, primary oocyte)와 일차 정모세포(一次精母細胞, primary spermatocyte)를 생산할 때 각 염색체들은 종축으로 분리되어 복제의 과정을 거치게 된다.

이와 같은 유사분열(有絲分裂, mitosis)을 하는 동안 각 염색체의 한 가닥은 각각 딸세포(daughter cell)에 들어가서 모세포와 동질 염색체요소를 가지게 된다. 일차의 난모세포와 정모세포가 감수분열과정을 통하여 2차 난모세포 또는 정모세포로 성숙되는데 이 감수분열은 유사분열과 그 양상이 아주 달라 새로 형성된 세포들에서는 염색체수가 절반인 23개만 이어받게 된다. 즉 2차 난모세포는 22개의 상염색체와 X, 2차 정모세포는 22개의 상염색체와 X 또는 Y 염색체를 가지게 된다.

이리하여 완성된 난자(23, x)가 Y염색체를 가진 정자에 의해서 수정되면 남성접합체(male zygote, 46, XY)를, 그리고 난자가 X염색체를 가진 정자와 결합했을 때는 여성(46, XX)을 만들게 된다.

유사분열을 하는 동안 염색체의 복제는 DNA의 사본(replication)에 의해 이루어진다. 방사선 사진을 이용한 연구결과에 의하면 염색체의 복제(duplication)는 각 염색체에 있는 2개의 원래 DNA 가닥이 분리되고 또 2개의 새로운 DNA 가닥이 합성되어서 완성되어진다. 다음에 일어나는 세포분열에서의 각 염색분체(染色分體, chromatid)는 원래 있던 1개와 새로 합성된 한 가닥을 이어받게 된다.

(2) 난자발생(oogenesis)

Pinkerton 등 (1961)은 고농도의 알카라인 포스파타제(alkaline phosphatase)가 생식세포의 특징이라는 점에 착안하여 조직화학적(histo chemical) 방법으로 사람 난자의 발달과정을 축적하였다. 첫째 단계(이동-migration)는 생식세포가 성선이 발생하는 중신융기(mesnephric ridge)의 내측 경사부에 도달해서 빠른 속도로 분열하여 원란 세포가 된다. 둘째 단계(분열 - division)는 생식세포가 유사분열을 하는데 임신 8주 내지 20주 사이에는 최고 속도로 그 후에는 느린 속도로 유사분열을 계속 하다가 출생시 끝난다. 셋째 단계는 성숙(maturation)기로 이들 세포들은 첫 감수분열의 전기(前期)에 들어가는데 과립막세포(顆粒膜細胞, granulosa cell로 환대(環帶)를 형성하는 원시난포(primary follicle) 속에 분명한 난모세포가 형성된다.

모든 난모세포들은 원시 생식세포에서 발생한다는 사실을 기억해야 한다. Blandau등 (1963)은 생쥐의 원시 생식세포가 난황낭에서 배줄(germinal ridge)로 아메바성 운동으로 이동하는 상황을 영상으로 촬영하였다. 더우기 원난들은 감수분열의 파키텐기(pachytene stage) 이후 까지도 발육하는 난소내로 이동을 계속한다. 사람의 난자가 출생후 새로 만들어진다는 증거는 없다. 출생시 1차 난모세포의 총수는 약 200만개, 사춘기에는 40만~50만개로 추정되는데 실제로 배란에 사용되는 난모세포는 수는 400내지 500개에 불과하다. 그 나머지는 대부분 자연 퇴화하게 된다.

사춘기 후에는 매 월경주기 때마다 여러개의 난모세포가 커지나 그 중 오직 한 개 만이 완전 성숙하게 된다. 초기 난모세포들이 커질 때 입방형 난포세포(卵胞細胞, follicular cell)들도 증식해서 난모세포들은 두텁게 둘러싸게 된다. 더욱이 난포세포들은 난모세포의 표면에 무세포성 당담백(acellular glycoprotein)을 축적시켜 막을 형성케 하는데 이 외막이 두터워지면서 투명대(zona pellucida)가 된다. 난포세포들 사이에 불규칙적으로 액체가 고여 난포강(卵胞腔, antrum folliculi)을 이룬다. 투명대를 둘러싸고 있는 난포세포들은 빠른 속도로 길어져서 방성관(corona radiata)을 형성한다. 수포성 난포로 발육하는 과정에서 난자를 둘러싸는 난포세포의 집단으로 이루어진 충실성 덩어리가 형성되는데 이를 난구(discus proligerus-cumulus oophorus)라 한다. 난포가 성숙될 때 난구는 난포강으로 돌출하게 되며 그 결과로 난모세포가 난포세포들의 기둥에 의해서 받혀져 있는 것 같이 보이게 된다. 이 시기가 되면 직경 6mm 내지 12mm 정도로 난포가 커지게 되고 난포는 난소의 표면 바로 밑에 놓이게 된다.

난모세포의 형성으로 첫번째의 감수분열이 완성된다. 이 감수분열은 출생 이저너에 시작되어 원시 난포가 성숙한 거대난포(graffian follicle)로 이행하는 마지막 단계에 완료된다.

첫 감수분열 결과 1차 난모세포가 23개의 염색체를 가진 두개의 딸세포로 되는데 세포의 크기에 차이가 크다. 그 중 하나는 모세포의 세포질(cytoplasm) 거의 전부를 이어받는 2차 난모세포로 되고 다른 하나는 세포질을 거의 받지 못한 제1극제(first polar body)가 된다. 극체는 2차 난모세포의 투명대와 난황막(vitelline membrane) 사이에 존재한다.

배란직전의 난포로 성숙하는 난포는 오직 하나뿐이며 성숙하던 다른 난포들은 미성숙 딕티에이트(dictyate) 상태 이상으로 발전하지 않는다. 난모세포 성숙억제인자인 싸이베르닌(cybernin)이 난모세포의 성숙에 중요한 역할을 하고 있는 것으로 알려져 있다. 배란직전 난포이외의 모든 난포안에는 난모세포 성숙 억제자가 존재하는 것으로 알려져 있다. 이와 같은 사실에 관하여 Channing과 Pomerantz(1981)가 요약한 것에 의하여 사람 및 기타 포유동물의 경우 난모세포의 성숙을 억제하는 인자가 난포액속에 있는데 이들 분자무게는 2,000 이하이고 과립막세포에 의해 분비되는 폴리펩티드(polypeptide)인 것으로 알려져 있다. 난모세포 성숙억제인자의 작용은 아마도 난구 세포들에 의해 조정되는 것 같고 황체형성호르몬(luteinizing hormone-LH)은 선택된 난포에 이들 억제인자가 억제작용을 하지 못하도록 하는지도 모른다. Hertig 및 Rock(1944)이 난관내에 있는 난자를 연구하는 과정에서 제1차극체가 난소안에 있는 시기에 떨어져 나간다는 것을 발견하였다. 제2차 감수분열은 정충이 난자를 통과해 들어가는 순간 제2차 극체가 완성되면 끝난다는 것을 알았다. 사람의 난자에서의 두번째 성숙분열(maturation division)은 난자가 수정될 때 완성되게 된다. 만약 정자의 침입이 배란 후 수시간 이내에 이루어지지 않으면 그 난자는 퇴화하기 시작한다. 그러나 난자는 배란 후 15시간 내지 18시간 동안 수정할 능력을 가지고 있다. 원래의 난모세포는 직경이 19㎛이나 완전히 성숙되면 135㎜로 증가하여 7배 정도 커진다(그림 5・12).

(3) 정자발생(spermatogenesis)

남성 태아에서도 여성에서와 같이 원시 생식세포가 5주째에 발달하는 성선안으로 들어가서 태아고환(testis)의 수질(medulla) 내에 위치하게 된다. 수질내에서 생식세포는 불규칙적인 형태를 갖춘 원시 성기색(sex cord) 안으로 합하게 된다. 출생시의 성기색은 고체로 되어 있으나 후에는 여러개의 관강(管腔, lumen)으로 변하는데 이것이 정세관(精細管, seminiferous tubule)이다. 이 성기색에는 두 종류의 세포보다 더 크고 기저막을 따라 위치한다. 이들 세포속에는 하나 또는 그 이상의 핵소체(nucleolus)를 가진 연하게 염색되는 핵이 존재한다. 이것이 바로 원시 생식세포이다. 또 다른 세포형도 역시 기저막에서 발견되나 크기가 훨씬 적고 이들 세포속에는 과립형 핵들이 있는데 이들 세포는 출생과 동시에 증식을 중단하여 셀토리(Sertoli) 세포로 된다. 정자형성 과정중 일어나는 핵의 변화는 난자형성시와 동일하다. 개개의 1차 정모세포는 첫 감수분열의 긴 전기에 들어간다. 첫 감수분열이 완성될 때 2차 정모세포가 형성되고 그들의 염색체 수는 반감된다. 그러나 난자의 첫 감수분열의 산물과는 다르게 2차 정모세포들은 모세포로부터 균일한 원형질을 이어받게 된다. 이들이 완성됨과 동시에 2차 정모세포들은 2차 감수분열을 시작해서 그 결과로 4개의 정자세포(spermatid)가 형성된다. 이론적으로 각 초기의 정모세포는 두 번의 감수분열 후 4개의 정자세포로 된다. 이들이 결국 정자로 발육하게 되는 것이다. 정자세포가 형성된 직후 이들 세포는 그 형태가 크게 변해서 정자로

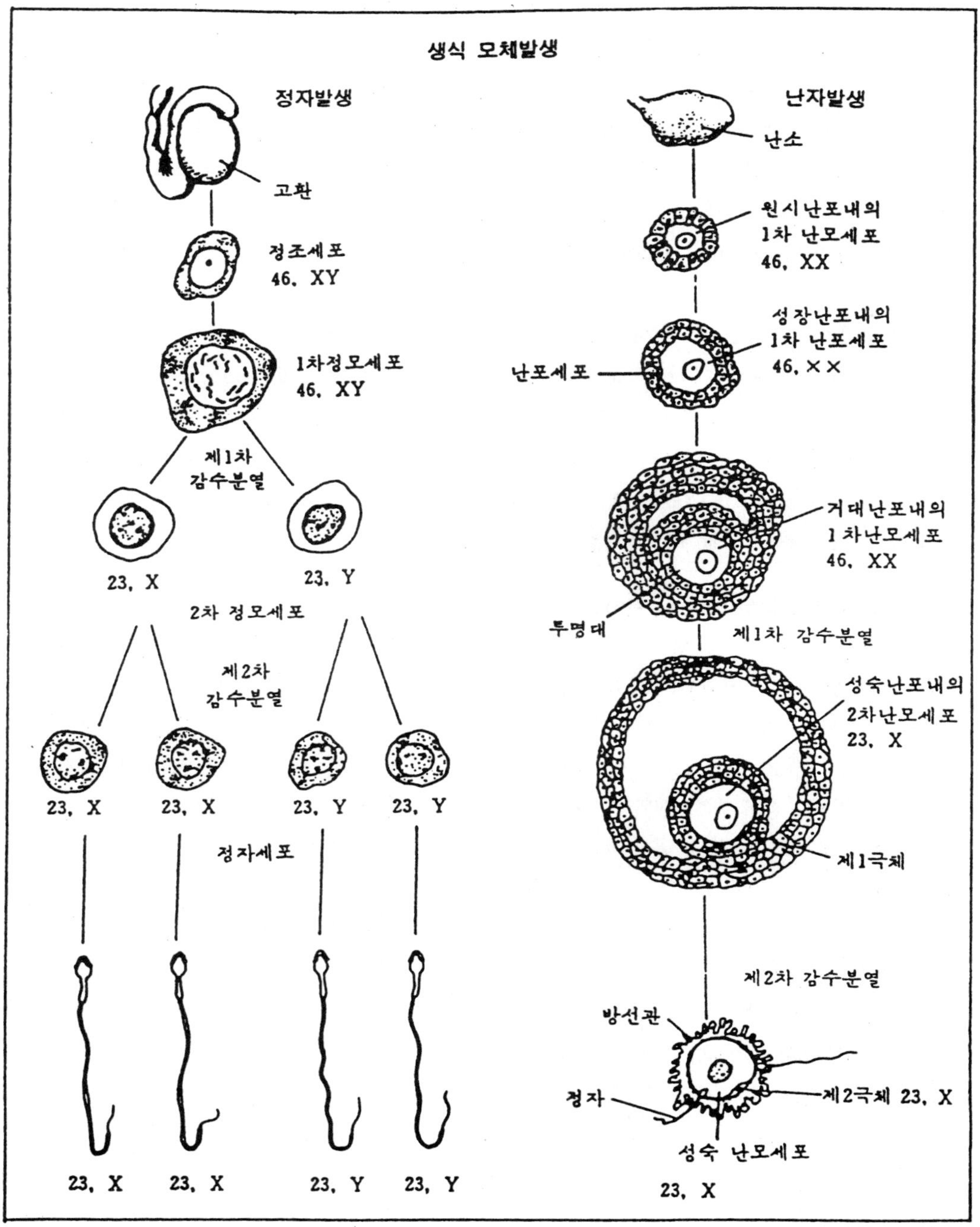

그림 5·12 정상 생식모체발생 : 정자발생과 난자발생

된다. 새로 형성된 정자 세포는 원형의 핵과 현저한 골지(Golgi)체, 그리고 많은 미토콘드리아(mitchondria)를 가지고 있다. 골지체에서 처음 나타나는 변화는 진한 정자선체과립(acrosomic granule)이 나타나는 것인데 이는 후에 핵의 표면위를 덮는 엷은 막으로서 정자의 머리가 된다. 중심소체(centriole)는 핵의 반대쪽으로 이동해서 정자의 꼬리인 편모(flagellum)가 된다. 동시에 미토콘드리아는 편모쪽으로 이동해서 축사(axial filament)의 목덜미(collar)를 이룬다. 정자속으로 편입되지 않은 세포질과 골지 물질은 떨어져 나가게 된다. 이들 정자세포가 정세관으로 처음 들어갈 때는 운동성이 미약하나 부고환(epididymis) 내에서는 왕성한 활동성을 갖게 된다.

2) 난자 및 정자의 운반(transport of ova and spermatozoa)

(1) 난관 운반(tubal transport)

난소는 복강내에 자유로이 노출되어 있다. 그러나 배란시기가 되면 난관채(fimbriae)가 호르몬과 신경조직에 의해서 배란이 되는 부위의 난소표면을 완전히 덮어 씌우게 된다. 배란은 폭발현상에 의해 이루어지는 것이 아니라 단백용해효소(proteloytic enzyme)에 의해 난포막의 일부가 용해되어 파탄구(stigma)를 형성하므로 이루어 지는데 이 파탄구를 통하여 난포의 내용물이 서서히 흘러나오게 된다. 이 때 이 난포액 속에 난자가 포함되는데 이 난자는 투명대와 난구에 의해 둘러싸여 있다. 이 난구세포는 난자가 난관에 의해 흡입되고 또 운반되는데 매우 중요하다. 원숭이에서는 난관의 섬모(cilia) 운동이 난자이동의 주된 작용을 하며, 토끼에서는 연동운동(peristalsis)이 중요한 작용을 한다. 사람에 있어서는 난자 또는 정충의 이동에 이들의 기능이 어느 정도로 작용하는지에 대해서는 알 알려져있지 않다. 포유동물에서는 수정이 난관의 팽대부에서 이루어지기 때문에 난관의 섬모와 연동운동이 역할을 한다 하더라도 난자와 정자의 이동이 반대인 적절한 이론이 필요하다.

(2) 수정난의 이동(migration of fertilized ovum)

대부분의 포유동물에서 수정란은 난관을 통해서 자궁에 도달하는데 보통 배란후 3일 내지 4일이 걸린다. 사람에서는 난자가 골반내로 유주(遊走)해서 반대편의 난관으로도 흡입될 수 있는 것으로 믿고 있는데 이를 외주(external migration)이라고 한다. 또 이론적으로 난자가 자궁내를 통해서 반대쪽 난관으로의 이동도 할 수 있을 것이다. 이런 경우를 내주(internal migration)라고 한다. 이와같은 난자의 이동은 한쪽의 난소와 반대쪽의 난관만을 가진 부인에서 정상임신을 한 경우에서 아주 명백해 진다. 개복수술시 볼 수 있는 바와 같이 해부학적으로 양쪽 난관은 자유로운 이동성이 있고 난관채 끝은 자궁 뒤에서 아주 가깝께 위치하고 있다. 이러한 이동성이 있는 난관을 참작할 때 내 또는 외주라는 복잡한 설명을 할 필요없이 난자가 반대편의 난관에 의해서 직접 흡입될 수 있다는 추측이 가능해진다.

(3) 정자의 운반(transport of spermatozoa)

사람에 있어서 성교시 매 사정때 마다 평균 약 2cc 내지 5cc 가량의 정액이 나오는데 매 cc마다 약 7,000만개의 정자 포함되어 있으며, 이들은 질내에 고이게 된다. 이들 1억이 넘는 정자의 80% 내지 90%가 정상적인 형태라 인정되지만 단지 200개 미만의 정자만이 난관의 팽대부에 도달한다. 성공적인 수정을 위해서는 왜 그렇게 많은 정자가 사정되어야 하며 또 그중 얼마 안되는 정자만이 수정 장소에 도달하게 되는지? 의문을 아직 풀지 못하고 있다. 실제로는 매 주기마다 하나의 난자가 배출되고 오직 하나의 정자가 난관 팽대부(ampulla)에서 서로 만나게 된다. 정자는 사정후 매우 짧은 시간내에(종종 5분 이내에) 수정이 이루어지는 난관의 팽대부에 도달하게 된다. 이 시간은 정자 자체의 운동에 의한 것 보다 매우 빠른 것이다. Eddy와 Pauerstein(1980)은 질과 자궁은 정자의 저장고인데 반해 자궁경관 및 자궁과 난관의 연결부, 그리고 난관의 협부(isthmus)는 정자통과의 장애물이라는 견해를 갖고 있다. 정충이 주입된 후 어떻게 그렇게 빨리 난관의 팽대부까지 도달하는지에 대한 생물학적 신비성이 아직 풀리지 않고 있다. 이 통과시간이 5분 정도밖에 걸리지 않는다는 보고가 있으나 평균 4시간 내지 6시간이 소요된다는 것이 보다 타당성이 있는 것 같다. 사정에 있어서 정자의 손실은 매우 크다. 질내에 고여있는 정자 1,400만에 하나꼴의 정자가 사정된 후 15분 내지 45분에 난관에서 발견된다는 보고가 있다. 이 결과로 미루어 볼 때 정자가 자신의 움직임 보다 훨씬 빠른 속도로 이동되는 것을 볼 때 정자의 운반을 보다 빠르게 하는 어떤 기능이 성기에 있다는 것은 명백해진다. 편모운동(flagella action)에 의한 정자의 움직임은 정자의 이동을 보다 활성화 하고 부유액 속에서 정자의 유지를 위해 편모운동이 꼭 필요하다. 더욱이 이와같은 움직임은 난자의 투명대와 난구를 통한 정자의 이동에는 필수적인 것으로 믿어진다. 정자는 자궁경관 내에 있는 점액을 통해서 스스로의 힘으로 자궁내로 들어가는 것으로 믿어진다.

정자는 그 자체의 기계적인 활동은 물론 화학물질에 의해 점액속으로 뚫고 들어가게 된다. 자궁내로 들어간 정자들은 사방이 막혀있고 난관쪽으로 통고가 뚫려있어 자연이 난관쪽으로 들어가게 된다는 것이다.

3) 수정(受精, Fertilization)

정자가 투명대를 지나 난황막과 접하게 되면 제2차극체가 형성되고 여성전핵(女性前核, female pronucleus)과 남성전핵(男性前核, male pronucleus)이 난자에 나타난다(그림 6-47, 6-48). 일반적으로 1개의 정자가 투명대와 난황막을 침입하면 다른 정자에 의한 침입을 막지만 때론 1개 이상의 정자가 들어간다.
정자가 투명대를 침입하는 기전은 명확하지는 않지만 효소작용이 관여하리라고 생각된다. 이 때 정자속에 함유된 유전인자외의 다른 물질들은 난자내에서 퇴화된다.

4) 수정난(受精卵)의 발달(發達, development of fertilized ovum)

(1) 수정난의 난할(cleavage of the ovum)

성숙된 난자는 수정후 접합체가 되고 그후 분할(分割, segmentation)이나 난할과정을 거쳐 할구(割球, blastomere)가 되며 할구 사이에 액체가 고여서 배포(blastocyst)가 된다. 분할하는 접합체(segmenting zygote)를 수정난이라고도 하지만 엄격한 의미에서 보면 정확한 용어는 아니다.

배포 혹은 수정난이 자궁내막에 착상한 후 태아막(胎兒膜, fetal membranes)과 배아의 배엽(胚葉, germ layers)이 형성된다.

배아(embryo)와 태아(fetus)의 구별은 원래 임의적이지만 습관상 수정 후 첫 8주까지의 인간의 수태산물(human conceptus)을 배아, 수정후 8주부터 만삭까지를 태아라고 부른다. 배아기(embryonic period) 동안에 주장기계통(主藏器械統, major organ system)이 형성되고 태아 시기동안에 조직형성, 조직의 분화, 성숙이 일어난다.

접합체의 분열핵이 최초의 유사분열을 하여 두 개의 할구가 형성된다. 사람의 살아있는, 분열하는 수정난의 사진에서 보면 할구와 극체가 투명대에 의해 둘러싸인 난항주위액(perivitelline fluid)에 부유되어 있다. 난관내에서 3일 동안 수정난은 느리게 난할된다. 실지로 자궁내강에서 회수한 사람의 수정난은 단지 12할구에 지나지 않는다. 할구가 계속해서 분할되어 단단한 뽕나무 열매 모양의 상실배(桑實胚, morula)를 형성한다. 또 상실배내에 액체가 서서히 고여서 배포가 되며 배포의 한쪽에 세포들의 치밀한 집단인 내세포괴(內細布塊, inner cell mass)가 형성되는데 이는 후에 배아가 된다. 또 세포들의 외층을 영양배엽(trophoblast)이라고 하며 수정난에 영양분을 공급해 준다(그림 5·13).

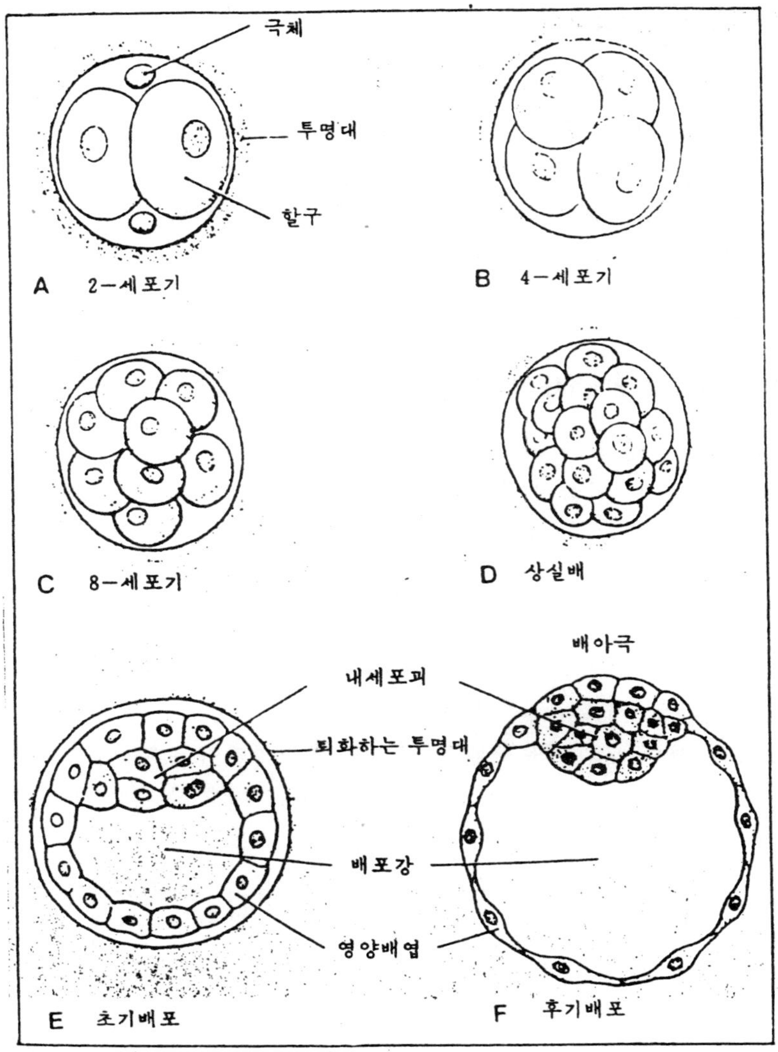

그림 5·13 수정난의 난할과정

(2) 초기 수정난(early human ovum)

난관에서 회수한 정상으로 보이는 2세포가 수정난에서 할구와 극체는 투명대에 둘러 싸인 난황막 주위액에 자유로이 유리되어 있다. 자궁강에서 수정난이 계속 분할하여 58세포 상실배가 되면 후에 영양배엽이 되는 외층의 세포들과 배아가 되는 내 세포괴로 구별된다. 수정난이 계속 분할하여 107세포 배포가 되면 투명대는 소실되고 착상하게 된다. 107세포 배포의 크기는 0.153×0.155㎜인데 분할초기 수정난에 비하여 더 커진 상태는 아니다. 착상전 배포를 보면 8개의 배아형성세포와 이를 둘러싼 99개의 영양배엽 세포들로 구성되어 있다.

(3) 착상(implantation)

착상되기전에 투명대는 소실되고 배포는 자궁내막표면에 부착되며 자궁내막상피의 미란후에 자궁내막 속으로 함몰된다. Hertig와 Rock(1945)의 발견에 의하면 내세포괴가 위치해 있는 배포쪽에서 먼저 자궁내막속으로 들어간다. 그림은 Hertig와 Rock (1944, 1945)에 의해 발견된 최초의 착상부위를 나타낸 것으로 크기는 0.36×0.31㎜인데 이때 배포는 자궁내막속으로 들어가고 있으나 외측벽은 여전히 자궁내강내에 있다. 자궁내막 상피를 침입하는 과정에선 수정난이 납작하게보이며 자궁내막과 접촉한 영양배엽세포들이 확대, 증식되어 착상된 배포가 크게 보인다.

수정후 9½일에, 수정난에 의해 만들어진 자궁내막의 구멍은 자궁내막표면의 미란시기에 있어서의 수정난의 크기를 나타낸다. 그 구멍은 영양배엽세포가 퍼져나감으로 줄어 들며, 모성자궁 상피층에 의해 둘러싸이게 된 조직학상으로 보면 착상순간에 수정란의 직경은 0.23㎜로 측정되었다. Hertig와 Rock(1945)에 의하면 인간에 있어서 수정 6일 후 착상되는 수정난이 가장 작은 접합체이다(그림 5·14).

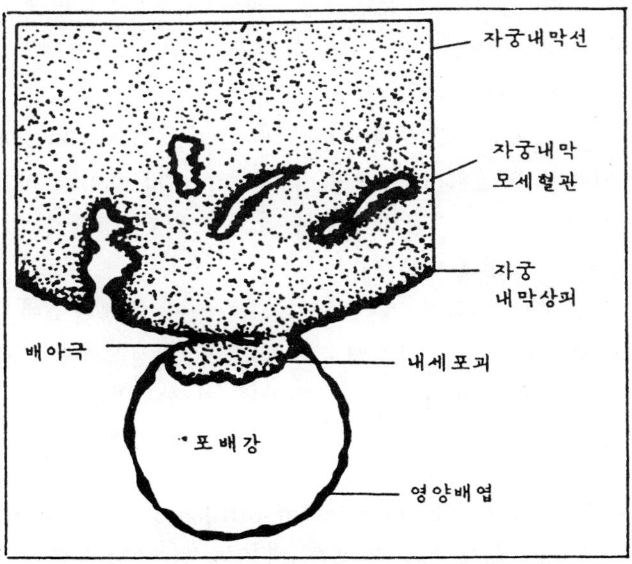

그림 5·14 수정후 6일, 수정난의 자궁내막 착상 초기 현상

(4) 착상기전(mechanism of implantation)

사람에 있어서 착상의 기본적인 특성에 대해 알려진 것은 거의 없지만 하등동물에서 관찰한 것에 근거를 두면 약간의 지식은 얻을 수 있다.

뱃가 자궁내막과 접하면 합포체성영향세포(syncytiotrophoblast)가 세포영양층

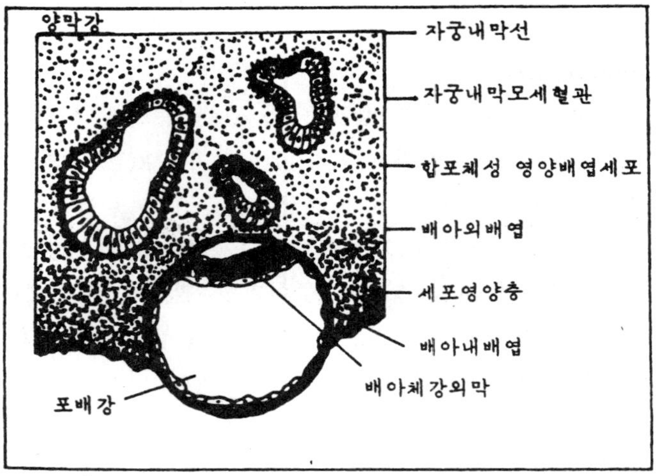

그림 5 · 15 수정후 8일, 자궁내막에 부분적 착상시 변화

(cytotropho-blast) 으로부터 분화된다(그림 5 · 15).

합포체성영양세포의 발달이 자궁내막으로의 성공적인 침윤에 주요한 요인이 된다. 여성에 있어서 영양배엽이 자궁내막상피를 미란시킬 때까지는 완전한 탈락막(decidua)의 반응은 일어나지 않는다.

인간에 있어서 유리배포시기(遊離配布時期, free blastocystic period)는 4~6일이지만 다른 종족에선 발달상의 생리휴식(developmental diapause) 혹은 지연된 착상으로 배포가 매우 오랫동안 자궁내막에 부착되지 않은 상태로 있다. 예를 들면 암갈색담비(pine marten)에선 6개월 이상이다.

암소나 양의 자궁에서 채취한 유리배포를 3주까지 액체질소에서 냉동시킨 후 다른 수용자(recipient) 동물에게 성공적으로 착상시켜 정상적인 자식을 분만한 경우도 있다. 인간의 경우에도 체외수정 및 수정난 자궁내 이식술로 수많은 성공적 사례가 보고되고 있다.

(5) 착상후 수정난의 발달(development of fertilized ovum after implantation)

수정 후 7½에는 자궁내강면에 위치한 배포의 면은 납작한 세포들로 구성된 단일층으로 되어 있는 반면 자궁내막 속으로 들어가는 부분은 두꺼우며 영양배엽과 태아를 형성하는 내세포괴의 두 부분으로 구성되어 있다.

자궁에 착상되면 영양배엽과 접하고 있는 모성조직에 상처를 나타내는 증후들이 나타난다. 즉 인접한 탈락막은 침윤하는 영양배엽에 의해 수분이 소실되므로 응축되어 보인다. 영양배엽은 구별할 수 있는 두 부분으로 나뉘어 지는데 세포영양층은 약간 넓게 염색되는 세포질을 가진 세포들로 구성되며 합포체성영양세포에는 검게 염색되는 핵이 호염기성 세포질내에 불규칙하게 분포되어 있다. 또 영양배엽에서의 유사핵분열 양상은 세포성분에 국한되어 있다. 내세포괴는 수정후 7½일에는 배판(胚販, embryonic disc)이라고 칭하는 데 두꺼운 원시외배엽(原始外胚葉, primitive ectoderm)과 아래층의 내배엽(內胚葉, endoderm)으로 분화되어 있다. 배판과 영양배엽사이에는 약간의 작은 세포들이 나타나서 공간을 메꾸어 후에 양막강(羊膜腔, amnionic cavity)이 된다.

수정난의 성숙발달의 다음단계 즉 9½일 되는 수정난을 보면 합포체(合胞體, syncytiustrands)로된 복잡한 망(網)으로 되어 있으며 불규칙한 모양의 액체가 가득한 소와(小窩, lacunae)를 둘러싸고 있다. 배판은 키가 큰 원주세포(columnar cell)로 구성된 배외 배엽(背外胚葉, dorsal ectoderm)과 약간의 불규칙한 세포들로 구성된 복(腹) 측의 내배엽으로 구성되며 배포의 나머지 부분은 단백질 성분의 응괴로 차여있고 외부는 납작한 세포층으로 되어 있다. 이땐 배판의 배측(背側)에 양막강이 잘 나타난다. 내세포괴가 배체의 중배엽(extraembryonic mesoderm)을 만든다는 증거는 없다. 배아가 성장함에 따라 모성 조직이 더욱 파괴되고 모세혈관 벽이 침식되어 모성혈액이 소와속으로 들어간다(그림 5·16). 배포가 탈락막 속으로 깊이 들어가면 영양배엽들이 소와를 가로지르는 단단한 원시융모(primitive villi)를 형성한다. 원래 수정난의 전체표면위에 있던 융모는 태반이 되려고 하는 부분인, 가장 깊이 착상된 부위를 제외하곤 나중엔 소실된다.

간엽(間葉, mesenchyme)은 수정난의 강(腔)에 독립된 세포로 처음 나타난다. 이 강(腔)이 중배엽(中胚葉, mesoderm)으로 완전히 싸여지는데 이를 융모소포(絨毛小

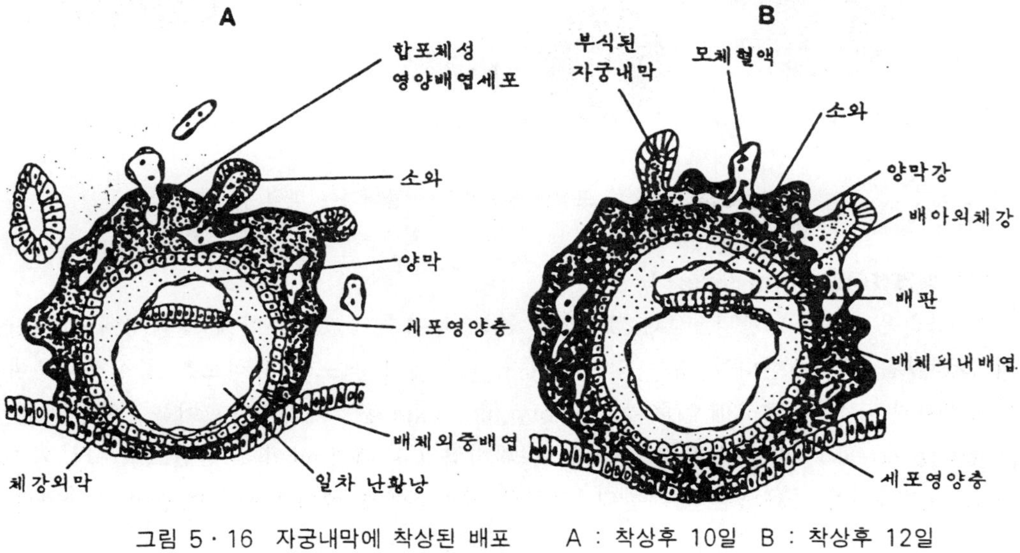

그림 5·16 자궁내막에 착상된 배포 A : 착상후 10일 B : 착상후 12일

胞, chorionic vesicle)라고 하고 이 막을 융모막(絨毛膜, chorion)이라 부르는데 영양배엽과 간엽으로 구성되어 있다. 강내의 간엽세포는 배아주위에 가장 많은데 이들 간엽세포들은 부착경(附着經, body stalk)이 되어 배아를 영양융모막(nutrient chorion)에 연결시켜 주며 후에 재대(umbilical cord)가 된다. 따라서 배포가 자궁내막으로 들어간 자리는 재생된 상피에 의해 덮쳐지고 그 결손 부위는 섬유소(fibrin)와 세포파편(cellular debris)으로 채워진다. 융모막의 합포체성영양세포는 모성혈액을 함유한 영양배엽소와(trophoblastic lacunae)에 의해 침투된다(그림 5·17). 동시에 주위의 자궁내막 기질(基質, stroma)에선 탈락막 반응이 일어나고 결합조직(connective tissue) 세포의 확대와 당원(糖原, glycogen)의 축적이 일어난다. 양막강은 이젠 외배엽으로 싸여 있으며 배판과 연결되어 있다. 이 때 내배엽은 배판의 아래쪽에서 분리형성되고 곧 말초로 확산되어 배포강(胚胞腔, blastocele)을 덮는다. 이러한 과정으로 난황낭이 형성된다. 배포강의 나머지 부분은 일차중배엽(primary mesoderm)으로 채워진다. 따라서 중배엽은 영양배엽에서 유래된다고 생각되지만 아직 정확한 기원은 모른다.

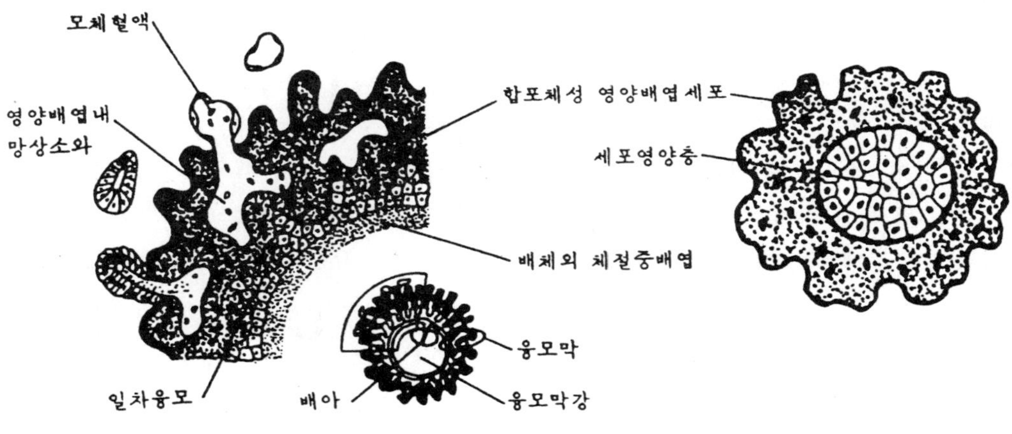

그림 5·17 모성혈액이 소와에 들어가는 과정

(6) 배엽(胚葉, germ layers)

위 그림은 양막, 난황막, 상피 및 간엽 등을 보여주고 있다. 이때 부착경에서 배아의 꼬리부분이 발생한다는 것을 알 수 있다. 배판에서 세포의 증식으로 중심선부분이 두꺼워지기 시작하여 배축(胚軸, embryonic axis)을 나타내며 이를 원선(原線, primitive streak)이라고 부른다. 세포들이 외벼엽과 내배엽 사이의 원선으로부터 외측으로 퍼져나가서 중배엽을 형성한다. 이러한 세배엽에서 배아의 여러기관이 발생한다.

제6장

면 역

1. 면역반응에 관여하는 세포

면역반응이란 면역세포와 항원간의 특이반응으로 나타나는 모든 현상을 의미한다.

면역반응에는 두 종류가 있다. 이 중 하나는 체액성 면역반응(humoral immune response)으로, 항체의 생성과 이를 혈액과 체액내에 분비하는 반응이며, 다른 하나는 세포매개성 면역(cell mediated immunity)으로 감작된 림프구(sensitised lym phocyte)를 생산하여 이들 세포 표면에 있는 수용체와 항원이 상호작용을 하게 하는 반응이다. 즉 체액성 면역반응에서 항체는 세균독소 등의 항원과 결합하여 독소를 중화시키거나, 세균 표면의 항원과 결합반응을 하여 대식구에 의해 용해되기 쉽게 만든다.

세포매개성 면역은 장기이식시 감작된 림프구가 거부반응을 나타내게 하거나 바이러스, 진균 및 세균에 대하여 저항을 하게 한다. 체액성 면역반응이나 세포매개성 면역반응에 관여하는 주요 세포는 림프구이다. 따라서 흉선, 림프절, 비장, 골수 및 혈액내 림프구 등은 면역반응에서 매우 중요한 역할을 한다. 면역반응에 관여하는 림프구는 B세포(bursa depe ndent lym phocyte)와 T세포(thymus dependent lymphocyte)로 나눌 수 있다. 이 두 종류의 림프구는 발생과 기능에서 서로 다르다. B세포는 항체를 만드는 형질세포의 전구세포이며, T세포는 세포매개성 면역반응에서 중개차 역할을 한다. 대식구 또한 면역반응에서 주 역할을 하구의 기능은 없지만, 면역반응을 유도하거나 세포매개성 면역반응의 발현에 관여하고 있다.

1) T세포(T cell, T lymphocyte)

T세포는 혈액 뿐 아니라 말초 림프조직에도 존재한다. 림프절에서 T림프구는 여포간(inter- follicle)과 심부 피질(deep cortex)에 존재하며 비장에서는 세동맥 주위(periarteriolar sheath)에 존재한다. 혈액내에서 T세포는 림프구의 70% 내지 80%를 차지하며, 생존기간이 길고 두 가지 기능을 갖고 있다. 그 중 하나는 세포성 면역반응으로서 지연성 과민반응(delayed hypersensitivity reaction), 세균이나 바이러스 감염에 대한 저항, 장기이식시의 거부반응 및 종양에 대한 면역반응 등이 포함된다.

다른 또 하나의 기능은 조절기능으로서 T세포는 다른 T세포나 B세포에 의하여 진행되는 면역반응을 조절하는 기능을 갖고 있다. 이러한 조절기능은 강화 또는 억제적으로 나타난다. 즉 보조 T세포(helper T cell)는 B세포나 T세포를 도와서 항원에 대한 면역반응이 적절하게 나타나도록 도와주는 반면에 억제 T세포(suppre ssor T cell)는 면역반응을 억제한다. 또한 유도 T세포(inducer T cell)는 보조 T세포나 억제 T세포의 활성을 유도한다. 이러한 T세포의 다양한 기능이 한 종류의 T세포에 의한 것인지 또는 T세포중에 아종이 있어 각각 서로 다른 기능을 갖고 있는지에 대하여 학자간에 논란이 있었으나 현재는 생쥐의 Lyt 항원계와 인체의 단세포군선항T세포 항체(monoclonal anti-T cell antibody)로 설명이 가능하게 되었다.

표 6·1 단세포군성 항체에 의해 밝혀진 면역세포의 항원들

항 원	분 포	특 성
T세포와 관련된 것		
CD2	모든 T세포(말초,흉선)와 NK세포	양적혈구에 대한 수용체
CD3	모든 말초 T세포	T세포 항원 수용체와 유관
CD4	말초 T세포의 60%, 일부 단핵구	보조-유발 T세포의 표지
CD5	모든 T세포(말초, 흉선)	
CD7	모든 T세포(말초, 흉선)	
CD8	말초 T세포의 30%	세포독성 T세포의 표지
CD25	활성 T세포, B세포 및 단핵구	인터류킨-2 수용체
B세포와 관련된 것		
CD19	B세포(미숙, 성숙)	형질세포에는 없음
CD20	B세포(미숙, 성숙)	CD19보다 늦게 출현
CD10	미숙 B세포	급성 림프아구성 백혈병세포의 항원
단구 또는 대식세포와 관련된 것		
CD13	단구, 과립구	
CD33	골수계 간세포와 성숙단구	
CD11b	단구, 과립구, 일부 NK세포	C3b 수용체
NK 세포와 관련된 것		
CD16	NK세포, 과립구	IgG의 Fc에 대한 약한 친화력의 수용체
기타		
CD45	모든 백혈구	
CD11a		

단세포군성 항체는 우리가 필요로 하는 항체를 분비하는 B세포와 생쥐의 골수종 세포(myeloma cell)를 접합시켜 만든 잡종세포종(hybridoma)에서 생성하는 항체를 말한다. 잡종 세포종의 한쪽은 암세포로써 결코 죽지 않은 특성을 가지며 계속적인 항체분비를 하게 된다. 흔히 이용되는 단세포군성 항체를 이용한 연구결과 인체 T 세포에는 서로 기능이 다른 아종이 있음이 밝혀졌다.

2) B세포(B cell, B lymphocyte)

B세포는 혈액, 골수 및 림프조직에 분포한다. 인체 혈액에서 B세포는 림프구의 10~20%를 차지하며, 림프절에서는 피질 표층에 있는 림프여포에 비장에서는 백수에 분포한다. 잘 아렬진 바와 같이 B세포의 세포막 표면은 면역글로블린(immunoglobulin, Ig)을 갖고 있으며 이것은 B세포가 형질세포로 변형되어 분비하는 면역글로블린과 동일한 것으로 생각된다.

3) 대식구(Macrophages)

대식구는 순환혈액 뿐 아니라 림프조직에도 광범위하게 분포되어 있다. 림프절에서 대식구는 정맥동벽과 심부피질에 분포되어 있다. 면역기전에서 대식구의 역할은 첫째, 항원을 가공하여 면역성포가 인식할 수 있게 하고 둘째, 흑종의 세포매개성 면역반응에서 T세포의 생성물인 lymphokine과 반응하여 강력한 주효세포(effector cell)의 역할을 하며, 셋째, 섬유아세포, 횡문근, 내피세포 및 림프구의 성장과 기능에 영향을 미치는 용해성 인자(soluble factor)를 분비한다. 대식구의 세포막은 두 개의 수용체, 즉 IgG의 Fc 수용체와 C3 수용체를 갖고 있다. 이러한 수용체는 대식구의 탐식작용에 매우 중요하다.

4) 기타 세포

(1) K세포(K cell, killer cell)

이 세포는 Fc 수용체는 있으나 세포 표면에 B세포의 특징인 Ig나 T세포의 특징인 표지가 없으며 탐식기능도 없다. 즉 B세포나 T세포 또는 대식구에 특이한 표지가 없다. 형태학적으로 이들 세포는 작은 또는 중간 크기의 림프구와 비슷하며 간혹 영세포(null cell)에 포함된다(영세포란 이종세포군으로 T, B세포 또는 대식구의 표지를 갖지 않는 세포들을 통칭함). K세포는 Fc 수용체가 있으므로 탐식에 의하지 않고도 항체로 둘러싸인 세포를 파괴시킬 수 있다.

(2) NK세포(NK cell)

이 세포는 최근에 관심을 끌고 있는 자연살해세포(natural killer cell)의 약자이다. 이 세포는 자극을 받지 않아도 종양세포, 바이러스에 감염된 세포 또는 일부의 정상세포를 파괴한다. NK 세포는 인체와 동물의 혈액 및 림프조직에서 발견된다. 비록 NK 세포가 T세포와 대식구에 있는 항원을 가지며 Fc 수용체도 있지만, T, B세포나 대식구와는 다른 세포로 생각한다.

① 비특이적 면역억제요법(Non-specific immuno-suppression)

모든 조직적합항원이 일치하는 일란성 쌍생아를 제외하고는 면역억제요법이 필수적이다. HLA항원이 일치하는 형제라 할지라도 몇몇 부조직적합유전자좌(minor histocompatibility loci)가 다를 수 있기 때문에 면역억제요법을 시행하여야 하며, 현재 가장 많이 사용되고 있는 면역억제제로는 azathioprine, corticosteriod, cyclo sporine 및 항 림프구 globulin(Antilym phocyte globulin, ALG) 등을 들 수 있다.

② 수 혈(Blood transfusion)

전술한 바와 같이 수혈은 항 HLA항체(anti-HLA antibody) 형성을 유발할 수 있으나 그 확률은 예상보다 훨씬 적은 것으로 알려져 있으며, 역설적으로 수혈을 받은 경험이 있는 수용자에서 이식장기 생존율이 훨씬 높은 사실을 여러 보고에서 볼 수 있다.

③ 특이적 면역억제(Specific immunosuppression)

제공자특이이식내성(donor specific transplantation tolerance)을 수용자가 획득하게 함으로써 완전한 HLA항원적합이 이루어지지 않은 상태에서도 거부반응을 억제할 수 있으므로, 이는 비특이적 면역억제요법의 부작용을 피해 보려는 방법이기도 하다.

(4) 조혈세포이식(transplantation of hematopoietic cells)

골수이식은 주로 혈액성 악성질환, 재생불량성 빈혈 또는 흑종의 면역결핍질환의 치료방법으로 이용되고 있다.

2. 자가면역

1) 면역내성

면역계의 기본적인 기능은 자기(self)와 비자기(nonself)를 구분하는 데 있다.

면역내성이란 외래항원의 주입에 의하여 면역반응이 일으나지 않는 것을 말하며, 내성은 그 특수한 항원에 대하여만 생기는 것이지, 모든 항원에 대하여 생기는 것은 아니다.

내성유도는 다음과 같은 경우에 일어난다.

(1) 면역세포의 미성숙시 또는 면역반응세포를 감축시킨 후 항원을 작용시키면 그 항원에 대한 내성을 유도할 수 있다.

아직 미숙한 B세포 전단계에서 항원과 만나면 면역반응을 일으키는 것이 아니고, 오히려 내성을 일으킨다는 것이 알려졌다. 또 태생기 또는 신생아기의 비장 B세포는 성인의 B세포와는 달라서 항 Ig 이종항체에 폭로하면 표면의 Ig(항원 수용기)의 표현이 몹시 억제되고 이렇게 된 세포는 기능적으로도 비활성화 된다는 것이 알려졌다. 즉 미숙세포는 성숙세포와 항원에 대한 작용이 다르고 성숙동물에서 내성 유도가 잘 안되는 것은 성숙동물에서는 미숙세포가 적은데 기인한다고 한다.

(2) 항원의 상태 즉 물리학적 상태, 복잡성, 지속성, 분포상태 등에 따라서 면역내성을 일으키기 쉬워진다.

엉킨 γ-글로불린은 면역반응을 일으키나 그 단량체는 흔히 내성을 유발한다. 다량체항원은 B세포의 항원 수용기를 봉쇄하여 면역원성인 항원과의 접촉을 억제한다. 또 항원의 복잡성, 지속성, 분포상태 등에 따라서도 내성 유도에 영향이 있다고 한다.

(3) 항원의 양 : 항원을 소량씩 주사하면 내성을 일으키고 또 과대량을 주사하여도 내성을 일으키는 수가 있다. 전자를 소량내성(low dose tolerance)이라고 부르며 T세포에만 내성이 생기고, 후자는 대량내성(high dose tolerance)이라고 부르며 B세포 및 T세포 모두에게 내성이 생기는 것이다.

(4) 항원 투여경로 : 항원을 보강제와 하메 피하여 주사하면 면역반응을 잘 일으키고, 항원을 정맥주사하면 내성을 일으키기 쉬워진다.

(5) 유전인자 : 동물의 주에 따라 내성이 잘 생기는 주와 잘 안생기는 주가 있다.

(6) 억제 T세포의 항 이디오타이프(idiotype) 결정인자 : 억제 T세포가 면역내성 유도와 관련이 있다고 하는데, 억제 T세포에는 항 이디오타이프 결정인자가 있어서 직접 B세포의 이디오타이프에 작용하여 억제하든가 또는 조력 T세포에 대항하여 면역원성을 억제한다고 한다.

(7) B세포가 항원에 작용을 못할 때와 억제 T세포가 자극될 때 : 항체 또는 항원-항체 복합체가 과잉으로 있어서 항원이 항체에 결합되어 B세포의 항원 수용기에 항원이 작용을 못할 때 면역원성이 없어질 수가 있고, 또 IgG Fc 수용기가 있

는 억제 T세포에 항원-항체 복합체 (IgG)가 붙어서 억제인자를 분비하여 B세포의 작용을 억제할 때에 면역내성이 일어날 수 있다. 면역내성은 영구적인 것은 아니고 항원이 제거되면 상실될 수 있다.

2) 자가면역질환의 원인

면역반응이란 이종외래물질을 제거하여 자기를 지키기 위하여 있는 기전인데, 잘못되어 자기 자신에 대하여 반응하게 되면 여러 가지 질환이 생기는 것이다. 어떠한 경우에 이러한 일이 일어날 것인가?

(1) 면역학적 요인

① 격리되었던 항원의 유리

면역반응이 일어나는 데는 림프계와 항원의 접촉이 필요한데 태생기 초기에 격리되었던 물질(예 : 안구의 렌즈물질이나 정조세포에서 분화한 정충)이 외상 또는 정관수술 등으로 인하여 순환 또는 조직에 나오면 림프구는 이를 외래항원이라고 잘못 인식하여 면역반응을 일으킨다는 것이다. 항원의 유리가 한번에 끝나면 면역반응도 한번에 끝나므로 별로 큰 문제는 없으나 이것이 지속되면 만성적인 자가면역지로한이 일어난다.

② 억제 T세포 기능 감소

억제 T세포가 적어지면 자가면역질환을 일으킬 수 있을 것이다. 전신성 홍반성 낭창(SLE) 환자에서 얻은 T세포는 항원비특이성 억제신호를 만들지 못한다. SLE 환자의 혈청중에 있는 항 림프구 항체는 억제 T세포에 대한 것이라고 한다. 특발적으로 SLE가 생기는 New Zealand 검정(NZB) 마우스에서 생후 2개월이 지나면 자가면역성 용혈이 일어나고 7개월 쯤 되면 사구체신염이 일어나는데 그 원인으로서는 억제 T세포의 감소를 들고 있다. 이러한 종족에서는 특발적인 흉선 세포독성 항체가 일어남이 알려져 있다.

③ 조력 T세포의 기능항진

면역반응을 일으키는 데는 조력 T세포와 B세포의 협력이 필요한데 자기단백에 대하여 반응하지 않는 것은 조력 T세포 수준에서의 내성에 기인한다고 한다. 자기단백에 대하여 내성이 생긴 조력 T세포가 자기단백과 교차반응하는 이종단백에 의하여 활성화 되든가 또는 조력 T세포를 대치할 수 있는 어떤 비특이적인 인자로 인하여 활성화 되면 자기단백에 내성이 생기지 않는 B세포에 의하여 자가항체를 생산할 수 있을 것이다.

(3) 유전적인 요인

자가면역질환이 유전적인 인자로 인하여 영향을 받는다는 것은 알려져 있으나 그 소질이 어느 단일 염색체 좌위(genetic locus)에 기인하는지는 아직 모른다.

(4) 홀 몬

X염색체나 Y염색체에 연결된 유전자는 물론 성홀몬이 자가면역질환에 영향을 미친다. 뇌하수체, 갑상선, 부갑상선, 부신 및 성선은 림프계의 평행 유지에 영향을 미친다. 여성이 남성보다 자가면역질환에 더 많이 걸린다.

(5) 바이러스

바이러스는 자가면역질환과 관련이 있다고 한다. EBV는 어디에나 있고 면역계에 작용할 능력이 있어서 가장 원인이 될 가능성이 많다고 생각되어 왔다. 이것이 다 크론성 B세포 활성제이므로 Ig 분비는 물론 자가항체 생산도 촉진시킬 수 있다고 생각되어 왔다.

3. 면역계의 기능

1) 면역계의 기능

우리 몸의 면역계는 박테리아나 바이러스 등의 감염성 미생물의 침입에 대하여 생체를 방어하여 주며, 한편으로는 암이 더 이상 진전되지 않도록 암세포를 파괴시킴으로써 우리 몸을 보호한다. 면역계라 함은 여러 종류의 백혈구 세포를 총칭하는 말로써 각각의 세포는 그 고유의 역할과 활동범위를 할당받은 수비병들에 비유되어질 수 있다. 즉 B 세포는 몸 구석구석을 돌아다니면서 이물질에 대하여 항체를 생성하며 중성구는 우리 몸에 침입한 박테리아를 둘러싼 후 효소를 분비하여 박테리아를 파괴시킨다. 반면 NK (natural killer) 세포는 감염된 세포와 암세포를 파괴시킨다.

우리 몸에 들어온 미생물이나 암세포들은 빠른 속도로 분열함으로써 그 수를 증가시키는데 이에 대하여 면역세포 또한 proliferation, 즉 증식과정이라 칭하여지는 일련의 과정을 통하여 그 수를 증가시킴으로써 미생물이나 암세포들을 효율적으로 제거한다.

한편 각각의 면역세포들은 그 고유한 기능을 갖고 있으며 경우에 따라서는 여러 종류의 세포들이 함께 작용하기도 한다. 예를 들면 CD4 세포(보조 T세포)는 B세포를 도와 하아체를 만들며 다른 면역 세포들의 역할을 지시하는 작용을 한다.

2) 유리기에 의한 면역 기능의 손상

현재 수많은 연구들은 유리기(Free radical)라고 불리는 분자가 세포의 여러 구조를 산화시킴으로써 그 기능을 손상하고 나아가 노화나 암같은 퇴행성질환을 유발한다고 보고하고 있다.

유리기에 의한 세포의 산화과정은 면역 세포에 대하여도 예외는 아니며 과학자들은 이 유리기에 의한 손상이 암세포를 파괴하는 면역세포의 능력을 제한하는 것으로 믿고 있다. 나아가 유리기는 세포의 DNA 유전정보를 변이시킴으로써 암을 일으키는 것으로 알려져 있다.

유리기는 대기내 오염물질이나 흡연 등의 외부인자에 의하여 생성되어지며 한편으로는 호흡 및 대사과정 같은 정상적인 생리과정의 일부로서도 우리 몸안에서 생성되어진다. 예를 들면 일부 면역세포들은 우리 몸에 침입한 박테리아나 바이러스를 죽이기 위하여 유리기를 생성한다. 물론 우리 몸은 이러한 유리기에 대한 세포의 손상을 막기 위하여 나름대로의 항산화력을 갖는다. 또한 비타민 E와 비타민 C, 베타-카로틴같은 항산화 비타민은 세포의 유전자가 변이되는 것을 막아주는 동시에 면역세포의 산화적 손상을 제한함으로써 유리기의 손상에 대하여 생체의 방어력을 높여주며 암의 발병률을 낮추어 주는 것으로 알려져 있다.

3) 베타-카로틴과 면역 기능

베타-카로틴은 생체내에서 비타민 A로 전환되기 때문에 비타민 A의 전구물질로서만 인정되어 왔으나 최근 베타-카로틴의 면역기능에 대한 효과 등이 밝혀짐에 따라 근래에는 비타민 A의 전구체로서의 기능보다는 오히려 베타-카로틴 그 자체의 기능이 부각되고 있다.

현재 동물 및 인간을 대상으로 한 실험에 의하여 베타-카로틴이 면역 기능을 증강시킬 수 있음이 증명되고 있으며 베타-카로틴 제제의 복용으로 중성구 및 NK세포의 수가 증가되어짐이 임상연구에 의하여 보고되고 있다.

면역기능이 저하되어 있는 사람들을 대상으로 한 시험에서도 베타-카로틴은 면역세포의 수를 증가시킨다고 알려져 있다. 노화의 과정으로서 일어나는 면역기능의 저하에 대하여 베타-카로틴이 효과가 있는지를 알아보기 위하여 몇몇 실험들이 진행되었다.

건강한 노인들을 대상으로 베타-카로틴 45mg 또는 60mg을 두달간 복용시킨 결과, 복용군에서 NK세포와 CD 4세포의 증가가 나타났으며, 65세 이상의 노인들이 비타민 A 및 베타-카로틴을 비롯하여 그 외의 비타민과 미네랄 등을 포함하는 종합영양제를 복용함으로써 NK세포와 CD 4 세포의 현저한 증가와 함께 위약을 복용한 그룹에 비하여 감염성 질환에 대한 발병률이 현저하게 낮았다는 보고도 있다. 또한 에이즈 환자들을 대상으로 180mg의 베타-카로틴을 매일 복용시킨 한 예비실험에서 베타-카로틴의 복용으로 전체 백혈구와 CD 4 세포의 수가 증가되는 것이 증명되었으며, 역시 에이즈 환자들을 대상으로 4개월간 베타-카로틴 60mg을 매일 복용하게 한 실험에서도 NK 세포의 수가 증가한다고 보고되었다.

제7장

흡연과 알코올

1. 금연을 위한 약물요법

약물요법을 비롯하여 흡연의 치료법이 많이 개방되어 있으나 행동요법과 약물요법 중 약물요법을 중심으로 정리해 보았다.

약을 복용하는 사람 중에서도 담배 커피와 같은 기호품을 선호하는 경우가 많다. 무조건 나쁘니 끊으라고만 할 수도 없다. 만성 기관지폐색증으로 병원을 찾는 노인환자 중 의사 몰래 담배를 피우는 사례도 종종 본다.

담배 연기에는 약 4000종의 화학물질이 검출되고 있고 이 중 디메칠니트로소아민 등 니트로 화합물은 발암물질로 주목받고 있다.

흡연이 약에 미치는 영향으로는 약의 흡수, 간에서의 대사, 약의 상승작용 등이 있으나 특히 중요한 것은 간에서의 약물대사와 효소활성에 영향을 미치는 경우이다.

즉 연기 속에 함유된 벤조피렌 등은 간의 대사(해독)능력을 항진시켜 일부 약물의 약효를 떨어뜨리고 약효 지속시간 또한 감소시켜 일정 용량으로 장기간 약물을 복용해야 할 환자에게는 해를 초래할 수 있다.

1) 흡연의 약물요법

(1) 니코틴 대체요법(Nicotine Replacement Therapy, NRT)

계속된 흡연은 니코틴에 의한 중독증상으로 금연을 하게 되면 금단증상이 나타난다. 금단증상은 신체증상과 정신증상으로 나눌 수 있는데 신체증상으로는 오심,

두통, 근육통, 변비, 설사 등을 들 수 있고, 정신증상으로는 안절부절 못함, 불안, 불면증, 집중력 감소, 건망증, 시간 인지력 장애와 흡연 갈망을 들 수 있다. 금단증상은 금연후 2~4일에 가장 심하며 대개 2~4주간 지속된다.

니코틴 대체요법은 니코틴을 공급하여 금단증상을 줄여줌으로써 금연 과정의 불편을 덜어주고 금연 성공률을 높이고자 고안되었다. 니코틴을 공급하는 방법에 따라 니코틴 패치, 니코틴 껌, 니코틴 비강 분무제, 니코틴 흡입제 등이 있다. 우리나라에는 현재 니코틴 패치만 도입된 상태이다.

심장질환이 있거나 임신중일 때는 니코틴 패치와 니코틴 껌을 사용하기 전에 의사와 상의해야 한다. 담배를 피우는 것보다는 NRT가 덜 해롭기 때문에 금연을 위해 사용되며, NRT를 사용할 때는 담배를 피우지 않도록 권하고 있다.

① 니코틴 패치(Nicotine Patch)

니코틴 패치는 피부에 붙이는 제제로서 피부를 통해 서서히 니코틴이 흡수된다. 작용시간이 24시간이기 때문에 하루에 한장씩 팔, 가슴 등 털이 없는 부위에 돌아가면서 붙이면 된다. 니코틴 패치를 통해 성공률을 대략 2배 이상 높일 수 있다(표 7·1).

표 7·1 니코틴 패치의 6개월 금연 성공률(%)

	NRT(OTC)	의사처방 NRT	placebo	placebo와 비교한 성공률 비(ratio)
Hays et al, 1997	9	-	4	2.5
Nicoderm data summary, 1996	9	7	-	-
Leischow et al, 1997	5	5	-	-
Nicotral data summary, 1996	11	12	-	-
Sonderskov	11	-	4	2.8

제품 설명서에는 하루 한갑 이상 피우는 사람들은 가장 높은 농도의 니코틴 패치를 사용하도록 권장하고 있으나 Henningfield는 하루에 반갑 이상 피우는 흡연자들도 가장 높은 농도의 니코틴 패치부터 사용하도록 권장하고 있다. 하루에 반갑 이하 피우는 흡연자는 중간 단계의 니코틴 패치를 사용하면 될 것이다. 하루에 5개피 이하의 담배를 피우는 흡연자는 원칙적으로 니코틴 패치의 도움을 받을 수 있으나 니코틴의 의존도가 낮은 상태이기 때문에 니코틴 패치의 도움 없이도 끊을

수 있을 것이다.

니코틴 패치의 부작용에 대해서 Jorenby 등은 불면증(30%), 두통(28.4%), 피부 이상(18.5%), 꿈의 이상(18.1%)의 순으로 나타났다고 보고했으며, Greenland등은 불면, 오심, 구토, 가려움증, 호흡기 증상의 순으로 나타났다고 보고했으며, 오심과 구토의 빈도는 용량을 낮추면 점차 낮아진다고 하였다. 불면증을 줄이기 위해서는 매일 아침에 붙이고, 자기 전에 떼면 된다. 니코틴 패치를 붙이는 기간은 10~12주를 권장하고 있으나, 8주 이상 사용하여 금연 성공률이 더 높아진다는 근거가 없기 때문에 6~8주 정도 사용하면 된다. 사람에 따라 금단증상이 심한 처음 2~4주 동안만 사용할 수도 있다.

(2) 니코틴 껌(Nicotine Gum)

니코틴 껌도 금연 성공률을 대략 2배 정도 높인다(표 7·2).

일정한 계획에 따라 씹는 것이 자기가 원할 때마다 씹는 것보다 효과적이라는 보고가 있다. 하루에 한갑 이하를 피우던 흡연자는 2개피의 담배마다 2mg 니코틴 껌을 한개씩 씹으면 된다. 그러나 하루에 한갑 이상 피우던 사람은 3~4개의 개피의 담배마다 4mg을 니코틴 껌을 한개씩 씹으면 된다.

표 7·2 니코틴 껌의 6개월 금연 성공률(%)

	니코틴 껌 (OTC)	의사처방 니코틴껌	placebo	placebo와 비교한 금연 성공률비(ratio) OTC vs placebo
OTC Nicorette data summary,1995	15	18	-	-
Schneider et al,1983	13	30	8	1.6

니코틴 패치와 껌 두가지를 동시에 사용하는 것이 한가지만을 사용하는 것보다 효과가 높다는 보고가 있다. 병합요법을 사용할 때 부작용은 차이가 없으면서 6개월 금연 성공률을 7%, 6% 증가시켰다는 두 종류의 보고가 있다. 이러한 연구결과를 이용해서 많은 금연 전문가들은 병합요법을 사용하고 있다.

하루에 25개피 이하를 피우는 사람에게는 2mg을 권하고, 하루에 그 이상을 피우는 사람에게는 4mg을 권한다. 6주를 사용한 뒤, 6주동안 서서히 끊어가도록(tapering) 되어 있다. 최근 연구에 의하면 니코틴 껌을 5년간 씹는다 해도 심혈관계 질환을 비롯한 다른 질병 발생을 높인다는 근거는 없다. 우리나라에서는 니코틴 껌이 도입되었으나 널리 사용되지 못하여 현재 수입이 중단되었다.

(3) 니코틴 비강분무제(Nicotine Nasal Spray)

니코틴 비강분무제는 니코틴 패치와 껌보다 더 빠른 속도로 흡수되지만 담배보다는 늦게 흡수된다. 흡연자들은 3개월동안 한시간에 1~2번 뿜으면 된다. 다른 NRT와 마찬가지로 비강분무제는 placebo와 비교해서 대략 두배 정도 높은 성공률을 보였다. 대부분의 흡연자들은 비강분무제를 사용하면서 부작용으로 코와 목에 따가움, 비염, 재채기, 기침, 눈물 등의 증세를 호소했다. 첫 주를 지나면서 이러한 증상은 내성이 생겼다.

(4) 니코틴 흡입제(Nicotine Inhaler)

니코틴 흡입제는 흡입제로 만들어졌지만 니코틴의 상당부분이 폐를 통해 흡수되기보다는 구강의 점막에서 흡입된다. 따라서 약리학적으로 볼 때 니코틴 흡입제는 니코틴 껌과 더 유사하다. 니코틴 흡입제도 금연 클리닉에서의 금연 성공률 조사에 의하면 다른 NRT와 마찬가지로 금연 성공률을 두 배로 높여준다.

니코틴 흡입제가 다른 NRT에 비해 다른 점은 이것은 흡연의 행동적 특성과 유사하기 때문에 흡연 대체효과가 약간 있다는 점이고, 다른 한편으로 기온이 10도이하일 때는 생물학적 활동성(bioavailability)이 사라진다는 점이다. 부작용으로는 목의 따가움과 기침이 있을 수 있으나 심하지는 않다.

2) Bupropion

Bupropion은 비전형적인 항우울제로서 dopaminergic and adrenergic 작용이 다 있다. 금연보조제로서 발매된 서방정(Zyban)은 1998년부터 이용 가능하게 되었다. NRT를 원치 않는 사람이라든지 NRT를 통해서 금연에 실패한 사람들에게 적합한 치료제로 보인다. 다른 NRT와 달리 이것은 금연 1주전부터 사용한다. 권장 용량은 300mg/day이며 사용기간은 7~12주이다. NRT와 마찬가지로 금연클리직에서의 성공률을 대략 두배로 높여 주었다.

흥미로운 사실은 과거에 우울증이 있거나 없거나 간에 유사한 효과를 보여준다는 점이다. 따라서 bupropion의 금연효과는 항우울효과와는 무관한 약리 작용에 기인한 것으로 짐작된다. 한 연구에 의하면 NTY와 bupropion을 동시에 투여하였을 경우에 한가지만을 투여했을 때보다 더 좋은 효과를 보여 주었다. 부작용은 경미하여 입이 마르거나 불면증이 나타나는 정도다. 높은 용량을 서방정이 아닌 약제로 사용했을 경우에 seizure 발생을 증가시킨다는 보고가 있다. 300mg/day 또는 그 이하를 서방정으로 사용했을 경우에는 다른 항우울제를 사용하는 경우의 seizure 발생 위험도와 같았다. 한 예로 2,400명의 흡연 자원자를 대상으로 조사했을 경우에 한 명도 seizure가 발생하지 않았다.

2. 알코올 중독의 약물요법

우리나라에서는 최근까지도 알코올 중독에 대한 치료는 지나친 음주에 의해 유발된 신체적 합병증에 대한 치료에 국한되어 있었다. 즉 대부분의 알코올 의존성 환자들은 알코올 의존성에 대한 치료는 도외시하고 신체적 합병증의 치료만을 중시하기 때문에 재발이 많고, 다시 합병증으로 병원을 찾게 되는 악순환을 반복하고 있다. 알코올 의존성에 대한 치료가 낙후한 상태로 답보하는 가장 중요한 이유로는 알코올 의존 자체를 치료할 수 있는 효과적인 치료약이 없었으며, 따라서 알코올 의존의 치료에 대해 관심이 적었다는 점등을 들 수 있다.

알코올 의존의 치료는 다른 기타 정신과적 질환과 마찬가지로 크게 정신 사회적 치료(psychosocial treatment)와 약물치료(pharmacotherapy)로 구분할 수 있으며, 1980년대까지는 정신 사회 치료(psychosocial treatment)가 알코올 의존성 치료의 주종을 이루어 왔다. 그러나 1990년대 들어 알코올 의존성은 뇌의 질환이라는 개념으로 새로운 알코올 의존성에 대한 약물치료가 도입됨으로써 알코올 의존의 치료에 대한 의학적 관심이 고조되고 있다.

1) 알코올 금단증상에 대한 약물치료

알코올에 의존되어 있는 환자가 혈중 알코올 농도가 떨어지면 금단증상이 나타난다. 경증의 금단증상으로는 손 떨림, 땀, 맥박 수 증가, 구역질, 구토, 안절부절, 불안 등의 증상이 나타난다. 이런 금단증상은 보통 마지막 음주 24-48시간 이후에 나타나기 시작하여, 5-7일 이내에 별다른 치료 없이도 사라지나, 이런 증상을 경험하는 환자의 입장에서는 상당히 괴롭다. 이런 경우에는 알코올 금단증상의 완화를 위해 일차적으로 benzodiazepine계 약물이 사용된다. 일반적으로 외래 치료의 경우 환자를 매일 오도록 하여, 금단 첫날은 chlordiazepoxide 20~40㎎을 하루 3~4회 경구 투여하고, 이후 하루 20%씩 감량 투여하여 5일 이내에 약을 끊는다. 고령의 환자이거나 심한 간기능 장애가 동반된 환자의 경우에는 반감기가 상대적으로 짧은 lorazepam을 하루 1.5~3㎎ 정도 투여한다. 이 외에도 benzo diazepine계 약물 대신에 자율신경계 기능 항진의 완화를 위해 β-길항제인 propranolol이나 α 작용제인 clonidine, 항경련제인 carba mazepine 등을 사용할 수 있다.

5~15년 이상의 음주력을 가지고 있는 알코올 의존 환자가 갑자기 음주를 중단하거나 또는 감량했을 때, 심한 진전 및 자율신경 기능항진 증상과 함께 환각과 혼란(confusion)이 동반되는 섬망(delirium)이 나타날 수 있는데, 이러한 상태를 진전

섬망(delirium tremens)이라 한다. 전구 증상으로 불안, 초조, 식욕부진, 진전, 공포에 의한 수면장애가 선행된다. 주 증상은 섬망이며, 그 외 진전, 자율신경 기능항진, 망상, 환각, 안절부절 못하는 행동, 지남력 장애를 볼 수 있다.

환각은 주로 환시현상이 나타나며 때로는 환촉, 환청, 환취도 나타난다. 진전섬망은 음주 중단 후 2~3일째에 시작하여, 4~5일에 최고조에 달하고, 이후 3일 이내에 사라진다. 일단 알코올 금단증상이 나타나면 이미 언급한 대로 benzodiazepine계 약물을 사용하여 알코올 금단 섬망을 예방해야 한다. 일단 섬망 증상이 나타나면 입원치료를 원칙으로 한다.

2) 알코올 유도성 장애에 대한 약물치료

알코올 의존 환자에게 가장 흔히 발견되는 알코올 유도성 정신장애는 알코올 유도성 기억 장애(alcohol-induced persisting amnestic disorder)이다. 이는 장기간에 걸친 대량 음주에 의한 비타민 결핍에 의해 단기기억(short term memory)의 장애가 오는 것이 특징이다. 급발성의 Wernicke's encephalopathy는 정신착란, 운동 실조, 안구운동 이상(안구진탕, 주시마비) 등의 신경증상을 보인다. 이는 수일에서 수주사이에 회복되거나 Korsakoff병으로 진행된다. Korsakoff병의 주 증상은 건망증(특히 선행성), 지남력 장애, 작화증 및 말초신경 장애를 보인다. 그 외 소뇌 운동 실조증, 근육병변 등의 신경학적 장애를 동반할 수도 있다. 이러한 문제들은 신경세포의 신호전달과정에 중요한 효소인 thiamine 결핍에 의해 나타나므로, 조기에 thiamine hydrochloride를 100mg씩 하루 3~4회 경구 투여하면 알코올성 건망증을 예방할 수 있다. 포도당 수액을 정맥으로 공급할 때는 1L당 thiamine 100mg을 섞어서 주는 것이 좋다. Wernicke's encephalopathy의 경우에는 환자가 회복될 때까지 1~2주간, thiamine hydrochloride를 100mg씩 하루 3~4회 경구 투여하고, Korsakoff병으로 이행된 경우는 같은 양을 3~12개월간 투여하는 것이 좋다. 그러나 Korsakoff병이 일단 발병하면 회복이 어렵다.

알코올 의존이 있는 사람이 폭음을 중단 또는 감량한 후 보통 48시간 이내에 의식은 명료한 상태에서 갖가지 환청을 갖게 되는 경우를 알코올성 환각증(alcoholic hallucinosis)이라 한다. 환각은 주로 사람의 목소리가 들리는 환청이며, 그 내용은 기분이 좋지않거나 괴롭히는 것이 대부분이다. 경과는 수 시간 또는 수 일 지속되며 보통 1주일 이내에 끝나나 약 10%애서는 수 주 또는 수 개월, 드물게는 만성 경과로 가는 수도 있다. 이때는 환청 외에 관계망상이나 비체계적 피해 망상이 나타나기도 한다. 이럴 때는 haloperidol 1.5~5mg을 하루 2회 정도 경구투여한다.

3) 단주 유지를 위한 약물치료

알코올 의존 환자가 술을 끊은 후 유지 치료에 있어서 이상적인 치료약은 첫째, 약물이 알코올에 대한 갈망(craving)과 음주 동기를 감소시켜야 하며, 둘째로 일단 음주가 시작된 다음이라도 알코올에 의해 생기는 강화효과(reinforcing effects)를 봉쇄하여 음주가 계속되지 않도록 해야 하고, 셋째, 신체적, 정서적 부작용을 유발하지 말아야 한다는 등의 조건을 갖추어야 한다.

알코올의 신진대사를 차단하여 중간 대사물질인 acetaldehyde가 축적되게 함으로써 음주시 신체에 불쾌한 반응을 일으켜 술을 혐오, 기피하게 하는 일종의 혐오치료제인 disulfiram은 알코올리즘의 치료 제제로 그동안 가장 널리 사용되고 있었음에도 불구하고, 그 치료효과는 회의적이다. 예로 Füller 등은 disulfiram의 치료효과에 대한 최초이자 유일한 대규모 대조군 연구에서, 알코올 의존 환자의 disulfiram에 대한 약물 순응도(medication compliance)는 약 20% 정도에 지나지 않으며, 치료효과 역시 알코올 의존 환자의 완전 단주는 물론, 환자의 재발 억제기간을 연장시키는 데도 도움을 주지 못한다는 사실을 보고했다.

현재로서는 아캄프로세이트(acamprosate)와 날트렉손(naltrexone)이 사용중인 알코올 의존 치료제 중 가장 가능성이 높은 약물이라고 할 수 있다.

〈DSM-Ⅳ에 의한 알코올 의존의 진단기준〉

임상적으로 상당한 장애 또는 곤란을 가져오면서, 다음 중 세가지(또는 그 이상)에 의해 발현되며, 같은 12개월 기간중 어느 때라도 발생되는 알코올 사용의 부적응 유형

① 원하는 효과를 얻기 위해서는 술을 점점 더 많이 마셔야 하거나 동일한 양을 마시면 그 효과가 점점 감소되는 경우

② 하나 이상의 금단 증상이 나타나는 경우 : 땀, 맥박 수 증가, 손 떨림, 구역질, 일시적인 환각, 안절부절, 불안, 경련, 발작

③ 알코올이 의도되었던 것보다도 더 많은 양을 먹거나 장기간 마실 때

④ 알코올 사용을 중단하거나 조절하기 위해 지속적인 욕구가 있거나 노력해도 성공하지 못하는 경우

⑤ 알코올을 얻기 위해 필요한 활동들, 알코올을 사용하는 데 필요한 활동, 또는 그 효과로부터 회복하는 데 필요한 활동에 많은 시간이 소모될 때

⑥ 중요한 사회적, 직업적 또는 휴식활동들이 알코올 사용 때문에 단념되거나 감소될 때

⑦ 알코올을 사용함으로써 유발되거나 악화될 가능성이 있는 지속적이거나 재발

되는 신체적 또는 심리적 문제를 가진다는 인식에도 불구하고 알코올 사용이 지속될 때

3. 약물복용시 술과 담배의 인체에 미치는 악영향

약을 투여할 때 금주해야 하는 약이 있고, 금연해야 하는 약이 있다. 이를 지키지 않으면 사망에 이르는 경우도 많다. 다음은 상용약만을 중심으로하여 술과 담배가 약물에 미치는 영향을 표로서 나타내고 있다(표 7·3에서 7·16까지 약물을 분류하고 그에 따른 술과 담배의 영향 표시).

표 7·3 위장관계 약물

	술 의 영 향	담배의 영향
제산제(Al. Mg. Ca 등)	약효감소	약효감소
항위장궤양 Cimetidine Ranitidine Omerprazol Misoprostol Sucralfate	 술기운 지속 약효감소 약효감소 약호감소(금주) 우장장애(금주)	 술기운 지속 약효감소 약효감소 약효감소(금연) 증상악화(금연)
운동촉진 Bethanecol Metoclopramide	 무관 과도진정(금주)	 무관 약효감소
항콜린진경제	과도진정.위장장애	구강건조
가스제거 Simethicone	무관	무관
지사제 Loperamide Lactulose Kaolin/pectin Smectite 흡착제(스멕타)	 뇌기능억제(금주) 무관 약효감소, 설사악화 무관	 무관 무관 증상악화 무관
변비약 Bisacodyl Cascara(변비) Castor oil(사하제) Docusate(변비) Psyllium Senna	 무관 무관 무관 무관 무관 무관	 무관 무관 무관 무관 무관 무관
담즙산 Chenodeoxy콜린산 UDCA	 약효감소 무관	 무관 무관
췌장 Lipase	무관	흡수장애
최토제 lpecac	금주	무관

표 7·4 순환기약물

	술 의 영 향	담배의 영향
심부전		
Amiodarone	부정맥증가(금주)	부정맥(금연)
디기탈리스	무관	부정맥
협심증약		
Nitrate(협심증약)	과도혈압강하	약효감소
Dipyridamol	과도혈압강하	약효감소
부정맥약		
Disopyramide	혈압혈당저하(주의)	약효
Mexiletine	약효불안정(금주)	간장애
Quindine	무관	부정맥(금연)
베타차단제		
예:Labetolol Metoprolol Propranolol	과도혈압상승(금주)	부정맥
칼슘차단제	과도혈압강하(금주)	금맥(금연)
예:Nifedipine Nimodipine Diltiazem Verapamil	동일 조치	
ACEI 제제	과도혈압강하(금주)	약효감소
예:Coptopril	금주	약효감소
Enalapril	금주	약효감소
알파차단제(고혈압)	과도혈압강하	관동맥경련(금연)
Prazosin(고혈압)	과도혈압강하	관동맥경축(금연)
Doxazosin(고혈압)	과도혈압강하	관동맥경련
Terazosin(고혈압)	과도혈압강하(금주)	무관
Clonidine(고혈압)	과도혈압강하 술작용강화	무관
기타		
Indapamide(고혈압)	과도혈압강하(금주)	약효감소(금연)
Minoxidil(탈모)	혈압저하	약효감소
Epinephrine	약효감소	무관
고지혈증약		
Gemfibrozil	무관	흡수장애(금연)
Cholestyramine	무관	무관
Statin계(Lovastatin등)	무관	무관
뇌혈관질환		
Cyclandelate	무관	약효감소
Ergoloid mesylate	과도혈압저하	무관
Isoxuprine	무관	약효감소
Meclofenamate	위장장애	무관
Pentoxifylline	불명·금주최상	약효감소
Ticloidine	출혈증가	무관
지혈제	약효감소	불명(금연)
이뇨제		
Amiloride	과도혈압강화	무관
Furosemide	혈압저하(금주)	약효감소
Hydrochlorothiazide	과도혈압강하	무관
Spironolactone	무관	무관
Triamterene	무관	무관
항응고제	약효증감(조심)	무관

표 7·5 진통, 소염제

	술 의 영 향	담배의 영향
두통, 편두통		
Acetaminophen	현기	무관
Ergotamine	과도두통	약효감소,두통
Isomethaprine제제	간장장애	약효감소(마이드린)
소염진통제(모든 제제)	위장장애 차이 많음	무관
마약성 진통제	알콜작용악화(금주)	무관
항관절염약(난치성)		
Chlorquie	간독성	무관
금제제	무관	무관
Methotrexate	간장애(금주)	무관
Penicillamine	부작용 증가	무관
위장향 항염제(대장염)		
Sulfasalazine	알콜효과증가	무관
Olslazine	위장장애 증가	증상 악화(금연)

표 7·6 천 식 약

	술 의 영 향	담배의 영향
Beclomethasome	무관	약효감소
Cromoglycate sod.	무관	천식악화
Ipratropium	무관	약효감소
Metaproterenol	약효감소	무관
Terfenadine	과진정	무관
Xanthine계 기관지확장제	무관	약효감소

표 7·7 감기약 성분들

	술 의 영 향	담배의 영향
교감계 흥분성		
Pseudoephedrine	무관	무관
Phenylpropanolamine	무관	무관
Oxymethazolone	무관	무관
Ephedrine	무관	무관
기침 Dextromethorphan	무관	무관
거담 Guaifenesin	무관	무관
항히스타민제		
Brompheniramine	과도진정(금주)	무관
chlorpheniramine	과도진정	무관
Clemastine	과도진정	무관
Doxylamine	과도진정(금주)	무관
cyproheptadine	과도진정	무관

표 7·8 국소마취제

	술 의 영 향	담배의 영향
국소마취제	무관	무관

표 7·9 향 정 신 약

	술 의 영 향	담배의 영향
alprazolam	sedation(진정)	효과감소
Buspirone	과도진정	약효감소
변조디아제팜계	과도진정	약효감소
Phenothiazine	과도진정(금주)	무관
Chlorpromazine	과도진정	무관
Haloperidol	과도진정	무관
Perphenazine	과도진정	무관
항우울제		
Fluoxetine	독성증가	약효감소
Lithium	독성증가	무관
Trazodone	과도진정(금주)	부정맥(금연)
3급아민항우울제	부작용증강(금주)	무관
Sertraline	우울증가	무관
식욕억제제	혈압상승(금주)	무관
과활동증 치료		
Methylphenidate	무관	무관
항경련약		
Carbamazepine	술 효과 증가	무관
Phenytoin	약효감소	무관
Divalproex	과도진정(금주)	뇌장애(금연)
Primidone	과도진정(금주)	무관
Valproic acid	과도진정(금주)	무관
최면진정약		
Barbital계	과도진정(금주)	무관
파킨슨약		
Bromocriptine	무관	흡수장애
Levo-dopa	무관	무관
Pergolide	유사독성 증가(금주)	무관
Caffeine제제	알콜효과 감소	맥박증가(금연)
진토제		
Buclizine	과도진정	무관

표 7·10 근육이완제

	술 의 영 향	담배의 영향
Bacrofen	과도진정·저혈압	흡수장애
Carisoprodol	과도진정	무관
Dantrolene	과도진정	흡수장애
Orphenadrine	졸림(금주)	무관

표 7·11 비뇨기제 약물

	술 의 영 향	담배의 영향
Flavoxate(배뇨장애)	무관	무관
Oxybutynin(배뇨장애)	무관	무관

표 7·12 내분비계 약물

	술 의 영 향	담배의 영향
성호르몬		
남성호르몬	무관	무관
여성호르몬	무관	혈액응고촉진(금연)
경구피임제	무관	혈액응고촉진
황체호르몬 Medroxyprogesterone	무관	혈액응고촉진(금연)
Danazol(자궁내막증)	신경기능저하	부정맥
부신피질호르몬제들	위장궤양	약효증가
당뇨병		
Insulin	과도혈당강하	무관
설포닐우레아계당뇨약	Disulfiram반응(금주)	무관
갑상선		
항갑상선제	간독성 증가	맥박상승
Thyroid	무관	무관

표 7·13 항 생 제

	술 의 영 향	담배의 영향
6-APA계 항생제	가끔 위장장애	무관
세파계항생제(경구)	무관	무관
Chloramphenicol	간장애	무관
Chlorquin(말라리아)	간장애(금주)	무관
Erythromycin계	간장애 가능	무관
Clarithromycin	간장애	무관
Clindamycin	무관	무관
Lincomycin	무관	무관
Tetracycline	간장애(금주)	무관
Trimethoprim	술작용증가	무관
Neomycin경구	독성증가(금주)	무관
Vancomycin	무관	무관
퀴놀론계		
Ciprofloxacin	중추신경장애	중추신경장애
Norfloxacin	약효감소	위장장애(금연)
Ofloxacin	약효감소	위장장애(금연)
항진균제		
Fluconazole	무관	무관
Griseofulvin	Disulfiram반응(금주)	무관
Ketoconazole	간장애	약효감소(금연)
Metronidazole	Disulfiram반응(금주)	무관
Nystatin	무관	무관
결핵약		
INAH	약효감소(피함)	약효지연
PAS	간장애	치료효과 방해
Rifampin	간독성	무관
항바이러스약		
Acylcovir	뇌장애	무관
Amantadine	술기운 강화	
Ribavirin	무관	무관
Zidovudine(AZT)	불명(금주최상)	무관

표 7·14 비타민 등

	술 의 영 향	담배의 영향
V-A	무관	무관
베타-카로틴	무관	무관
V-C	무관	필요량 증가
V-D	무관	무관
V-E	무관	무관
V-K	무관	무관
Folic acid	무관	무관
B-1 Thiamine	무관	무관
B-2 Riboflavin	흡수장애	습수장애
B2-butyrate	무관	무관
B-3 Niacin	혈압강하(금주)	약효감소…용량검토
B-5 판토텐산	무관	흡수장애
B-6 Pyridoxine	무관	흡수장애
B-12	흡수저하	무관
철제제	흡수증가, 위장장애	무관
Zn 보급	아연용량증가	아연용량증가
Calcium 보급제	흡수장애	흡수장애
K-보급제	무관	무관

표 7·15 항 암 제

	술 의 영 향	담배의 영향
Cyclophosphamide	무관	무관
Flutamide(섭호선암)	황달	무관
Mercaptopurine(항암)	위장출혈	패독성증가
Tamoxifen(유방암)	무관	무관

표 7·16 기 타

	술 의 영 향	담배의 영향
스테로이드 피부연고	무관	무관
스테로이드 안약	무관	무관
방사능진단약	무관	무관
항진균약	무관	무관
Benzoyl peroxide(좌창)	무관	무관
Capsaicin연구(진통)	무관	무관
Clomiphene(정자촉진)	무관	무관
Cyclosporine(면역억제)	독성증가(금주)	독성증가(금연)
Dextrose & 전해질수액	위험(금주)	설사유발(금연)
DMSO(진통 외용)	무관	무관
Dinoprostone질제(분만촉진)	무관	무관
Ergonovine(출산출혈방지)	무관	무관
Isotretinoin(좌창)	지혈증야기(금주)	흡수장애
Levamisole(면역억제)	위장장애	무관
Mebendazole(구충제)	약효감소	무관
Nafarelin분무액(자궁내막염)	신경기능저하(금주)	금맥(금연)
Nicotine패취(금연약)	심장이상(금주)	독성증가(금연)
Pilocarpine(녹내장)	술기운 지속	무관
Pyrantel(구충제)	현기증	무관

※ Disulfiram반응 : 약물이 체내 알콜과 반응하여 심한 두통, 호흡곤란, 흉통, 구토, 발한, 사망 등을 유발하는 현상.

제8장

향정신성 의약품

1. 기 원

정신질환을 치료하는 약물에 대한 가장 오래된 기록은 그리이스 신화에서 찾아 볼 수 있다. 여신 「헤라」의 노여움으로 발광을 한「프로이트스」의 딸들이 예언자가 준 약물을 마시고 치유되었다고 되어 있다. 또한, 호메로스의 「오딧세이」에서 오딧세우스의 아들이 트로이성의 멸망과 국가의 불행을 국민들에게 이야기할 때 모든 국민이 비탄에 빠져 슬피 울어 버리자 제우스의 딸 헬렌이 향유를 마시게 하였는데 이 향유를 마시면 눈앞에서 친부모가 살육을 당해도 슬픔을 느낄 수 없게 되었다고 한다. 아마도 이것이 항불안약의 가장 오랜 기록인 것 같다.

향정신성약물로 옛날부터 오랫동안 사용되어온 것은 아편과 포도주이다. 아편은 기원전 4천년부터 이미 채집되어 히포크라테스도 사용했다고 전해지며 일찍이 마르코폴로는 페르시아의 한 노인이 아편을 이용하여 젊은 병사들을 유인하는 것을 보고 아편이 인간행동에 영향을 미칠 수 있음을 알았다고 전해진다. 고대 그리시아는 우울병치료에 나리과 베라트륨속 식물의 잎을 사용했다고 하며 이집트에서는 벨라돈나를 수면약으로 사용하였고, 페니키아인은 우울증에 사용하였다고 전해진다. 19세기말 스코폴라민(Scopola- mine)의 진정작용이 발견된 이래 20세기 중엽까지 스코폴라민은 진정약으로 오랫동안 애용되었다.

마리화나는 기원전 3천년 경부터 세계적으로 사용되었는데 이것은 종교 특히 이슬람교에서 이용되었으며, 11세기에 와서 페르시아의 hashashin이라고 하는 암살단들이 대마를 복용한 후 용기를 얻어 암살을 행하였다는 기록이 있다. 대마의 유효성분인 tetrahydroca nnabinol(THC) 및 관련 화합물을 cannabinoid라 총칭하여 약 30여종이 분리 동정되었으며 1965년에 합성되었다.

북구 바이킹족들은 적과 싸우기 전에 일종의 버섯을먹고 야수처럼 용감하게 되었다고 하며 멕시코 인디안들도 버섯을 먹고 섬광상태로 되어 신과 교신하였다 한다. 20세기 중엽 왓슨이 의식에 사용되는 버섯을 입수하고 호프만 등이 분석하여 Psilocvbin과 Psilocin이라는 두 종류의 정신이상발현물질을 발견하였다. 멕시코와 미국 남서부의 인디안이 종교의식에 사용한 선인장(peyote cactus)으로부터 환각을 일으키는 유효성분인(mescalin)이 20세기 말 경에 발견되었다. 19세기에 이르러 여러가지 약이 만들어지고 19세기 초에 브롬이 발견되어 1853년에 진정작용이 1864년에 수면작용이 밝혀졌다. 1869년에 chloral hydrate가 수면약으로 사용되었고 1903년에 barbital이 등장하여 각종 barbituric acid 유도체가 만들어졌다. 그러나 진정한 의미의 정신질환 치료약물이 개발된 것은 제2차 세계대전 후 부터라고 할 수 있다. 즉 1949년 오스트리아의 Cade가 조증(mania)에 대한 리튬의 효과를 발표했으며 뒤이어 1952년에 프랑스에서 chlorpromazine이 개발되었으며, 또한 인도의 민간약으로부터 reserpine이 추출되었다. 근이완약 mephenesin 유도체인 meprobamate의 항불안작용이 1955년에 인정되었다. 위에 열거한 약물들의 개발이 계기가 되어 약 1백50종 이상의 향정신성약물이 만들어졌다. 그중 imipra mine(1958), iproniazide(1957)은 우울병에 효과가 좋아 항우울병 치료제 개발의 시효가 되었다.

1943년 스위스의 호프만이 LSD-25가 정신이상 발현작용이 있음을 밝혀냈다. 이것은 맥각에서 채취한 lysergic acid 유도체로 체중 kg당 100만분의 1g의 미량으로 현저한 효과를 나타낸다. 따라서 인간의 체내에 미량의 독소가 발생되면 정신병이 되는 것이 아닐까 하는 정신병의 발병 원인에 관하여 생각하는 계기가 되었다. LSD-25의 발견과 1952년 이후의 일련의 정신병 치료약의 개발이 계기가 되어 1953년 무렵부터 정신약리학이라는 학문 분야가 개척되었다. 그러나 세계적인 조류로써 정신에 영향을 미치는 향정신약물의 작용을 학문적으로 연구하게 된 것은 약 20~30년 정도에 지나지 않는다.

2. 향정신성 약물의 분류

1) 정신치료약물(psychotherapeutics)

(1) 정신억제 약물

· 항경련약물(anticonvulsants)
- diphenylhydantoin
- phenobarbital
- ethosuximide
- trimethadione

· 수면약(hypnotics)
- flurazepam
- barbiturates
- chloral hydrate

· 항불안약(anxiolytics, minor tranquilizer, 또는 신경안정제)
- diazepam
- chlordiazepoxide
- meprobamate

· 항정신병약(neroleptics, antipsychotics, 또는 major tranquilizer)
- reserpine
- chlorpromazine
- haloperidol

(2) 정신흥분약물

· 감정흥분약(MAO inhibitors, mood elevators)
- iproniazid
- nialamide

· 항우울약(antidepressants)
- imipramine
- desipramine
- amitriptyline
- trazodone

· 중추자극약(central stimulants, 또는 psychomotor stimulants)
- methylphenidate
- amphetamine
- methamphetamine

2) 정신이상발현약물(hallucinogens 또는 mid expanding drugs)

- mescaline

- LSD-25 및 관련약물
- Psilocybin
- cocaine
- morphine
- heroin
- cannabinol류

3. 작 용

1) 향정신성 약물의 작용양식

향정신성 약물은 뇌에 작용하는 약이다. 일반적으로 뇌에 작용하는 약물은 뇌를 억제시키는 중추신경 억제약물류와 뇌를 흥분시키는 중추신경 흥분약물류로 크게 분류된다. 향정신성 약물중 항불안 약이나 향정신병약과 같은 정신억제약은 뇌를 억제하는 약물이므로 기본적 성격으로는 마취약이나 해열약과 크게 다르지 않다. 예를 들어 향정신병약인 chlorpr omazine은 진통, 해열, 수면의 여러작용을 나타내며 마취에도 사용될 수 있다. 정신흥분약과 정신이상 발현약은 뇌를 흥분시키는 중추신경 흥분약의 일종으로 호흡흥분제인 lobeline이나 수면약 중독시 사용하는 bemegride 등과 본질적으로 동일한 부류에 속한다. 중추신경 억제약물과 중추신경 흥분약물은 뇌중에서 서로 약물학적 길항작용을하여 특유의 균형을 유지한다. 따라서, 만일 수면약을 다량 섭취하여 자살을 기도한 사람을 살리는 방법은 억제약이 뇌중에 다량 흡수되었기 때문에 중추신경 흥분약을 넣어 길항시키므로써 의식회복이 가능할 수 있다.

향정신약물은 물론 뇌에 작용하지만 약물의 종류에 따라 다소 작용하는 장소가 다르다. barbiturate류 수면약은 뇌전체 특히 뇌간망량체에 작용하며, 항분안약은 대뇌변연계, 그중 해마(hippocampus)나 편도핵(amygdala nucl)에 작용하고 향정신병약인 chlorpromazine류는 시상하부 및 도파민성신경핵에 작용한다. 한편, reser pine은 뇌중 신경자극전달물질인 monoamine을 세포내로 유리고갈 시키며, desipra mine은 noradrenaline의 재흡수를 억제하고 LSD는 Serotomin의 작용을 차단한다는 등의 새오하학적 작용도 일부 밝혀져 있으나 이런 작용들이 향정신작용의 본질인가에 관하여는 단언하기 어렵다.

이러한 상황에서 과연 정신치료약물은 유효한 것인가? 라는 의문이 제기될 수 있다. 예를들어 정신불열증에 걸린 경우 잘 낫지 않으므로 약의 유효성에 의문이 생기게 된다. 정신의학은 아직 초보단계의 학문이므로 질환 분류도 불안전하고 외견상의 소견만으로는 정확하게 진단하기도 어렵다. 그럼에도 불구하고 정신치료 약물이 출현한 이후 정신병원의 양상이 놀랄만큼 변화되었다. 퇴원환자 수가 증가하고 사회 복귀할 수 있는 환자수도 증가하게 되었다. 즉 폐쇄병동으로부터 개방병동으로, 개방병동으로부터 사회로의 대변혁을 가져오게 되었다. 그러나, 향정신병 약은 증상을 억제할 뿐으로 근본치료법이 될 수 없고 장기간의 지속적인 복약을 필요로 하며 다량을 복용하지 않으면 효과가 없는 등 많은 문제점이 있다. 특히 항우울약의 경우 2~4주간 지속적으로 투약하지 않으면 효과가 없고, 분열증과 달라 우울병은 병의 원인이 단일 한 것 같지 않다. 왜냐하면 각종 항우울제에 의한 치료효과가 현저하게 다르기 때문이다. 따라서 아직까지 질환분류나 진단이 불분명한 정신질환은 증상에 따라 약을 투약하며 약의 작용기전도 아직 잘 밝혀져 있지 않으므로 필요이상의 약물을 병용하는 것은 필히 삼가야 할 것이다. 결국 마음의 질병인 정신병이 왜 일어나는가? 뇌의 어느 곳에 장애가 있는가? 약의 작용점은 어디인가? 왜 약효가 나타나는가? 등에 관하여 관심을 가지며 앞으로도 더욱 연구할 필요가 있는 것으로 생각된다.

2) 향정신성 약물의 약리작용상의 특성

정신치료약물은 대부분 이미 앞에서 언급한 대로 장기간 다량의 약물 복용을 필요료 한다. 일반적으로 어떤 약물을 복용했을 때 생체를 동시에 다수의 약리작용을 나타내서 어떤 기능들은 촉진되고 다른 기능들은 억제되기도 한다. 그중 치료에 유효한 작용을 주작용(치료작용)이라 하며 기대하지 않았던 작용을 부작용 또는 독성이라고 한다. 실제로는 주작용과 부작용은 상황에 따라 변화될 수 있다. 이러한 다수의 약리작용이 장기간의 반복투여 즉 연용에 의해서 똑같이 변화한다고는 생각할 수 없다. 즉 어떤 작용은 투여횟수가 증가되면 증가될수록 약해지기도 하고 다른 작용을 증강되기도 할 것이다. 또는 전혀 새로운 작용이 나타날 수도 있게 된다.

향정신성 약물은 치료목적을 위한 장기복용 이외에도 사용자가 정신상태를 변화시키고 싶어하기 때문에 빈번하게 남용을 하게 된다. 이런 상황에서 특히 유의해야 할 현상에 관하여 향정신약물전반에 걸쳐 간단히 기술하고자 한다.

(1) 내성(Tolerance) 현상

내성이란 동종의 약리작용을 가진 약물을 반복 사용하면 효과가 점점 감약하여 처음의 효과를 얻기 위하여 증량을 필요로 하는 현상이다. 내성과 의존은 서로 다른 상태로 의존형성에 꼭 내성이 전제되는 것은 아니나 신체적 의존에는 동반되어 나타난다. 또한 한 약물에 내성이 생기면 전혀 약물 경험이 없는 다른 약물에도 내성이 형성되는데 이런 현상을 교차내성(crosstolerance)이라 하며 알콜에 내성에 생기면 마취약이나 수면약 등의 효과가 감약되는 것이 그 좋은 예이다.

(2) 역내성(reverse tolerance, flash back 또는 이력현상)

코카인을 원숭이에게 반복 투여하면 정신운동의 흥분이 점점 강하게 나타난다. 이러한 감수성 증대를 역내성이라 한다. 역내성은 코카인 이외에도 각성제나 중추흥분제 중에서도 나타나며 각성제를 난용하면 환각이나 망상 등 정신장애가 발생하기 쉽게 된다. 또한 역내성을 경험한 사람은 수개월 또는 수년간의 장기간 투약을 중지했다 하더라도 다시 약물을 복용하게 되면 쉽게 정신장애가 발생한다. 다시 말하면 처음 각성제에 의하여 분열병 상태의 정신장애가 나타나기 까지는 수개월의 장기 남용이 필요했음에도 불구하고 장기간의 휴약 후 재차 약물남용시에는 단기간, 때에 따라서는 단 몇회의 주사로 동일한 상태의 정신장애가 재현된다. 이러한 현상은 LSD나 마리화나 남용자에게도 나타나며 소위 flashback 또는 이력현상으로 불린다. 약물을 연용하는 중에 어떻게하여 명확한 약물반응의 "양성강화현상"이 나타나는가는 확실히 밝혀져 있지 않으나 각성제의 반복투여에 의한 역내성에는 카테콜라민성신경 특히 도파민수용체의 지속적인 감수성항진의 결과로 해석되기도 한다.

그러나 도파민신경과 관계가 적은 모르핀이나 디아제팜 등에서도 역내성이 나타나므로 금후 더 많은 연구가 필요하다 하겠다.

(3) 의존(dependence) 현상

약물남용은 약물의존과 직결되기도 하지만 남용없이도 의존을 형성하는 것도 있다. 예를들면 당뇨병 화낮에서 인슐린 투약을 들 수 있다. 약물의존은 신체적 의존과 정신적 의존으로 대별되는데 이것은 고대에서 몸과 마음을 분리한데서 연유된다. 정신의존과 신체의존의 차이는 약물연용을 중단했을 때 나타나는 정신적 및 신체적 이상증상 즉 금단증상의 유무로 나타난다. 일반적으로 정신의존성은 중추흥분성 약물에서 많이 나타나며(담배, 커피등) 신체 의존성은 opiate류, barbiturates 항불안약물, 알콜 등 중추억제성 약물류에서 많이 나타난다. 예외로서 분열병 치료에 쓰이는 항정신병약은 의존현상을 거의 나타내지 않는다. 근래 정신의존은 수용체의 변화에 의해서 나타나며 신체의존은 신경물질의 변화에 기인한다고 주장되기도 하여 새로운 주목을 받고 있다.

(4) 금단(abstinence) 현상

정신의존과 신체의존을 일으키는 약물의 연용이 갑자기 중단되었을 때 정신적 신체적으로 나타나는 현상을 금단증상이라 한다. 금단증상의 종류나 강도는 연용된 약물의 종류나 사용 기간 등에 따라 다르나 때에 따라서는 생명의 위험을 초래하기도 한다. 따라서 금단증상의 고통을 피하기 위해 점점 더 약물을 남용할 수밖에 없게 된다(그림 8·1).

의존현상과 금단현상의 발현기전에 관하여는 다수의 의견이 제시되고 있으나 여기서는 알기 쉽고 간단히 설명하고자 한다. 화학 이물질의 일종인 약물이 생체에 계속 투여되어 생체의 기능을 변화시키려고 할 경우 생체는 약물의 작용에 반발 또는 적응해서 일정한 상태 즉 생체항상성(homeostasis)을 유지하여 기능상의 균형을 이루려고 한다. 예를 들면, 수면약을 연용하고 있는 사람의 뇌에는 항상 외부에서 억제력이 작용하므로 생체항상성에 의해 반대의 흥분적인 상태를 유지하려는 힘이 작용하여 과도하게 의식상태를 억제하지 않고 일정한 수준을 자연스럽게 유지하게 된다. 그렇게 되면 지금까지 투약하던 수면약의 용량으로는 더 이상 효력이 나타나지 않게 되어 용량을 증량하게 된다. 이것이 바로 내성현상에 관한 설명이다. 한편 장기간 연용하던 수면약을 어느날 갑자기 투약 중지하면 체내에는 수면약이 작용하는 것에 대비해 흥분성이 작동되기 쉬운 상태로 되어 있었기 때문에 흥분적 요소만이 작용하게 되어 과잉의 흥분반응이 나타나게 된다. 이 현상이 금단현상이다.

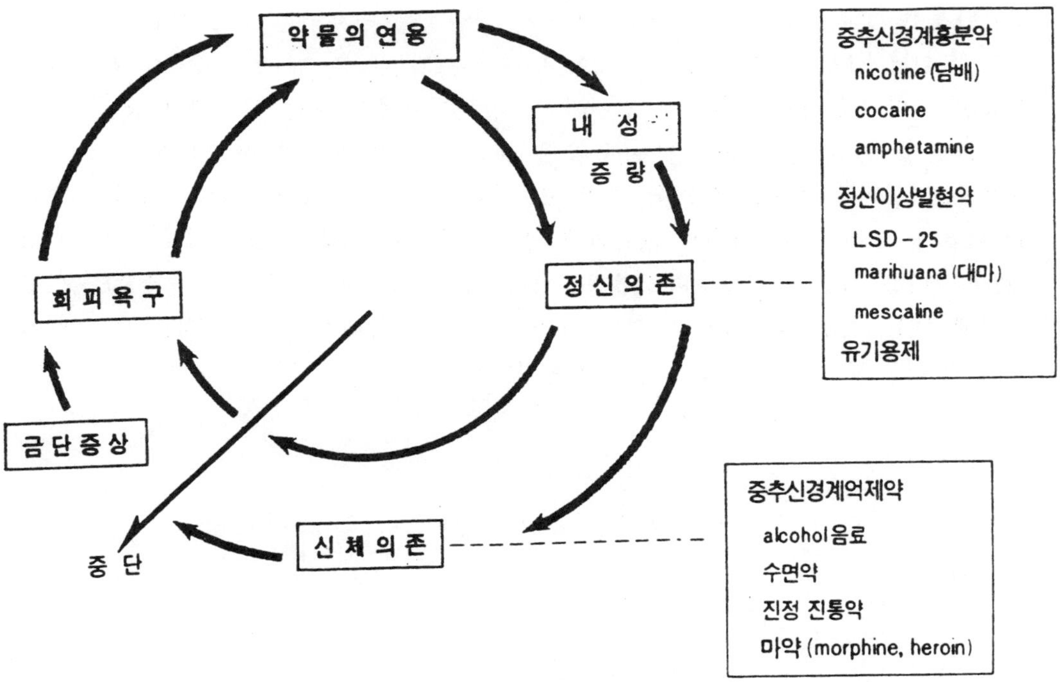

그림 8·1 약물 의존의 악순환

따라서 연용하고 있던 수면약을 갑자기 중지하면 그날부터 잠들 수 없을 뿐만 아니라 불안, 초조 등 중추흥분 작용이 나타난다. 몰핀의 갑작스런 중지로 광증상태가 나타나기도 하며 항경련제의 투약중지로 경련발작이 심하게 나타나는 것 등이 좋은 예이다. 이런 현상을 이해하면 향정신약물의 장기 복용자에 대한 대책마련이 좀더 용이해 질 것 같다. 예를들어 수면약의 만성의존상태가 되어 어떻게든 끊고 싶을 때는 수면약을 중지하는 대신에 다른 억제약(항불안약, 항경련약)을 취하면 된다. 항정신약물을 매우 특수한 약물이라 생각하기 때문에 항정신약물에 의한 자살, 헤로인 중독 등에 대해서 대처하기가 어렵게 되는 것 같다.

4. 규 제 기 준

오남용의 우려가 크고 의약품으로 쓰이지 아니하며 安全性이 결여되어 있는 것으로서 이를 誤用 또는 남용할 경우 심한 신체적, 정신적 의존성을 일으키는 약물이나 이를 함유하는 물질들은 다음 표 8·1에 나타낸다(법 제2조 1항 제1호에 해당하는 향정신성약품 : 다음에 게기하는 것과 그 염 및 이성체 또는 이성체의 염).

오남용의 우려가 심하고 매우 제한된 의료용으로만 쓰이는 것으로서 이를 오용 또는남용할 경우 심한 신체적 또는 정신적 의존성을 일으키는 약물이나 이를 함유하는 물질로 규정된 약물은 표 8·2에 나타낸다(법 제2조 제1항 제2호에 해당하는 향정신성 의약품:다음에 제기하는 것과 그 염 및 이성체 또는 이성체의 염).

第1號 및 第2號에 규정된 것보다 오용 또는 남용의 우려가 상대적으로 적고 의료용으로 쓰이는 것으로서 이를 오용 또는 남용할 경우 그리 심하지 아니한 身體的 依存性 또는 심한 精神的 依存性을 일으키는 藥物이나 이를 含有하는 物質(법 제2조 제2항 제3호에 해당하는 향정신성의약품 : 다음에 게기하는 것과 그 염 및 이성체 또는 이성체의 염으로 한다. 다만, 바르비츄릭애시드 또는 치오바르츄애시드의 유도체 및 이의 분자화합물을 포함한다).

표 8·1 법 제2조 1항 제1호에 해당하는 향정신성약품

번호	의 약 품 의 명 칭	영 문 명 칭
1	4-브로모-2,5-디메톡시암페타민	4-bromo-2,5-dimethoxyamphetamine(4-bromo-2,5-dimethoxy-α-methylphenethylmine)
2	2,5-디메톡시암페타민	2,5-dimethoxyamphetamine; 2,5-DMA
3	4-메톡시암페타민	4-methoxyamphetamine; PMA
4	5-메톡시-3,4-메칠렌디옥시 암페타민	5-methoxy-3,4-methylenedioxyamphetamine
5	4-메칠-2,5-디메톡시암페타민	4-methyl-2,5-dimethoxyamphetamine;STP;DOM
6	3,4-메칠렌디옥시암페타민	3,4-methylenedioxyamphetamine
7	3,4,5-트리메톡시암페타민	3,4,5-trimethoxyamphetamine
8	부포테닌	Bufotenine(5-hydroxy-N,N-dimethyltrypta-mine)
9	디에칠트립타민	Diethytryptamimine;DET
10	디메칠트립타민	Dimethyltryptamine;DMT
11	디엠에이취피	DMHP(3-(1-2,-dimethylheptyl)-hydroxy-7,8,9,10-tetrahydro-6,6,9-trimethyl-6H-dibenzo[b,d]pyran)
12	엔-에칠-3-피페리딜 벤질레이트	N-ethyl-3-piperidyl benzilate
13	이보게인	Ibogaine(7-ethyl-6,6β,7,8,9,10,11,12,13-octahydo-2-methoxy-6,9-methano-5H-pyrid[1',2':1,2] azepino [5,4-b] indole
14	엘 에스 디, 엘 에스 디-25	LSD;LSD-25;Lysergic acid diethylamide
15	메스카린	Mescaline(3,4,5-trimethoxyphenethylamine)
16	엔-메칠-3-피페리딜 벤질레이트	N-methyl-3-piperidyl benzilate
17	파라핵실	Parahexyl(3-hexyl-1-hydroxy-7,8,9,10-tetrahydro-6,6,9-trimethyl-6H-dibenzo[b,d]pyran)
18	페이오트	Peyote
19	싸이로시빈	Psilocybin(o-phosphoryl-4-hydroxy-N,N-dimethyltryptamine)
20	싸이로신	Psilocyn(4-hydroxy-N,N-dimetyl-thryptamine)
21	펜사이크리딘의 동족체(티씨피,피에취피, 피씨이동)	Phencycldine analogues(TCP,PHP,PCE,tec) TCP(1-[1-(2-thienyl) cyclohexyl]piperidine PHP;PCPY(1-(1-phenylcyclohexyl)pyrrolidine) PCE(N-ethyl-1-phenylcyclohexylamine)

표 8 · 2 법 제2조 제1항 제2호에 해당하는 향정신성 의약품

번호	의약품의 명칭	영 문 명 칭
1	암페타민	Amphetamine((±)-2-amino-1-phenylpropane)
2	덱스암페타민	Dexamphetamine((+)-2-amino-1-phenylpropane)
3	레브암페타민	Levamphetamine((-)-2-amino-1-phenylpropane)
4	메스암페타민	Methamphetamine((+)-2-methylamino-1-phenylpropane)
5	하이드록시암페타민	Hydroxyamphetamine(dl-p-hydroxy-a-methylphenenthylamine)
6	메칠페니데이트	Methylphenidate(methyl-2-phenyl-2-(2-piperidyl)acetate)
7	펜메트라진	Phenmetrazine(3-methyl-2-phenylmorpholine)
8	메크로콰론	Mecloqualone(2-methyl-(2-chlorophenyl)-4(3H)-quinazolimone)
9	메타콰론	Mecloqualone(2-methyl-3-(2-chlorphenyl)-4(3H)-quinazolinone)
10	펜사이크리딘	Phencyclidine(1-(1-phenylcyclohexyl)piperidine)
11	〈삭제〉	〈삭제〉
12	휀프로포렉스	Fenproporex(N-2-Cyanoethylamphetamine)
13	캐치논	Cathinone((-)-α-aminopropiophenone)
14	2,5-디메톡시-4-에칠-암페타민	DOET(dl-2,5-dimethoxy-4-ethyl-α-methyl phenylethylamine)
15	텐암페타민	Tenamphetamine(dl-3,4-methylenedioxy-N,α-dimethyl phenylethylamine)
16	훼네틸린	Fenetylline(dl-3,7-dihydro-1,3-dimethyl-7-(2-[(1-methyl-2-phenylethyl)amino]ethyl)-1H-purine-2,6-dione)
17	엔-에칠-암페타민	dl-N-ethyl-α-methyl-phenylethylamine
18	휀캄화민	Fencamfamin(dl-N-ethyl-3-phenylbicyco(2,2,1)-heptan-2-amine)
19	벤즈페타민	Benzphetamine(N-benzyl-N,α-dimethyl-phenethylamine)
20	세코바르비탈	Secobarbital

제9장

마 약

마약의 남용으로 인한 중독성 문제가 제기되기 시작한 것은 아편, 모르핀, 헤로인, 코카인 등은 이들이 오래전 의료용으로 쓰여지면서 부터였고, 대마는 1920년경부터 사용하기 시작하여 1940~1950년대에 확산되어 1960년대에는 각국에서 심각하게 문제되었으며, 엘에스디, 암페타민 등은 1950년대부터 남용되기 시작하여 1960년대에는 그 남용이 확대되어 사회문제화 되었다. 먼저 마약류의 사용에서 남용에 이르는 유래와 가장 심각하게 확산되었던 시기의 남용 실상을 살펴보겠다.

1. 사용(남용) 유래

1) 아편, 모르핀, 헤로인

마약의 원조인 아편은 오래전부터 쓰여진 것으로 추정된다. 기원전 5,000~4,000년경 메소포타미아시절의 약품목록에 아편이 포함되어 있고, 기원전 1,550년 그리스, 이집트, 로마시대의 의학서에서 양귀비즙을 진통제로 썼던 것으로 기술하고 있다.

아편은 6세기경에 마호멧교의 발전에 따라 인도를 거쳐 중국에 퍼져갔고 이때부터 본래의 작용으로부터 부작용인 황홀감, 열락전용으로 이용되기 시작하여 19세기에는 영국을 위시하여 유럽 여러나라와 중국 등에서 젊은 남녀에게 유행되고, 도박사, 매춘부 등이 사용하여 매매가 성행되었으며 중독피해자가 많이 발생하였다. 이때부터 중국에선 수입, 판매, 흡연을 금하고 단속이 시작되면서 마침내 1839년 영국상인의 아편을 태워 버리고 퇴거를 명령하면서 소위 아편전쟁이 발생하였다. 이

때 중국의 아편 중독자는 수백만 이었다고 한다. 영국은 그 후에도 1906년까지 아편을 계속 팔아 3년후에 상해에서 국제 아편 위원회가 개최되어 13개국 대표들은 아편의 유해성을 국제적인 문제로서 상정하였다.

아편의 주성분인 모르핀은 1805년에 독일 약학자에 의해서 추출되었고, 마약중에서 중독자들이 가장 많이 사용해온 헤로인은 1898년 독일 바이엘사가 제조 발매하였다. 그 이후 메페리딘(페티딘), 알파프로딘, 메사돈 등이 합성마약이 제조되었다. 헤로인은 독어로 헤로이쉬(영웅적)라는 뜻이고, 모르핀으로 만든 이 헤로인(디아세칠모르핀)은 최면 작용이 모르핀의 10배 이상이지만 부작용, 위해성이 다른 마약보다 강하고 금단증상이 심하기 때문에 1940년대 후반부터 의료용으로도 사용이 금지되고 있다.

2) 코카인과 엘 에스 디

코카인을 추출해 내는 코카(잎)는 기원전 500년경에 발견된 것으로 추정되고 있고, 16세기 잉카제국을 정복한 스페인 사람이 코카의 잎을 그곳 원주민들이 씹고 있는 것을 보았다고 한다. 이는 주림과 갈증을 해소하고 심한 노동을 견디어 내는 일종의 강장제 역할을 하였다고 생각된다. 이러한 습관은 곧 스페인 사람이 모방하여 도취하였다고 한다. 1959년 독일에서 코카엽으로부터 코카인을 뽑나냈고 그후 국소마취약으로 사용되어 위력을 발휘하게 되었다.

LSD(Lysergic acid diethylamide)는 호밀에 생기는 곰팡이의 일종인 맥각균에서 발견된 알칼로이드로, 1943년 스위스 산도스사의 화학자 호프만에 의해서 발견된 것으로 한때 정신과 의학자 등에 의해서 연구되었으나 의학적 가치는 전혀 없고 오히려 환각제로 남용하는 젊은이가 늘어 그 피해가 큰 사회 문제로 되었고, 1966년 유엔 마약위원회는 이 LSD를 엄격히 규제하는 법적조치를 취하도록 각국 정부에 요청하게 되었다.

3) 메스암페타민(히로폰)

메스암페타민은 1881년 일본의 나가이 나가요시 박사가 에페드린을 원료로하여 만들어냈으며 히포폰(Hiropon, 일본에서 히로뽕으로 불리움)은 일본에서 제조 판매한 메스암페타민제제의 상품명이다.

이 약은 졸음을 쫓고 피로감을 억제하여 일시적 활력이 강화되고, 정신적·육체적 작업 능률이 향상되므로 처음에는 비행사, 장거리 운전수, 공부하는 학생, 야간 작업자, 운동선수에게서 남용되었다. 일본에서는 이 메스암페타민(히로폰)을 세계 제2차 대전중 야간 작업시 능률을 올리기 위해서 군수품공장 근로자들에게 먹였고 군인(특히 특공대 군인)들에게도 사용하였다고 한다. 이때 계속 사용했던 근로자등이 중독되었고, 전후 군수용의 다량의 히로폰이 시중으로 유출되어 일반인에게 퍼져 중독자가 무수히 발생하였고 이를 단속하기 위해서 1951년에 각성제 취체법이 제정되었으며 1954년의 각성제 사범은 3천건이나 적발되었다. 필자가 1973년에 만났던 일본 마약 관리를 전후 28년이 지난 그 당시에도 일본에 히로폰 중독자가 20만명이 넘는다고 전하였다.

2. 실 태

미국 약물남용의 한 보고서를 보면 스탠퍼드연구소가 캘리포니아주에 거주하는 86가구에 대해 조사한 결과 총2천539종의 약물이 발견되어 한가구당 평균 30가지 약물을 가지고 있었다. 이중 1/5인 445예가 의사 처방에 의해 투약되었고 나머지 4/5는 처방없이 자가치료를 위해 구입한 것이었다. 약물남용이 얼마나 심각한지를 보여주고 있다.

1910~1920년 사이에 미국에서 마약 사용자수는 국민의 1/400이었고 이때 중독자들은 아편과 모르핀을 자유롭게 구할 수 있었으며, 이 이후에는 헤로인을 구득하는 데도 어렵지 않았다. 1914년 그 유명한 해리슨법의 시행으로 헤로인을 구하기 어려워지면서 중독자수가 감소되었으나, 세계 제2차 대전후 헤로인은 다시 미국에서 더 자유롭게 유통되었으며, 1950년대초 뉴욕시 중독자 조사 기관은 시민 80명중 1명이 마약에 중독되었다고 추정했고, 그 수는 10만명으로 추산하였다. 이무렵 마약중독자의 90% 이상이 헤로인 중독자였으며, 수천명의 헤로인 사용자가 과량의 헤로인을 자가 투약하여 호흡정지나 폐울혈로 죽어갔다. 더 많은 수천명의 젊은 여성들은 마약의 상습 복용을 위해 타락한 생활과 매춘을 할 수밖에 없었다. 수만명의 젊은이들은 오염된 바늘로 헤로인을 주사하므로서 농양, 간장염, 심장내막염, 말라리아,. 파상풍 등에 걸려 있었다. 또 헤로인을 사기 위해 미국에서 연간 10억달러 이상의 금품을 훔치는 등의 범죄를 저지르는 수십만명의 청소년들이 있었다. 마피아단 대부가 썩어가는 육체와 희생자의 생명을 담보로 해마다 수억달러의 이익을 얻고 있었다. 많은 헤로인 중독자들은 "speed ball"이라 불리는 헤로인과 코카인의 복합제를 선호해서 사용해 왔고 코카인이 비싸구 구하기 어렵기 때문에 헤로인과 암페타민 또는 메스암페라민을 함께 사용하기도 하였다. 또한 암페타민정제와 정맥주사용 메스암페타민 남용자도 수백만명에 이르렀다. 그리하여 1971년 미국 대통령은 「마약추방」 특별교서를 내고 마약은 미국 최대의 적이라고 선언하기에 이르렀다.

LSD는 1966년 3월 라이프지가 그 해에 최소한 백만명이 복용했다고 밝혔고, 여러 대학에서 조사된 통계는 한 대학에선 7%, 또 다른 4개 대학에선 1~3%이었고, 한 고등학교 조사에선 2% 이상의 고등학생이 사용한 것으로 나왔다. 전국적으로 대학생의 0.5%~2%가 LSD 또는 이와 유사한 DMT(Dimethyltryptamine), 사이로시빈, 메스칼린 등을 사용하였다.

LSD는 미국에서 LSD-25라는 상품명으로 밀거래 되었고, 그 사용량이 10~100㎍이므로 여과지에 발라서 유통되거나 심지어 우표뒤에 묻혀서 우편으로 거래하는 경우까지 있었다. LSD의 복용으로 사망 또는 살인사건도 많이 발생했다. 미국의 샤롱·테트 살인사건, 영국판 샤롱·테트 살인사건은 젊은 여인과 아이를 참혹하게 살해한 사건이었다.

대마는 1920년대에 등장하여 1930년대까지 그 사용이 점차 증가되었고 1940년~1950년대에는 대학생층에 확대되어 갔다. 1950년 유엔 조사단은 대마초 관련자를 2억명으로 추산했는데 주로 아시아, 아프리카인이 대부분이었다고 전하고 있다. 그러나 1960년대에 이르는 동안 미국, 남미, 유럽 그리고 가까운 일본에서 까지 그 남용이 화산되었다.

마리화나(Marihuana)라고 부르고 있는데 이것은 주로 과피 등을 포함한 잎을 흡연했다. 또한 대마의 수지제품으로 차라스, 해쉬쉬 등이 있는데 이것은 마리화나보다 그 효력이 4~8배 강하며, 대마의 잎, 과피, 줄기 등을 혼합하여 비교적 농도를 낮게 만든 키프(모로코), 다가(남아프리카)등은 물에 타서 차처럼 마시거나 그대로 먹기도 한다.

1960년대 말에는 세계 각국에서 마리화나의 남용이 심각하게 확산되어 가고 있었다. 1967년 7월 라이프지는 미국인 1천100만명이, 뉴스위크지는 미국인 2천만명이 적어도 한 번은 마리화나를 피워보려 하고 있고, 이중 30만명에서 450만명이 습관적으로 피우고 있다고 보고했다.

1966~1967년에 미국의 프린스톤 대학등 4개 대학의 조사결과를 보면 15~30%의 대학생이 한 번 이상 경험이 있다고 하였고, 리더스 다이제스트지는 전국 대학을 대상으로 조사한 결과 사용 경험자가 26%로 나타났다. 더욱 놀라운 것은 고등학교에서 실시한 두 조사에서 한 학교는 8%, 다른 학교는 20%의 고등학생이 1회 이상 마리화나를 사용했다고 밝혔다. 미국에서 마리화나 남용은 대학, 고등학교, 빈민가에 국한된 것이 아니고 군인과 중산층, 사업가, 예술가, 히피족, 운동선수, 범죄자등 모든 계층에 침투되어 계속 증가추세에 있었다. 더구나 베트남 전쟁시 참전한 미국 군인중 약20%가 남용하고 있었다.

영국에서는 1945~1961년 사이에 대마범죄가 꾸준히 증가하였는데 1961년 대마

사범 288명에서 1966년에는 1천119명으로 증가하고 그 남용은 전주민에게 퍼져 있었다. 런던의 대학에서는 학생의 15%가 해쉬쉬를 사용한 것으로 추정했다.

이무렵 스웨덴에서도 대마의 흡연 증가로 인한 문제를 안고 있었다. 스톡홀름 고등학교 학생에 대한 조사에서 거의 20%가 최소한 한 번은 피웠고, 평균 5~10%가 계속 사용한 것으로 밝혀졌다.

1960년대 일본의 마약류 남용실태를 살펴보면 전후 혼란한 시기에 남용이 확산되어 1961~2년경에 대도시를 중심으로 마약, 히로폰 등의 암매가 성행하여 중독자가 크게 늘어나 심각한 상황이었다.

이같은 사태에 대비하여 일본 정부는 마약단속제도와 벌칙을 강화하게 되었고, 한편 1966년에는 전국부인회, 청년회, 약사회, 의사회등 민간단체와 제약회사, 언론등 사회 각 계층이 참여하는 삼악(三惡 : 마약, 성병, 매춘) 추방을 위한 국민운동이 대대적으로 전개되었다.

3. 국내에서의 마약류 남용

1) 마 약

우리나라는 고대로부터 중국과 밀접한 관계를 맺어 양국 국민간에 빈번한 접촉을 가져왔으며 아편의 흡연과 앵속재배는 한국인과 중국상인들간의 거래로 평안도, 함경도의 국경지역에서 시작되었다. 이리하여 중국상인의 아편이 우리 국민들에게 팔렸고, 한편 외국 선교사들이 외국에서 아편을 의료용으로 도입해 옴으로써 아편사용자가 증가하게 되었으며, 그후 한일합병후 일본 총독부는 마약단속법을 제정하였으나 별 실효를 거두지는 못하였고, 오히려 일제하에 앵속을 전매 작물로 합법적으로 재배케 하므로써 아편사용이 더욱 확산되었으며, 1945년의 해방, 1950년의 6.25 동란으로 정치사회적인 혼란중에서 마약사용자와 중독자는 증가 일로를 걷게 되었다.

1950~1960년대에는 마약중독자가 상당히 많았고, 서울 도심지 거리에서도 가끔 눈에 띄었다. 보건사회부에 집계된 마약중독자수는 1954년에 5만명으로 되어 있고, 그후 10년 후인 1963년의 마약 중독자 등록 상황을 보면 1천648명이고 마약중독자 치료소 수용인원은 3천29명으로 되어있으나 이 당시에도 미등록자 또는 중독자 치료소에 수용되지 않은 환자를 합치면 실제 중독자수는 이수를 훨씬 초과했을 것이다. 당시 보건사회부의 단속 실적을 보면 압수마약은 대부분 생아편, 헤로인, 모르핀이었고 코데인과 코카인도 가끔 적발되었다. 아편과 모르핀은 홍콩, 태국, 대만

등지로부터 밀수입된 것이거나 일부는 국내에서 밀경작한 앵속(양귀비)에서 수확한 생아편으로 제주된 것이며 헤로인은 모르핀으로 밀조한 것이다. 또, 코데인과 코카인은 의료용 마약이 유출되었던 것으로 본다. 1961~1962년 각급 경찰관서와 검찰청의 의뢰로 국립과학수사연구소에서 필자가 감정했던 530건의 감정결과도 헤로인이 80%를 점하고 그밖에 생아편, 모르핀 등이었다.

이 결과로 보아 당시 중독자들이 사용한 마약은 주로 헤로인이며, 모르핀, 아편도 사용하였음을 알 수 있다. 헤로인과 모르핀은 분말로 거래되는 것이 많았고 주사제도 있었다. 물론 주사제는 멸균도 제대로 안된 것이었다. 아편은 대부분 생아편 덩어리(깜둥이라고 불리었음)로 유통되었고 중독자들은 아편을 물묻은 거즈에 발라 오염된 주사기로 빨아들여 주사하는 경우도 있었다. 이같이 중독자들은 마약을 불결하게 다루고 자기가 직접 자기 몸에 시주하므로써 전신에 주사 맞은 자국과 염증이 나은 흉터투성이었다.

1960년대에 부정마약의 공급원으로서 상당한 분량의 마약이 밀수입되었는데, 이 중 가장 큰 규모는 1967년의 스리나인(999) 밀수사건이었다. 태국에서 밀수입한 이 스리나인은 모르핀 99.9%라는 뜻의 암호이었는데 수년후 소각폐기 전에 검사한 결과 세탁비누 크기로 만들어진 이 위조품의 겉에만 모르핀이 들어있을 뿐 내용물은 모두 가짜임이 밝혀졌다. 앵속 밀경작은 1970년대초까지도 산간벽지에서 대규모로 경작한 사례가 수건씩 적발되었다. 1970년의 보건사회부 마약사범 단속 실적을 보면 밀수 30건, 밀조 41명, 밀매 117명, 밀경작 517명, 중독자 106명이 적발된 것으로 집계되어 있다.

그러나 1974년 3월에 마약법이 개정되어 벌칙이 대폭 강화되고 단속도 더욱 강화되면서 1976년 이후에는 앵속 밀경작은 사라졌고 마약중독자도 그동안 치유되었거나 사망하였고 새로운 중독자는 발생하지 않아 거의 없어진 것으로 알고 있다. 그뿐 아니라 1970년대 후반부터 지난날 문제되어온 마약의 불법거래도 거의 사라지면서 반면 대마, 향정신성의약품의 남용이 늘어났다.

2) 메사돈 사건

1965년 5월 세상을 떠들썩하게 했던 사상 최대의 마약사건인 메사돈 사건이 발생하였다. 이 사건은 1962년경부터 정부에서 허가받아 제조시판 하던 진통제 주사약에 합성마약인 메사돈(Methadone:메타돈으로 표기해야 할 것이나 마약법령에 메사돈으로 지정되어 있음)을 넣은 데서 비롯하였다. 그 바람에 진통제를 사용한 사람들 중에 마약중독자가 무수히 발생하였고 2~3년 후에는 십수개회사가 앞다투어 이 진통제를 만들어 마구 시판하므로써 전국적으로 헤아릴 수 없이 많은 선량한

국민이 마약화(痲藥禍)를 입게된 것이다. 그러나 이같이 수년동안 부정마약이 유통되는 동안 이 부정 진통제의 성분을 밝혀내지 못하여 더 큰 피해를 입게된 것이다. 필자가 국립과학수사연구소에 재직시 오랜 연구 끝에 이 약중에서 메사돈을 검출해냄으로써 비로소 사직 당국에 의해서 근원적으로 발본색원하게 되었다. 사건의 경위를 간략히 소개하면 이해 5월 7일 필자에 의해 시중에 범람하던 진통제의 정체가 밝혀지자 도하신문에서 이 사건이 연일 대서특필되기 시작하였고 대통령의 특별지시로 검찰에 합동수사본부가 설치되어 본격적인 수사가 이루어졌다. 수사착수 1개월간의 중간 수사결과는 중독된 환자수가 23만명이고 수사진전에 따라 그 숫자는 늘어날 것이라고 하였고, 당시 신문 보도로는 중독자수가 수백만명이라고 추정했으며 국회에서 모의원은 백만이 넘는다고 주장하였다. 그 이후 중독 피해자의 수는 정확히 밝혀지지 않았으나 제조 판매한 양이나, 사건 당시 메사돈의 중간체 원료의 압수량이 3천 100kg 씩이나 되는 것으로 보아 사용자 수가 얼마나 많았는지. 그리고 더욱이 그 이후 얼마나 더 많은 사람이 피해를 입었을 것인가를 짐작할 수 있을 것이다. 보도된 바로는, 곳곳에서 입은 피해참상은 참혹하였다. 이 약은 도심지에서도 많이 팔렸지만 특히 농민, 어민, 광부등에게 만병통치약 처럼 팔려 농촌에서는 샛밥(간식)으로 불리었고 어부들은 고기잡이를 떠날 때 큰 상자포장으로 약을 싣고 떠났다고 한다. 최종 수사결과 들어난 부정 마약의 제조 규모는 엄청난 양이었다. 메사돈을 합성하는 전단계 중간물질(그 이후 이 중간물질도 마약으로 지정되었음)을 염료 등의 원료로 위장 수입해다 국내에서 메사돈을 합성하여 정제도 않은채 모액을 제약회사에 공급하여 이같이 부정마약을 만들어낸 것이다. 이 약으로 입은 피해참상들, 이를 검출하기 까지 얽힌 이야기 등은 후일 기회가 있으면 더 자세히 소개하겠다.

3) 환각제, 수면제, 진통제 등

1960년대 중반부터 1970년대초에 손쉽게 구득할 수 있었던 수면제 세코날(세코바르비탈), 메푸로바메이트제제(푸로폰), 진통제인 푸로폭시펜 제제가 일부 환락가에서 남용되고 있었다. 세코날, 메푸로바메이트제제는 사창가의 매춘부와 일부 술집의 접대부 등이 남용하였고, 이들 약물 사용으로 수치감을 잊었다. 또 미군 기지촌에서는 다본(푸로폭시펜), 세코날 등이 남용되고 있었다. 이밖에 클로로디아제폭사이드등 벤조디아제핀계 자율신경안정제도 사용자가 많았다. 1970~1974년에는 국내에서 최초로 환각제 LSD와 메스카린이 미국 기지촌 주변에서 압수되었으나 그 이후에는 밀거래된 적이 없다가 1991년 12월 11일 미국에서 420회분을 들여와 일부를 복용하다 적발된 적이 있지만, 아직껏 LSD는 외국처럼 문제되지는 않고 있다.

4) 대 마

1970년대초부터 대마의 흡연이 청소년층, 연예계 등에 확산되어 크게 사회문제화 되기 시작했다. 그동안 국내에서는 대마를 흡연한다는 사실을 전혀 몰랐던 우리국민이 어떻게 해서 남용하기 시작했는지 그 유래부터 살펴보겠다. 처음엔 한국에 주둔하고 있는 미국 군인들이 미국에서 암거래되는 대마(멕시코산)를 우리나라에 밀수입 해와서 피우고 있었다. 그러던 중 1967년경에 미국 기지촌에서 미국 군인을 상대로 대마 담배를 한 개비씩 팔던 한국인이 이 대마초 담배가 국산 대마와 같은 것을 보고 파주등 기지촌 주변 야산에 야생하고 있는 대마초를 뜯어다 말려서 미군인들에게 팔기 시작하였고 한국산 대마를 맛 본 미국 군인들은 국산 대마를 더 선호하기 시작하였다. 그 이유는 필자가 1966년, 1970년에 "한국산 대마의 성분에 관한 연구"에서 밝혔듯이 국산 대마 중에는 환각성분인 테트라히드로칸나비놀(THC)의 함량이 어느 나라산 대마보다 월등히 높기 때문에 그 효과가 좋을 수밖에 없었다. 그 이후 1960년대말경 미국 군인들과 접촉을 하고 있던 한국인 위안부, 유흥업소의 악사등 종사자, 군부대 종사자등이 미군인들의 유혹으로 한두 사람씩 피우기 시작하였다. 처음에는 이렇게 시작되어 의정부, 파주, 부평등 미군주둔 기지촌에서 "해피스모크"라는 미명으로 남용되어지다가 1970년대초부터 순식간에 청소년층을 파고들었고 더구나 대학가에까지 잠입하여 사회문제가 되었다.

청소년 중에서도 재수생이나 고교중퇴자들이 많았고, 부유층 집안의 자녀로 미국등에서 유학중 돌아온 학생가운데 대마 흡연자가 흔히 있었으며, 이들이 주변 친구들의 호기심을 자극하는 경우도 있었다. 1974~1975년엔 많은 청소년, 학생들이 흡연하였고, 연예계로 확산되어 대마초 흡연후 무대에서 열연하던 유명한 가수 등 연예인들이 구속되기도 하였다. 1975년 보건사회부의 단속 실적을 보면 밀매자 234명, 사용자 718명이 검거되었다. 1973년 필자가 보건사회부 마약과장으로 있을 때 현지확인차 청소년들이 모여 대마를 흡연한다는 현장에 직접 나가 보았다. 명동성당 근처에 청소년들이 수십명씩 모여 밤이 이슥해지자 그곳에서 대마초를 몰래 핀 후 명동, 충무로에 있는 그들만이 출입하는 전용 다방으로 몰려갔다. 그곳엔 바닥에 붉은 카페트가 깔려있고 벽에는 환각화가 걸려 있었다. 그 바닥에 청소년 남녀가 뒹굴고 있었다.

대마초의 흡연은 1976년까지 크게 확산되다가 그 이후 감소하였으나, 1980년대말부터 다시 늘어났다. 지난 1990년 10월 28일에는 대마초를 흡입한 후 환각상태에서 승용차에 탑승했던 노인, 어린이등 일가족 4명을 생매장하여 살해한 사건이 발생하였다. 범인들(2인)은 상습적으로 대마초를 흡연한 후 30여차례나 범행을 저지른 것으로 보도되었다.

5) 메스암페타민

각성제인 군수용 황산 암페타민정이 해방후 얼마동안 일부 약국에서 판매되었다. 그 일부는 소수의 시험공부하는 학생, 운전수 등에게도 쓰여졌으나 그때는 남용이 문제되지는 않았다. 그후 1970년부터 메스암페타민이 국내에서 불법제조되어 일본으로 밀수출 되기 시작하였다. 이 해 메스암페타민(히로폰) 20kg을 일본으로 밀수출하려다 적발되었고 1972년에도 일본인이 주동이 된 밀조밀수사범 3건을 적발하였다. 우리나라에선 1970년 8월 습관성 의약품관리법이 제정 공포될 때까지 암페타민류등은 약사법의 규제를 받고 있었기 때문에 국내에서 히로폰을 제조하다 적발되더라도 약사법 위반으로 마약보다 가벼운 처벌을 받게 되며, 한편 일본에서는 히로폰 중독자가 많아 밀매가격이 비싸고 각성제 취체법에 따라 단속이 심하였으므로 일본 사람들이 히로폰의 제조원료, 제조기술, 자금 등을 제공하면서 한국사람을 사주하여 국내에서 제조케한 후 일본으로 전량 밀수입해 갔던 것이다. 1973년 필자가 일본 NHK 방송기자와의 인터뷰에서 이같은 실상과 함께 한국에는 그때까지 히로폰 사용자가 단 한사람도 없다고 자신있게 큰소리 쳤지만 필자가 늘 걱정했던 대로 1976년경부터 국내에서도 사용하기 시작하여 유흥가 등에 확산되어 갔으며, 그 이후 오늘까지 문제되고 있다.

6) 접착제(본드) 등의 용매류

마약류가 아닌 접착제(본드), 매니큐어 제거제, 락카와 페인트, 신나, 부탄가스, 휘발유 등에 포함된 각종 용매류를 청소년들이 흡입하여 오래전 부터 문제가 되어왔다. 미국, 유럽등 외국에서는 1960년대초부터 10대 소년들에게 크게 유행되어 문제되었고, 국내에서는 1970년대말부터 청소년들이 흡입하기 시작하여 근래에는 국민학교 어린이에게까지 파급되어 충격을 주고 있다.

접착제는 톨루엔 또는 아세톤과 톨루엔을 함유하고 있고 매니큐어 제거제는 아세톤과 에칠아세테이트, 신나는 톨로엔과 에칠아세테이트, 또는 톨루엔과 메탄올, 휘발유는 각종 탄화수소를 함유하고 있다. 휘발유는 직접 흡입하는 반면, 다른 용매는 헝겁에 적서 들고 흡입하거나 비닐봉지에 넣어 코를 대고 냄새를 맡는다. 이들 용매를 흡입하면 취하게 되고 어지럽고 상당한 도취감을 느끼게 되며 과대망상, 환갇등이 일어날 수도 있다. 계속 흡입하면 우울, 불안, 언어장애, 기억력상실이 오고 결국 영구적 뇌기능손상, 정신병 또는 정신분열증을 일으킨다.

각국에서 이들 용매의 흡입으로 사망하거나 살인, 성폭행등 많은 범죄사건이 발생하고 있다. 국내에서도 최근 본드를 흡인한 고등학생등 12명이 세 여고생을 집단적으로 성폭행한 사건 등이 발생하였고 부탄가스를 마시다 숨지거나 가스통의 폭발로 사상자를 낸 사고도 가끔 있었다. 이들 용매는 의존성이 없으므로 마약류로 분류하고 있지는 않으나, 그 해독이 무서운 위험약물이므로 유해화학물질관리법(1990. 8. 1. 제정)에서 환각물질로 정하여 섭취 또는 흡입하거나 이러한 목적으로 소지하지 못하며 판매 또는 공여도 금지하는등 엄격한 관리와 청소년들의 계도에도 특별한 관심을 기울이고 있다.

7) 마약류의 규제

마약류는 나라마다 마약류에 관한 국제협약("1961년 유엔의 마약에 관한 단일협약" 및 "1971년 유엔의 향정신성 의약품에 관한 단일 협약")에 근거하여 그 나라 실정에 알맞게 단일법 또는 수개의 법률로 규제하고 있다. 구미 각국은 대개 마약류를 그 특성에 따라 4~5개군으로 분류하여 그들의 의약제도에 알맞게 규제하고 있고, 우리나라는 남용으로 인한 마약류 해독을 방지하기 위해 치료용으로 쓰여지는 마약류의 판매를 통제하고 있다. 또 마약류의 국제간 또는 자국내 불법매매에 대한 규제는 각국이 비슷하나 우리나라는 불법제조 및 거래시에 처벌이 무겁게 되어 있다.

우리나라에서는 마약류를 마약법, 향정신성의약품관리법, 대마관리법등 세가지 법률로 규제하고 있다.

마약법령이 제정되기 전인 1925년 아편의 제조 및 사용을 규제하는 제1차 국제협정에 근거하여 아편중독자의 등록이라 부르는 법이 1930년 공포되었고, 그후 미군정법령 제119호 마약단속 규정(1946. 11. 11), 형법 제198-206조 규정(1953. 9. 10)에 따라 마약의 불법사용을 단속하였다. 현행 마약법은 1957년에 처음 제정 공포되었고 1967년에 개정되었으며, 이 법에서는 유엔의 마약에 관한 단일협약에서 지정한 앵속, 아편, 코카엽 및 이로부터 추출되는 모르핀, 코데인, 코카인등 천연마약과 인도대마초, 화학적합성품으로서 대통령령으로 지정한 것(합성마약)을 마약으로 정의하고 있었다. 그런데 앞서 기술한 바와 같이 1960년대말부터 미국 군인들이 국산 대마를 흡연하여 단속문제가 야기되었을 때 법 해석이 문제되었다. 마약법에선 "인도대마초(칸나비스 사티바 엘)"를 마약으로 정의하고 있었는데 이 "인도대마초"는 대마의 학명이며 더욱이 대마의 라틴어 학명인 "칸나비스 사티바 엘"이라고 명기하고 있어 우리나라에서 재배하거나 야생하고 있는 대마(삼)가 인도 대마초임은 말할 나위도 없다.

인도 대마초는 유엔의 마약에 관한 단일협약에서 국제적 통제를 받고 있는 1군에 포함된 마약으로, 거의 대부분 국가들이 마약으로 지정하여 규제하고 있다. 우리나라도 이 협약에 따라 인도대마초를 그대로 우리법에 옮겨 마약으로 정의했던 것으로 보여지나 아마도 그 당시 국산대마는 인도대마초가 아닌 것으로 여겼던 것 같고, 또 이후에도 국산대마는 아무런 문제가 없었으므로 마약으로 해석하지 아니해 왔었다. 그동안 전국 각지에서 선의의 목적으로 자유로이 재배하고 있던 대마(삼)를 마약으로 해석한다면, 마약법에서 마약이 되는 식물의 재배, 소지(씨앗 포함) 등을 금지하고 있었기 때문에 수많은 농민이 모두 마약법을 위반한 범법자가 되어 버린다. 또 한편 이같이 해석한데에는 그때까지 국산대마에 대한 유효성분이 학술적으로 규명되지 아니한 까닭도 있었을 것이다. 또한 그 이후 1970년 8월에 제정 공포된 습관성 의약품 관리법에서는 대마의 환각 작용이 있는 성분인 테트라히드로칸나비놀만을 습관성 의약품으로 지정하고 있었기 때문에 그 당시 문제되고 있는 대마의 재배관리로부터 잎의 처리, 남용방지, 단속 처벌 등에 이 법을 적용할 수도 없었다.

이같은 모순 때문에 조속히 법의 개정이 요청되었다. 게다가 이때 마약류의 남용 실상은 대마 문제만이 아니었다. 메사돈사건 이후 마약 사범에 대한 단속이 강화되면서 마약을 구하기 어려워지자 앞에서 기술한 바와 같이 대마초의 흡연과 수종의 향정신성의약품의 남용이 확사되고 있었고, LSD, 메스카린 등의 환각제도 나돌기 시작하였으며, 또 국내에서 밀조되어 밀수출되고 있던 메스암페타민 등의 남용도 극히 우려되고 있었으므로 이들 모든 마약류의 남용을 방지하기 위해서 규제를 강화하여야 하였다. 이같은 배경에서 필자가 마약과장으로 재직하던 1973년 3월에 마약법과 습관성의약품관리법(현 향정신성의약품관리법)을 개정하게 되었다.

우리 실정에 알맞게 규제하기 위해서 마약류의 정의부터 개정하였다. 문제의 인도 대마초는 마약법의 마약 정의에서 삭제하고 습관성 의약품관리법의 습관성의약품 정의에 대마를 추가 규정하면서 습관성의약품(현 향정신성의약품)을 효능군으로 분류 정의하여 환각제, 대마, 각성제, 최면진정제, 진통제, 자율신경안정제 등으로 분류 정의하여 지정토록 하였다. 의료용으로 전혀 쓰이지 않는 엘에스디, 메스카린, 싸이로시빈, 대마 등의 환각제는 일체의 소지, 사용, 관리, 제조, 수출입, 매매, 수수, 흡연, 투약 및 원료가 되는 식물에서의 성분추출 등을 금지시키면서 이를 위반했을 경우 처벌도 가장 무겁게 정하였다. 다만 대마의 재배, 관리는 대마잎의 유출을 방지하기 위하여 재배의 허가제와 잎의 폐기를 의무화 하였고, 여타 효능군의 향정신성 의약품도 그 분류에 따라 적절하게 관리, 취급, 투약, 판매, 사용할 수 있도록 규정하여 전문인에 의하여 의료용에만 필요한 양이 투약될 수 있도록 하고 남용은 하지 못하게 하였다. 특히 마약법과 습관성 의약품 관리법을 위반하여 마약류를 수출입하거나 제조, 매매한 마약범에 대한 벌칙을 대폭 강화하여 당시 마약사범의 가장 무거운 형벌이 10년 이하의 징역으로 되어있던 것을 영리의 목적이나 상습범은 10년 이상, 무기, 사형까지 처벌할 수 있도록 하였다.

지난날 마약범에 대한 형벌이 가벼워 짧은 기간 복역하거나 집행유예로 풀려나와서 같은 마약 범죄를 되풀이 하는 전과자가 많았었다. 이는 죄질에 비하여 가벼운 형량 때문으로 마약을 근절시키기 위해서 중형의 법개정이 불기피했던 것이다.

마약중독자들이 사용하는 마약은 의료용 마약이 유출된 것은 극히 드물고 대부분 불법 제조한 마약이거나 밀수입한 것이었다.

따라서 마약류 남용으로 인한 피해를 막고 마약류의 불법거래를 근절시키기 위해서는 의료용 마약류를 적정 관리하여 부정유출을 방지하면서, 부정마약의 공급원인 밀수와 불법제조를 철저히 봉쇄하여야 한다.

1973년 마약류 법을 개정하고 아울러 단속이 강화되면서 마약사범이 현저히 감소되었다. 마약의 원료가 되는 앵속의 밀경잭은 이해부터 감소하기 시작하여 1976년부터는 거의 적발되지 않기에 이르렀다.

마약사범의 검거실적만 보더라도 1969년 1천519건, 1970년 822건이었던 것이 1973년 409건, 다음해인 1974년에는 247건으로 격감하였다. 또한 과거 1960년대 중반부터 1970년대초까지만 해도 시중에서 손쉽게 구할 수 있었던 세코날, 메푸로바메이트 제제 등을 위시하여 밀수입 되었던 환각제 LSD 등이 자취를 감추었다.

1973년에 마약류의 두 법령이 개정된 후 1976년에 대마관리법을 제정하여 습관성의약품관리법에서 분리하였고 1979년에 습관성의약품 관리법이 향정신성의약품 관리법으로 명칭이 바뀌어졌으며, 1989년에 향정신성의약품 관리법을 다시 개정하여 향정신성의약품 효능군에서 오·남용 우려와 의존성의 정도에 따라 분류하였고, 향정신성의약품의 원료가 되는 에페드린 등의 사용, 유통 등을 규제하였다.

참고문헌

김동석, 공중보건학, 수문사 1995
정희곤 · 박재림 보건과학, 세진사 1995
강복수 외, 예방의학과 공중보건, 계측문화사 1993
최신생리학, 형설출판사 1998
김윤수, 생화학, 신광출판사 1987
산과학, 대한산부인과학회 1987
부인과학, 대한산부인과학회 1987
비뇨기과학, 대한비뇨기과학회 1991
최신정신의학, 일조각 1995
신경정신과학, 하나의학사 1997
대한의사협회지, 대한의사협회 2000
대한약사회지 1991~1995
월간임상약학 1990~1992
주왕기 외, 약물남용의 실태와 예방대책, 한국약물남용연구소 1993
비타민, 한국비타민 정보센터 1995
보건복지부, 향 정신성 의약품관리법 1996

저자 약력

홍기태 부산대학교 약학대학 약학과 졸업
부산대학교 일반대학원 약학과 석사
경성대학교 일반대학원 약학과 박사
구 남미제약 대표
현 경성대학교 약학대학 약학과 강사

정용자 경성대학교 약학대학 약학과 교수

약물과 건강생활

2000년 8월 25일 초 판 발 행 • 공저자 홍기태·정용자
2012년 3월 20일 4 쇄 발 행 • 발행인 최 국 주
• 발행처 동 명 사

경기도 파주시 교하읍 문발리 535-10 파주출판단지 30블록 4롯트
전 화 : 031) 955-7200(代), 955-7201~4, 7203 (편집부)
팩시밀리 : 031) 955-7205
출판등록 : 1950년 11월 1일(제1-76호)
E-mail : dms723@chol.com
홈페이지 : www.dmsbook.com

정가 10,000원

ISBN 978-89-411-3340-7 93510